Expertengespräche

Onkologie/Hämatologie

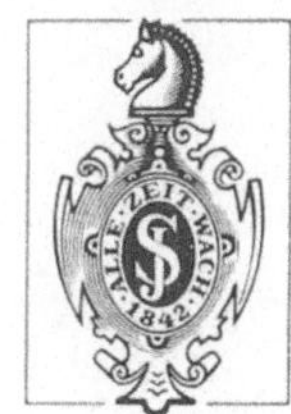

Mammakarzinome

Neue Perspektiven experimenteller
und klinischer Therapieforschung

Herausgegeben von
G. A. Nagel

Mit 68 Abbildungen und 62 Tabellen

Springer-Verlag
Berlin Heidelberg New York Tokyo

Professor Dr. G. A. Nagel
Medizinische Universitätsklinik
Abteilung Hämatologie/Onkologie
Robert-Koch-Straße 40
D-4300 Göttingen

ISBN-13: 978-3-642-71042-1   e-ISBN-13: 978-3-642-71041-4
DOI: 10.1007/978-3-642-71041-4

2127/3140-543210

Vorwort

Am 1. und 2. November 1985 trafen sich Vertreter von Arbeitsgruppen, die einen Schwerpunkt ihrer wissenschaftlichen Tätigkeit dem Mammakarzinom widmen, zu einem Expertengespräch über aktuelle und offene Fragen der Entstehung, biologischen Eigenart und Behandlung metastasierender Mammakarzinome.

Grundsatzreferate und Teile der Diskussion enthält das hier vorgelegte Buch.

Warum ein Expertengespräch über einen Tumor, von dem man hört, er sei in konventionellen klinischen Studien gar nicht mehr besser zu erforschen, trotz zahlreicher therapeutischer Versuche gegenwärtig nicht besser zu behandeln, bei seiner Heterogenität auch kein guter Kandidat klinisch-orientierter Grundlagenforschung?

Gerade solcher Einwände wegen war ein Expertengespräch fällig.

Weil die konventionelle Studie verbessert werden muß.

Weil die gegenwärtige Therapie an Grenzen gestoßen ist.

Um Heterogenität selbst zu einem zentralen Gegenstand der Forschung zu machen.

Um den Kliniker näher an die onkologische Grundlagenforschung heranzuführen, in der nach Jahren scheinbarer eigener Stagnation Aufbruchstimmung herrscht und auf den Gebieten der Biologie und Biochemie der Zelle, Virologie, Molekularbiologie und Genetik rasch verheißungsvolles Neuland betreten wird.

Um dem onkologischen Grundlagenforscher wieder und wieder den Alltag der Klinik vorzutragen, damit er Forschung vorantreibt, die dem leidenden Krebskranken nützt.

Um in einer Zeit, in der die Frage nach den Grenzen und dem Sinn menschlichen Machens auch in der Medizin kritisch gestellt wird, notwendige Selbstkritik zu üben.

Dieses Expertengespräch, meine ich, hat sich gelohnt, hat Fragen und Hypothesen aufwerfen lassen, den unüberschätzbaren Wert der Verbundforschung von Klinikern und Theoretikern betont, hierfür konkrete Anregungen vermittelt und ist nicht zuletzt dank der organisatorischen, finanziellen und ideellen Subvention der Fa. Eli Lilly, Bad Homburg und ihrer Repräsentanten gut gelungen.

Göttingen, Januar 1986   G. A. Nagel

Inhaltsverzeichnis

Autorenverzeichnis

AMMON, J., Abteilung Strahlentherapie der Med. Fakultät der Rhein.-Westf. Technischen Hochschule Aachen, Pauwelstr., D-5100 Aachen

BARTSCH, H.-H., Abteilung Hämatologie/Onkologie, Zentrum Innere Medizin, Universität Göttingen, Robert-Koch-Str. 40, D-3400 Göttingen

BERGHOLZ, M., Institut für Pathologie der Universität, Robert-Koch-Str. 40, D-3400 Göttingen

BEYER, J.-H., Abteilung Hämatologie/Onkologie, Zentrum Innere Medizin, Universität Göttingen, Robert-Koch-Str. 40, D-3400 Göttingen

BLOSSEY, H. CH., Medizinische Klinik der Universität, Arbeitsgruppe Endokrinologie, Robert-Koch-Str. 40, D-3400 Göttingen

BREHLER, R., Institut für Pathologie der Universität, Robert-Koch-Str. 40, D-3400 Göttingen

BREMER, K., Abteilung für Hämatologie und Onkologie, Augusta-Krankenanstalt, Bergstr. 26, D-4630 Bochum 1

BRUNNER, K. W., Institut für Medizinische Onkologie, Inselspital, CH-3010 Bern

CAVALLI, F., Onkologische Abteilung, Ospedale San Giovanni, CH-6500 Bellinzona

DIETL, J., Abteilung Frauenheilkunde und Michaelis-Hebammenschule, Universitäts-Frauenklinik, Hegewischstr. 4, D-2300 Kiel

EIBL, H., Max-Planck-Institut für Biophysikalische Chemie, Abteilung Membranbiophysik, Am Faßberg, D-3400 Göttingen

EIERMANN, W., Frauenklinik, Universität München, Klinikum Großhadern, Marchionistr. 15, D-8000 München 70

GAIER, B., Department of Hormone Research, The Weizmann Institute of Science, Rehovot, 76100, Israel

GRONER, B., Ludwig-Institut für Krebsforschung, Inselspital, CH-3010 Bern

GUST, R., Naturwissenschaftliche Fakultät IV, Chemie und Pharmazie, Universitätsstr. 31, D-8400 Regensburg

HARTLAPP, J. H., Medizinische Universitäts-Klinik, Sigmund-Freud-Str. 25, D-5300 Bonn 1

HEILMANN, H.-P., Hermann-Holthusen-Institut für Strahlentherapie am Allgemeinen Krankenhaus St. Georg, Lohmühlenstr. 5, D-2000 Hamburg 1

HIRSCHMANN, W.-D., Städtische Kliniken Kassel, D-3500 Kassel

HOLTKAMP, W., Medizinische Universitäts-Klinik, Abteilung Hämatologie/ Onkologie, Robert-Koch-Str. 40, D-3400 Göttingen

HOSSFELD, D. K., Abteilung Onkologie und Hämatologie, Medizinische Universitätsklinik, Martinistr. 52, D-2000 Hamburg 20

ILLIGER, H.-J., Städtische Kliniken Oldenburg, Klinik f. Innere Medizin, Dr.-Eden-Str., D-2900 Oldenburg

JONAT, W., Universitäts-Frauenklinik Hamburg-Eppendorf, Martinistr. 52, D-2000 Hamburg 20

KARL, J., Naturwissenschaftliche Fakultät IV, Chemie und Pharmazie, Universitätsstr. 31, D-8400 Regensburg

KEILHAUER, R., St. Antonius-Hospital, Eschweiler, D-5180 Eschweiler

KOHEN, F., Department of Hormone Research, The Weizmann Institute of Science, Rehovot, 76100, Israel

MAASS, H., Universitätskrankenhaus Eppendorf, Martinistr. 52, D-2000 Hamburg 20

MATTHIESSEN, H. VON, Universitäts-Frauenklinik, Moorenstr. 5, D-4000 Düsseldorf 1

MEYER, D., Abteilung Hämatologie/Onkologie, Zentrum Innere Medizin, Universität Göttingen, Robert-Koch-Str. 40, D-3400 Göttingen

NAGEL, G. A., Abteilung Hämatologie/Onkologie, Zentrum Innere Medizin, Universität Göttingen, Robert-Koch-Str. 40, D-3400 Göttingen

PFIZENMAIER, K., Klinische Arbeitsgruppe der Max-Planck-Gesellschaft, Goßlerstr. 10d, D-3400 Göttingen

PFLEIDERER, A., Universitäts-Frauenklinik, Abteilung Frauenheilkunde und Geburtshilfe II, Hugstetter Str. 55, D-7800 Freiburg

Possinger, K., Klinikum Großhadern, Medizinische Klinik III, Marchioninistr. 15, D-8000 München 70

Schauer, A., Institut für Pathologie der Universität, Robert-Koch-Str. 40, D-3400 Göttingen

Schmoll, H.-J., Abteilung Hämatologie/Onkologie, Zentrum Innere Medizin und Dermatologie, Medizinische Hochschule Hannover, Konstanty-Gutschow-Str. 8, D-3000 Hannover

Schönenberger, H., Naturwissenschaftliche Fakultät IV, Chemie und Pharmazie, Universitätsstr. 31, D-8400 Regensburg

Schuff-Werner, P., Abteilung Hämatologie/Onkologie, Zentrum Innere Medizin, Universität Göttingen, Robert-Koch-Str. 40, D-3400 Göttingen

Seeber, S., Medizinische Klinik III, Städtisches Krankenhaus, Dhünnberg 60, D-5090 Leverkusen

Spruss, T., Naturwissenschaftliche Fakultät IV, Chemie und Pharmazie, Universitätsstr. 31, D-8400 Regensburg

Ücer, U., Klinische Arbeitsgruppe der Max-Planck-Gesellschaft, Goßlerstr. 10d, D-3400 Göttingen

Unger, C., Abteilung Hämatologie/Onkologie, Zentrum Innere Medizin, Universität Göttingen, Robert-Koch-Str. 40, D-3400 Göttingen

Wander, H.-E., Zentrum Innere Medizin, Abt. Hämatologie/Onkologie, Robert-Koch-Str. 40, D-3400 Göttingen

Wilmanns, W., Gesellschaft für Strahlen- und Umweltforschung, Ingolstädter Landstr. 1, D-8042 Neuherberg

Zaltsman, Y., Department of Hormone Research, The Weizman Institute of Science, Rehovot, 76100, Israel

Prognosefaktoren beim metastasierenden Mammakarzinom

H.-E. Wander

Die außerordentliche biologische Vielgestaltigkeit der Mammakarzinome erschwert die Aussage, ob Wachstumsänderungen des Tumors unter Behandlung therapiebedingt sind oder dem natürlichen Verlauf entsprechen. Zahlreiche Untersucher haben nachweisen können, daß die Überlebenszeit von Patientinnen, die auf eine Therapie ansprechen, gegenüber Therapieversagern verlängert ist [3, 5, 14].

Die Abbildung 1 zeigt, daß dieser Unterschied nicht zwangsläufig der Therapie, sondern durchaus auch anderen Faktoren zugeschrieben werden kann. Die Überlebenszeiten OT (Operation – Tod) von 149 Patientinnen, die die Hormonkombination Aminoglutethimid/Medroxyprogesteronacetat (AG/MPA) erhalten hatten, sind entsprechend dem Behandlungserfolg (PD = Progression, NC = No Change, R = objektive Remission) aufgelistet.

Die statistisch signifikant längere Zeit ST (p = 0,0000) der Responder gegenüber den Nonrespondern läßt einen therapeutischen Überlebensgewinn vermuten. OT und OM unterscheiden sich jedoch nicht. Die Patientinnen mit R sind erheblich weniger vorbehandelt (z. B. anthrazyklinhaltige Vortherapie: R 9, NC 19, PD 36 Patientinnen) und diejenigen mit PD aufgrund ungünstiger Verteilung der Metastasierungsarten, Menopausenstatus und Rezeptoren für Östrogen und Progesteron benachteiligt. Ein behandlungsbedingter Überlebensgewinn läßt sich demnach nicht ableiten.

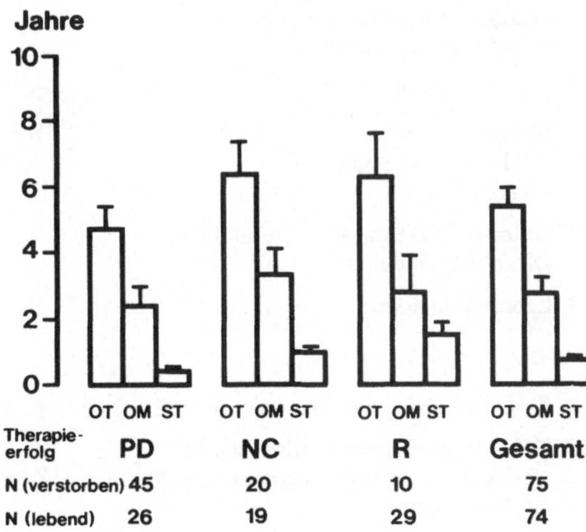

Abb. 1. Überlebenszeiten OT, OM und ST der mit AG/MPA behandelten Patientinnen, unterschieden nach PD, NC und R

Um annähernde Vergleichbarkeit zu erreichen und in Ermangelung anderer Möglichkeiten sollte deshalb versucht werden, Patienten und Tumor mit Hilfe von Prognosefaktoren zu charakterisieren. Die prospektive Berücksichtigung prognostischer Kriterien ist innerhalb von Therapiestudien bisher nicht üblich. Werden sie bei der Auswertung dennoch angeführt, ist ein Vergleich mit anderen Studien nahezu aussichtslos, weil sich die Definitionen von Prognosefaktoren unterscheiden (z.B. „high risk", „low risk" oder postmenopausal >1, 2, 2–5, 2–10, 10 Jahre etc.), wesentliche Faktoren fehlen, Vortherapien nur pauschaliert und ohne Erfolgsbezeichnung angegeben werden, Responsekriterien differieren, Hormonrezeptorbestimmungen noch nicht durchgeführt werden, Dosierungen selbst innerhalb identischer Zytostatikakombinationen wechseln, Überlebenszeiten nicht angegeben oder nur geschätzt werden etc. [6, 8, 10, 12, 16, 20, 23].

Von den zahlreichen bis heute bekannten Prognosefaktoren sind nicht alle von gleicher klinischer Relevanz. In Tabelle 1, die 1981 zusammengestellt wurde, sind die 10 wohl wesentlichsten aufgeführt [17]. Sie stellen nicht alle unabhängige Variable dar, sondern können miteinander in Beziehung stehen und sich in ihrer Bedeutung überlappen.

Trotz Kenntnis der in Tabelle 1 aufgeführten Prognosefaktoren gelingt es nicht in allen Fällen, einzelne Mammakarzinome richtig einzuordnen. Es wird deshalb die Existenz weiterer Faktoren angenommen. Wie eigene Untersuchungen an 343 zwischen 1979 und 1984 am metastasierenden Mammakarzinom verstorbenen Frauen

Tabelle 1. Klinisch relevante Prognosefaktoren beim Mammakarzinom

relativ günstige Prognose	relativ ungünstige Prognose
1. Östrogen- und Progesteronrezeptor	1. Rezeptoren negativ
2. Metastasierungstyp: lokal, Weichteile, Knochen, ipsilateraler Pleuraerguß	2. Gemischte oder viszerale Metastasierung (z.B. Leber-, Hirnmetastasen
3. Langsames Tumorwachstum	3. Rasches Tumorwachstum
4. Tubuläres Mammakarzinom, mucinöses Mammakarzinom, papilläres Mammakarzinom, medulläres Mammakarzinom	4. Inflammatorisches Mammakarzinom
5. Freies Intervall >2 Jahre	5. Freies Intervall <2 Jahre
6. Menopausenstatus: >5 Jahre Postmenopause Prämenopause	6. Menopause bis 5 Jahre Postmenopause
7. Guter Allgemeinzustand, ambulant (Karnofsky-Index >70)	7. Schlechter Allgemeinzustand, besonders Gewichtsverlust, Fieber
8. Laborwerte normal	8. Panzytopenie, Hyperprolaktinämie, Niereninsuffizienz, Herzinsuffizienz, eingeschränkte Leberfunktion
9. Kein familiäres Mammakarzinom	9. Familiäres Mammakarzinom
10. Keine Vorbehandlung mit Hormon/ Chemotherapie oder Hormonbehandlung mit Remission	10. Vorbehandlung mit Chemotherapie, Hormonvorbehandlung ohne Erfolg, ausgedehnte Vorbestrahlung

zeigen, ist die Bedeutung bekannter prognostischer Kriterien noch nicht einmal ausreichend abgeklärt und sind verschiedene Vorstellungen über die Einflußnahme der Prognosefaktoren revisionsbedürftig. Dies sei an einigen Beispielen erläutert.

Hormonrezeptoren

Wie auch in Tabelle 1 dargestellt, wird dem Hormonrezeptorstatus eine entscheidende prognostische Bedeutung zugesprochen. Eine mangelnde Syntheseleistung von Hormonrezeptoren wird mit einer Entdifferenzierung der Zelle erklärt [18]. Bei positivem Östrogen- (ER) *und* Progesteronrezeptor (PR) kann am häufigsten mit einem Ansprechen auf endokrine Therapien gerechnet werden (>70%) [15].

Der Rezeptoreinfluß auf die Überlebenszeit OT wird dennoch kontrovers beurteilt. Samaan et al. [21] fanden, daß Patientinnen mit positivem ER gegenüber solchen mit negativem ER signifikant länger überleben. In Langzeitbeobachtungen konnte dies nicht bestätigt werden [1]. Clark et al. [7] sahen 1985 im ER lediglich eine bestätigende Zusatzinformation und auch Allegra et al. [2] konnten keinen Zusammenhang zwischen OT und PR finden.

Auch im Göttinger Patientengut läßt sich kein Einfluß von ER und PR auf die Überlebenszeit OT nachweisen. Eine positive Korrelation besteht für ER ausschließlich mit MT (p = 0,015) (Abb. 2), für PR lediglich mit OM (Abb. 3), (p < 0,05 nur im T-Test nachweisbar). Für die differenten Aussagen lassen sich Gründe anführen. Im Göttinger Patientengut ist ein positiver ER mit 36% und PR mit 18,6% vergleichsweise selten repräsentiert. Verantwortlich dafür dürfte die unterschiedliche Grenzwertbestimmung sein (hier: ER positive ab 10 fmol, PR ab 20fmol). Die absolute Menge der Rezeptoren wurde in allen angeführten Arbeiten und auch dieser nicht berücksichtigt.

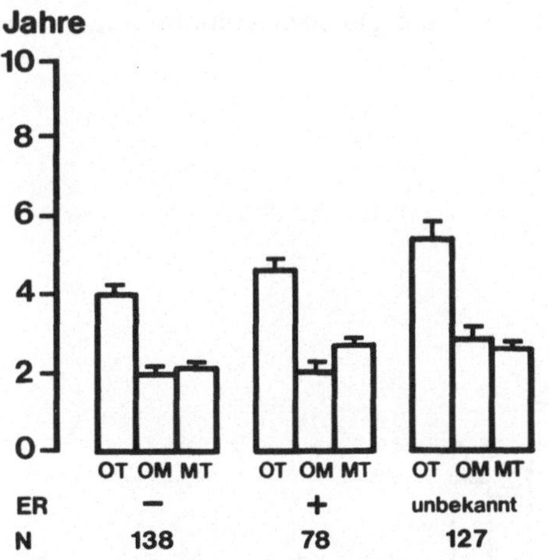

Abb. 2. Überlebenszeiten OT, OM und MT in Abhängigkeit vom Östrogenrezeptor (ER) (mit SEM)

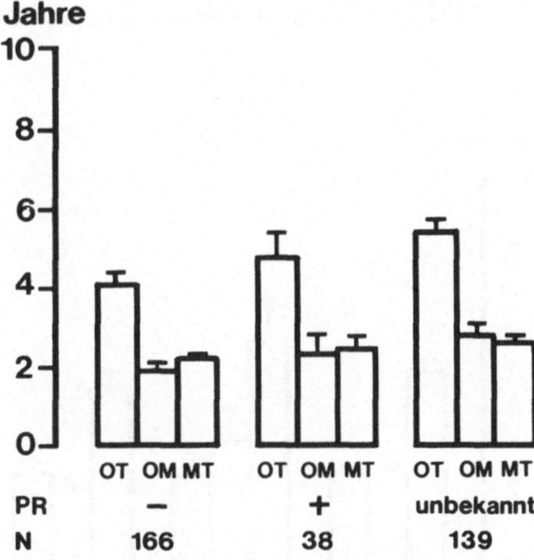

Abb. 3. Überlebenszeiten OT, OM und MT in Abhängigkeit vom Progesteronrezeptor (PR) (mit SEM)

In der Kombination mit anderen Prognosefaktoren zeigt sich, daß die einzelnen Hormonrezeptoren – allein und zusammen – mehr oder weniger schwache Faktoren sind und in ihrer Aussagekraft oft überschätzt werden. Da Hormonrezeptoren einerseits Prädikatoren für das Ansprechen hormoneller Therapien sind, andererseits kein Einfluß auf die Überlebenszeit besteht, wird im Gesamtkollektiv die Dauer von OT offenbar nicht von den durch Hormonbehandlungen rückbildungsfähigen, sondern von den hormonunabhängigen, entdifferenzierten Tumorzellen bestimmt. Entsprechend konnte bis heute auch kein lebensverlängernder Effekt hormoneller Behandlungsformen sicher nachgewiesen werden.

Menopausenstatus

Die Bedeutung des Menopausenstatus wird außerordentlich kontrovers beurteilt. Dies liegt einmal daran, daß bisher noch keine Einigung darüber besteht, bis wann von der Prämenopause bzw. ab wann von der Postmenopause gesprochen werden muß [13]. Zum anderen differieren die Angaben des Menopausenstatus hinsichtlich Zeitpunkt (Operation, Metastasierung, Studienbeginn).

Im Vergleich der Überlebenszeiten läßt sich pragmatisch eine klare Grenze zwischen Prä- und Postmenopause ziehen. Zeitliche und damit prognostische Unterschiede bestehen nicht zwischen Prä- und Postmenopause <2 Jahre, desgleichen nicht zwischen Postmenopause 2–5 und >5 Jahre. Als prognostischer Faktor kann daher der häufig benutzte Begriff der Perimenopause als überflüssig angesehen werden.

Die bisher nicht übliche Trennung zwischen Menopausenstatus bei Diagnosestellung (MPD) (Abb. 4) und Metastasenmanifestation (MPM) (Abb. 5) zeigt, daß für den Verlauf der Erkrankung unter Systemtherapie weniger der Zeitpunkt der Diagnose, sondern der der Metastasierung von entscheidender Bedeutung ist. Ein prämenopausaler Status prägt hochsignifikant in negativer Weise OT (p = 0,0014) und OM (p = 0,0022). Dieser Einfluß läßt sich regelmäßig auch in Kombinationen mit

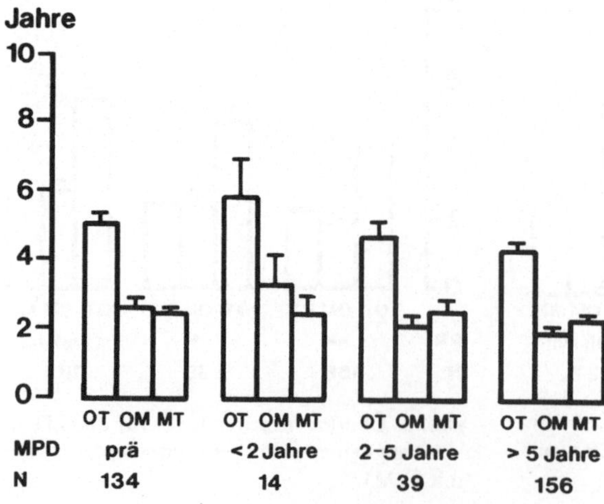

Abb. 4. Überlebenszeiten OT, OM und MT in Abhängigkeit vom Menopausenstatus bei Diagnosestellung (MPD) (mit SEM)

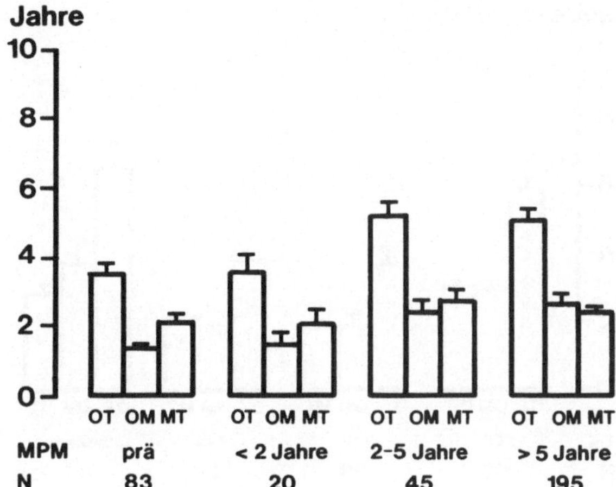

Abb. 5. Überlebenszeiten OT, OM und MT in Abhängigkeit vom Menopausenstatus bei Metastasierung (MPM) (mit SEM)

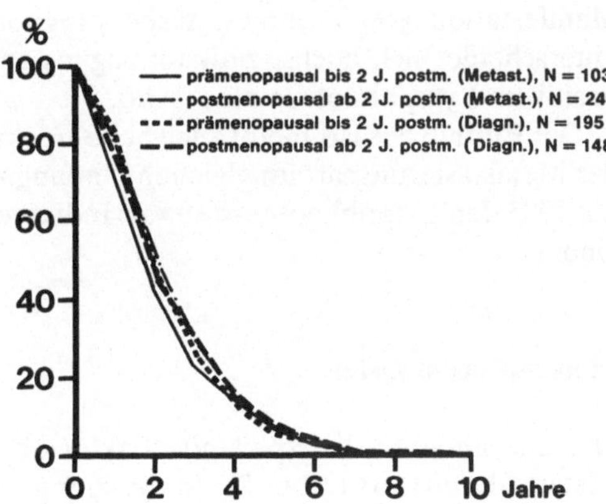

Abb. 6. Absterbekurven (MT) in Abhängigkeit vom Menopausenstatus zum Zeitpunkt der Diagnose (MPD) und Metastasierung (MPM), unterteilt nach Prämenopause bis und Postmenopause ab zwei Jahre nach Sistieren der Menstruation

sonst dominanten Prognosefaktoren reproduzieren, so daß dem Menopausenstatus zweifelsfrei eine eigenständige prognostische Bedeutung zufällt. Gegenteilige Stellungnahmen beziehen sich lediglich auf den Diagnosezeitpunkt [11].

Der nicht nachweisbare Einfluß auf die Zeit MT dürfte mit den in diesem Zeitraum durchgeführten Behandlungsformen erklärt sein, die alle zu einem ovariellen Funktionsverlust führen (Abb. 6).

Lymphknotenstatus

Der zum Zeitpunkt der Primärversorgung wichtigste Prognosefaktor ist der axilläre Lymphknotenstatus [9]. Von ihm und dem Hormonrezeptorstatus hängt im wesentlichen ab, ob und welche adjuvante Therapie durchgeführt werden.

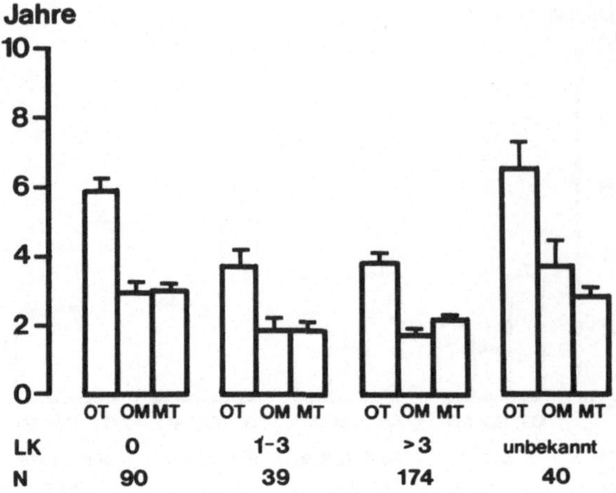

Abb. 7. Axillärer Lymphknotenstatus (LK) zum Zeitpunkt der Primäroperation (0, 1–3, mehr als 3 Lymphknoten metastatisch befallen bzw. unbekannt) und mittlere Überlebenszeit OT, OM und MT (mit SEM)

Hier konnte nachgewiesen werden, daß der Lymphknotenstatus auch nach der Manifestation von Fernmetastasen prognostische Bedeutung hat. Die Zeit MT unterscheidet sich hochsignifikant zugunsten von LK O (p = 0,000) verglichen mit positivem Lymphknotenstatus (Abb. 7).

Der Einfluß des LK bleibt auch bei Berücksichtigung anderer starker Faktoren wie der Metastasierungsart im gleichen Umfang nachweisbar. Clark et al. [7] bezeichneten 1985 den Lymphknotenstatus als Indikator der malignen Potenz des Mammakarzinoms.

Metastasierungsarten

Der alle anderen überspielende Faktor ab nachgewiesener Generalisation ist die Metastasierungsart (Abb. 8). In der hier gewählten Reihenfolge ossäre, Weichteil-, pulmonal/pleurale, hepatische und gemischte Metastasierung wird die Prognose

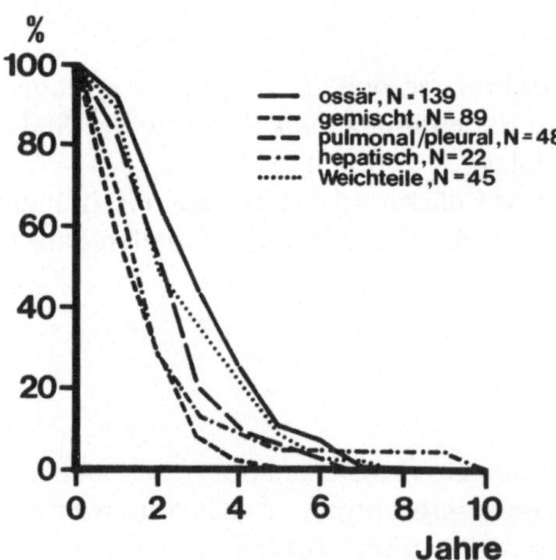

Abb. 8. Nach Metastasierungsarten unterteilte Absterbekurven für die Zeit MT

ungünstiger. Sie stimmt im wesentlichen mit den bisher gemachten Erfahrungen überein [4, 8, 19]. Gleichlautend mit den vorgelegten Ergebnissen wird als besondere Entität die rein ossäre Metastasierungsart mit hoher therapeutischer Ansprechbarkeit und langer Überlebenszeit hervorgehoben [22].

Dennoch gibt es innerhalb einzelner Arten auch erheblich divergierende Krankheitsverläufe, die auch unter Berücksichtigung weiterer Prognosefaktoren nicht hinreichend erklärt werden können. Eine hepatische Metastasierung zum Beispiel bedeutet per se nicht zwangsläufig eine schlechte Prognose und damit kurze Überlebenszeit.

Bei herausragender Dominanz der Metastasierungsarten im Zeitraum MT (p = 0,00000) und damit auch OT (p = 0,00008) fehlt bemerkenswerterweise jegliche Korrelation mit OM. Entweder entwickelt sich die Organotropie erst sehr spät im Krankheitsverlauf, oder es bestehen keine prinzipiellen Unterschiede im Befall der einzelnen Organe und die prognostischen Differenzen entstehen beispielsweise lediglich durch erhöhte Komplikationsraten bei viszeraler oder gemischter Metastasierung. Damit erklärt wird jedoch nicht das unterschiedliche therapeutische Ansprechen.

Kombinationen von Prognosefaktoren

Wegen der zu erwartenden kleinen bzw. fehlenden Fallzahlen ist eine gleichzeitige Analyse aller bisher genannten Prognosefaktoren nicht durchführbar. Mit Hilfe der T-Statistik für Regressionskoeffizienten können dagegen die Einflüsse mehrerer Faktoren im Verbund überprüft werden, wobei jeweils der Regressionskoeffizient mittels T-Test gegen Null getestet wird. Die entsprechenden T-Werte für MPD, MPM, ER, PR, AR (Androgenrezeptor), LK und zusätzlich der Prognosefaktor „familiäres MC", „Zweitkarzinom" und „familiäre Karzinombelastung" (ohne MC) bezüglich OT, OM und MT sind der Tabelle 2 zu entnehmen (Freiheitsgrade 177, n = 187).

Tabelle 2. Einfluß einzelner Prognosefaktoren auf die Überlebenszweiten OT, OM, MT; ausgedrückt in T-Werten

	OT	OM	MT
R	0,52408	0,47476	0,40120
F	7,45	5,72	3,77
P	0,00001	0,00001	0,00023
MPD	−4,46	−4,38	−1,94
MPM	5,32	5,13	2,44
ER	1,38	−0,02	2,57
PR	1,91	2,12	0,47
AR	−0,60	−1,04	0,40
LK	−4,93	−3,72	−3,76
familiäres MC	−0,043	−1,03	0,68
Zweitkarzinom	0,04	−0,75	1,14
familiäres Ca	0,71	0,70	0,30

Tabelle 3. Signifikanzniveau (p-Wert) einzelner Prognosefaktoren bezüglich der Überlebenszeiten OT, OM, MT

	OT	OM	MT
MPD	0,000	0,000	0,054
MPM	0,000	0,000	0,015
ER	0,171	0,986	0,011
PR	0,058	0,035	0,641
AR	0,551	0,298	0,691
LK	0,000	0,000	0,000
familiäres MC	0,668	0,306	0,495
Zweitkarzinom	0,969	0,457	0,254
familiäres Ca	0,479	0,483	0,766

Das Signifikanzniveau (P-Wert) ist in Tabelle 3 aufgeführt.

Nach der T-Statistik wirkt sich somit hochsignifikant für alle drei Zeiten OT, OM und MT ein prämenopausaler Status zum Zeitpunkt der Diagnose günstig, im Falle der Metastasierung ungünstig aus. Neben dem bekannten Einfluß von ER+ auf MT stellt sich nun auch eine positive Wirkung von PR+ auf OM und grenzwertig auch für OT heraus. Ohne Einfluß auf die Überlebenszeiten sind AR und die zusätzlich aufgenommenen Prognosefaktoren. Die Bedeutung des Lymphknotenstatus wird bestätigt.

Auf die Metastasierungsarten angewandt zeigt die T-Statistik (Freiheitsgrade 338, n = 342), daß die Überlebenszeit im Falle einer ossären Metastasierung hochsignifikant länger, im Falle einer gemischten kürzer ausfällt. Die Zeiten OT, OM und MT bei pulmonal/pleuraler Metastasierung entsprechen denen der hepatischen und Weichteilmetastasierung.

Wie am Beispiel der Metastasierungsarten demonstriert werden kann, lassen sich Prognosefaktoren mit anderen nur auf niedrigem Signifikanzniveau verknüpfen. In Abb. 9 sind die Metastasierungsart und der Menopausenstatus zusammen nach OT,

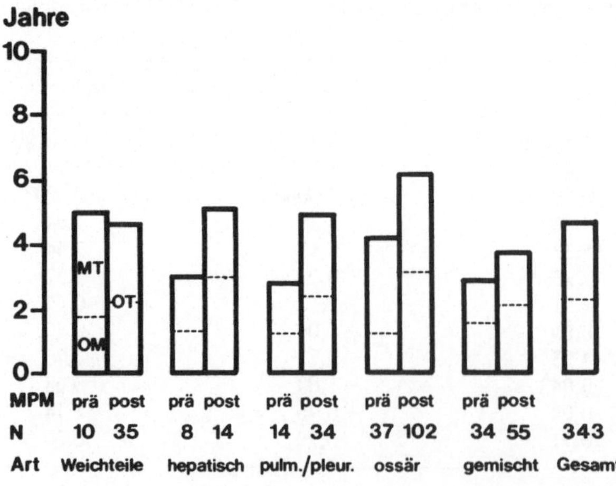

Abb. 9. Überlebenszeiten OT, OM und MT in Abhängigkeit von den Metastasierungsarten und dem Menopausenstatus zum Zeitpunkt der Metastasierung

OM und MT aufgeschlüsselt. Mit Ausnahme der Weichteilmetastasierung läßt sich der Einfluß beider Faktoren getrennt in bekannter Weise nachvollziehen, ohne daß eine additive oder synergistische Wirkung erkennbar wäre.

Die fehlende oder nur geringe Verknüpfung der Prognosefaktoren untereinander wird auch von anderen Autoren beschrieben [1, 2]. Einzelne Faktoren scheinen je nach Kombination mit anderen unterschiedlichen Einfluß auf den Krankheitsverlauf nehmen zu können. Beispielsweise bedeutet ein positiver Rezeptor – wie bisher angenommen – allein noch keine günstigere Prognose. Nach den hier durchgeführten Untersuchungen muß vermutet werden, daß keine festen Kombinationen günstiger oder ungünstiger Art und für jede Situation existieren. Die Zusammensetzung der einzelnen Faktoren wechselt und mit ihr deren Bedeutung und Einfluß. Eine Addition günstiger Faktoren muß keineswegs zu der besonderen Verbesserung der Prognose führen. Gleichwohl mag es bestimmte wiederkehrende Konstellationen geben, nach denen wir in Zukunft fahnden sollten.

Therapie

Die Grenzen der klinischen Anwendbarkeit von Prognosefaktoren lassen sich an einem weiteren Beispiel demonstrieren. Werden bestimmte Prognosefaktoren vorgegeben und Patientinnen gefunden, die die Kriterien erfüllen, wären zumindest vergleichbare Krankheitsverläufe zu erwarten. Unter 343 Patientinnen fanden sich 9, die einen postmenopausalen Status bereits zum Zeitpunkt der Diagnose, ER negativ, PR negativ, AR negativ, LK O und eine ossäre Metastasierung aufwiesen (Tabelle 4). Die Zeit OT variiert von 1,6 bis 15,9 Jahren. Wird zusätzlich das Ansprechen auf hormonelle und zytostatische Behandlungsformen berücksichtigt, ergibt sich eine klare Trennung prognostisch günstiger und ungünstiger Krankheitsverläufe. Die Therapie selbst ist demnach auch ein einflußreicher Prognosefaktor. Leider existieren bis heute keine praktisch verwendbaren Prädiktoren, die uns vor Therapiebeginn

Tabelle 4. Einfluß der Therapie auf die Überlebenszeiten. Patientinnen in der Postmenopause, ER-, PR-, AR-, LK O und ossärer Metastasierung

Pat	OT (Jahre)	OM (Jahre)	MT (Jahre)	HT	ADR	NADR
1	1,6	1,3	0,3	–	–	╱
2	1,9	0,0	1,9	–	╱	╱
3	2,7	1,7	1,0	╱	╱	╱
4	4,0	3,1	0,9	╱	–	╱
5	5,1	2,2	2,9	+	+	+
6	6,3	1,1	5,2	–	╱	+
7	8,3	1,7	6,6	+	╱	+
8	8,9	5,0	3,9	+	+	╱
9	15,9	9,6	6,3	+	+	╱

HT = Hormontherapie	– = nicht auf die Therapie angesprochen
ADR = anthrazyklinhaltige Therapie	+ = Remission
NADR = Chemotherapie ohne Anthrazykline	╱ = Therapie nicht erhalten

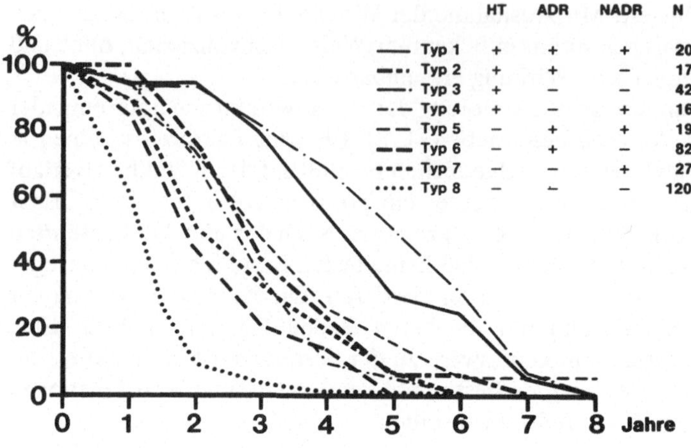

Abb. 10. Absterbekurven nach Therapietypen

Auskunft über das voraussichtliche Ansprechen der zytostatischen Behandlung geben können.

Den Einfluß der Therapie auf die Überlebenszeit zu bestimmen, stößt auch deshalb auf enorme Schwierigkeiten, weil üblicherweise mehrere unterschiedliche Behandlungsformen und diese nicht in der gleichen Sequenz angewendet werden. Da aus ethischen Gründen keine unbehandelten Kontrollgruppen geführt werden können, kann die Wertigkeit einer Behandlung hinsichtlich Überlebenszeit wohl nur anhand fester Therapiesequenzen abgelesen werden.

Die Unterteilung der Behandlungsformen Hormontherapie (HT), ADR (anthrazyklinhaltige Chemotherapie) und NADR (Chemotherapie ohne Anthrazykline) nach ihrem Ansprechen (+) oder Nichtansprechen (−) ergibt 8 Varianten, die im folgenden als Therapietyp 1−8 bezeichnet werden. Wegen der zu erwartenden niedrigen Fallzahlen bei weiteren Unterteilungen sind unter den Nonrespondern auch diejenigen Patientinnen miteinbezogen, welche die jeweilige Therapie nicht erhalten haben. Die Sequenz der Behandlungsformen wurde nicht berücksichtigt. Nach Abb. 10 unterscheiden sich die Therapietypen hinsichtlich MT signifikant (p = 0,0000).

Von 343 Patientinnen haben nur 20 (5,83%) auf alle 3 Therapieformen angesprochen. Demgegenüber sind mehr als ein Drittel (n = 120) ohne offensichtlichen Nutzen behandelt worden. Ein Vergleich der beiden Therapietypen (1 + 4), die mit den längsten MT-Zeiten vergesellschaftet sind, zeigt sich, daß ein häufigeres Ansprechen auf unterschiedliche Therapie nicht zwangsläufig zu längeren Überlebenszeiten führt und der Remissionsdauer gleichfalls eine wichtige Rolle zukommt. Von den 16 Patientinnen des Therapietyps 4 haben nur 2 auch Anthrazykline erhalten (und nicht angesprochen).

In Tabelle 5 sind die verschiedenen Therapietypen den Metastasierungsarten zugeordnet. Anhand der jeweiligen Fallzahlen entsteht ein gewisses Häufigkeitsmuster, daß für den Einzelfall allerdings ohne Aussagekraft ist.

Tabelle 5. Therapietypen und Metastasierungsart

Typ	HT	ADR	NADR	N	Nx	Weicht	hepat	pulm/ pleur	ossär	ge- mischt	MT (Jahre)
1	+	+	+	20	20	3	0	4	13	0	4,4
2	+	+	−	17	4	1	0	1	12	3	3,1
3	+	−	−	42	5	3	1	5	26	7	2,7
4	+	−	+	16	2	1	0	3	11	1	4,9
5	−	+	+	19	18	4	3	3	5	4	3,2
6	−	+	−	82	30	7	11	7	35	22	2,1
7	−	−	+	27	3	6	2	4	9	6	2,7
8	−	−	−	120	10	20	5	21	28	46	1,6
Gesamt				343	92	45	22	48	139	89	2,4

Nx = ausnahmslos alle Therapieformen erhalten

Schlußfolgerungen

Die genannten Beispiele zeigen die Grenzen der klinischen Anwendbarkeit von Prognosefaktoren für therapeutische Entscheide einerseits, aber auch ihre große Bedeutung als schwer kalkulierbare Variable in Therapiestudien auf.

Die Vorstellung, daß mit zunehmender Anzahl von verschiedenen Prognosefaktoren die Aussage über den zu erwartenden Krankheitsverlauf genauer wird, trifft nach den vorgestellten Untersuchungsergebnissen nicht zu. Sinnvoller und auch praktikabler scheint es zu sein, Therapieentscheide nach wenigen aber dominierenden Prognosefaktoren zu richten.

Therapiestudien, die nicht bereits prospektiv nach dominierenden Faktoren, wie beispielsweise der Metastasierungsart oder dem Menopausenstatus, ausgerichtet werden, sind für die Beurteilung des Überlebensgewinnes durch die Behandlung nicht geeignet. Ein Response allein sagt wenig aus.

Möglicherweise kann die Bestimmung von festen Konstellationen oder Mustern von Prognosefaktoren in bestimmten Situationen zum besseren Verständnis der Biologie der Mammakarzinome beitragen. Wie das Beispiel Menopausenstatus zeigt, kann die Bedeutung sogar einzelner Prognosefaktoren vom Bestimmungszeitpunkt abhängig sein.

Literatur

1. Aamdal S, Bormer O, Jorgensen O, Hoste H, Eliassen G, et al. (1984) Estrogen receptors and long-term prognosis in breast cancer. Cancer 53:2525−2529
2. Allegra JC, Lippman ME, Simon R, Thompson EB, Barlock A, et al. (1979) Association between steroid hormone receptor status and disease-free interval in breast cancer. Cancer Treat Rep 63:1271−1277
3. Brambilla C, Delena M, Rossi A, Valagussa P, Bonadonna G (1976) Response and survival in advanced breast cancer after two non-cross-resistant combinations. Br med J 1:801−804

4. Bull JM, Tormey DC, Li SH, Carbone PP, Falkson G, et al. (1978) A randomized comparative trial of adriamycin versus methotrexate in combination drug therapy. Cancer 41:1649–1657
5. Carbone PP, Bauer M, Band P, Tormey D (1977) Chemotherapy of disseminated breast cancer. Cancer 39:2916–2922
6. Cavalli F, Beer M, Martz G, Jungi WF, Alberto P, et al. (1982) Gleichzeitige oder sequentielle Hormono-/Chemotherapie sowie Vergleich verschiedener Polychemotherapien in der Behandlung des metastasierenden Mammakarzinoms. Schweiz med Wschr 112:774–783
7. Clark GM, Siedge GW, Osborne CK, McGuire WL (1985) Relative importance of prognostic factors for survival from first recurrence for 1000 breast cancer patients. Proc Am Ass Cancer Res 4:65
8. Fey MF, Brunner KW, Sonntag RW (1981) Prognostik factors in metastatic breast cancer. Cancer Clin Trials 4:237–247
9. Fisher B, Bauer M, Wickerham DL, Redmond CK, Fisher ER (1983) Relation of number of positive axillary nodes to the prognosis of patients with primary breast cancer. An NSABP update. Cancer 52:1551–1557
10. Gewirtz AM, Cadman E (1981) Preliminary report on the efficacy of sequential advanced breast cancer. Cancer 47:2552–2555
11. Hellman S, Harris JR, Canellos GP, Fisher B (1982) Cancer of the breast. In: DeVita (ed) Cancer principles and practice of oncology, Lippincott, Philadelphia, pp 914–970
12. Hortobagyi GN, Gutterman JU, Blumenschein GR, Tashima CK, Burgess MA et al. (1979) Combination with 5-fluorouracil, adriamycin, cyclophosphamide and BSG. Cancer 43:1225–1233
13. Kaufmann M, Kubli F, Caffier H, Jonat W, Maass H (1985) Adjuvante Chemo-Hormontherapie des Mammakarzinoms. Dt med Wschr 25:1009–1010
14. Mattsson W, von Eyben F, Hallstein L, Bjelkengren G (1982) A phase II study of combined 5-fluorouracil and mitomycin C in advancd breast cancer. Cancer 49:217–220
15. McGuire WL, Clark GM (1985) Role of progesterone receptors in breast cancer. Semin Oncol 12 (Suppl 1):12–16
16. Muss HB, White DR, Richards F, Cooper MR, Stuart JJ, et al. (1978) Adriamycin versus methotraxate in five drug combination chemotherapy for advanced breast cancer. Cancer 42:2141–2148
17. Nagel, GA, Wander HE (1981) Metastasierende Mammakarzinome. Dt Ärztebl 9:399–402
18. Osborne CK, Yochmowitz MG, Knight WA, McGuire WL (1980) The value of estrogen and progesterone receptors in the treatment of breast cancer. Cancer 46:2884–2888
19. Rosencweig M, Heuson JC (1975) Breast cancer: prognostic factors and clinical evaluation. In: Staquet MJ (ed) Cancer therapy: prognostic factors and criteria of response. Raven Press, New York, pp 139–183
21. Samaan NA, Buzdar AZ, Aldinger KA, Schultz PN, Yang KP et al. (1981) Estrogen receptors: a prognostic factor in breast cancer. Cancer 47:554–560
22. Sherry MM, Johnson DH, Greco FA, Hainsworth JD (1985) Metastatic breast cancer confined to bone: an indolent disease. Proc Am Soc Clin oncol 4:63
23. Valagussa P, Brambilla C, Bonadonna G (1979) Advanced breast cancer: are the traditional stratification parameters still of value when patients are treated with combination chemotherapy? Eur J Cancer 15:565–571

Stellenwert der Rezeptorstimmung für die Wahl der Therapie des metastasierenden Mammakarzinoms – Ausblick

W. Jonat

Einleitung

Seit dem Konsensusmeeting zur Thematik „Steroidhormonrezeptoren im Mammakarzinomgewebe" 1979 im NIH-Bethesda, USA, wird die Bedeutung der Selektion hormonabhängiger Mammakarzinome durch Bestimmung der Rezeptoren im Tumorgewebe mit folgenden fünf Punkten angegeben [13]:

1. Etwa 50% aller Patientinnen mit positivem Östrogenrezeptorgehalt im Tumorgewebe und 70% mit positivem Progesteronrezeptorgehalt und einem fortgeschrittenen Mammakarzinom werden auf eine additive oder ablative Hormontherapie mit einer objektiven Remission reagieren.
2. Die Remissionsrate ist unabhängig von bekannten klinischen Faktoren wie Anzahl der Metastasen, Metastasenlokalisation oder Dauer des freien Intervalls.
3. Der Östrogen- und ebenfalls der Progesteronrezeptorbefund stellen für das freie Intervall zwischen Primärtumor und Auftreten von Fernmetastasen einen im Trend günstigen Prognoseparameter dar. Hierfür spricht die Tatsache, daß der Hormonrezeptorbefund Rückschlüsse auf die Aggressivität des Tumors zuläßt. So zeigt sich, daß ein geringer Thymidin-Labeling-Index (Einbau) mit einem gehäuften Auftreten rezeptorpositiver Tumoren korreliert. Weiterhin findet sich ein eindeutiger Zusammenhang zwischen histologischem Grading und dem Rezeptorbefund. Sowohl Östrogen- als auch Progesteronrezeptoren werden gehäuft in Tumoren mit histologischem Grad III, also enddifferenzierten Tumoren, gefunden. Schließlich zeigen ultrastrukturelle Untersuchungen, daß rezeptornegative Tumoren Zeichen einer größeren Aggressivität aufweisen. Kein Zusammenhang läßt sich hingegen zwischen Rezeptorbefund und dem axillären Lymphknotenbefall nachweisen. Gesichert scheint zu sein, daß rezeptorpositive Patientinnen eine längere Überlebenszeit vom Zeitpunkt der Metastasierung an aufweisen.
4. Der Rezeptorbefund unterliegt einem zeit- und therapieabhängigen Wechsel.
5. Die Wertigkeit der Rezeptoranalyse für die Vorhersage des Therapieerfolges einer endokrinen Therapie beim metastasierenden Mammakarzinom steht außer Frage. Heute muß gefordert werden, daß der Rezeptorbefund auch bei Durchführung adjuvanter Therapiemaßnahmen vor der Therapieentscheidung mitherangezogen werden sollte.

Anhand der in Tabelle 1 wiedergegebenen Punkte sollen im folgenden einige Probleme des Rezeptorkonzeptes diskutiert und ein Ausblick über dessen zukünftige

Tabelle 1. Rezeptorkonzept – Ausblick

A. *Diagnostik*
   Verbesserung der „richtigen" Vorhersage.
   – Hormontherapie; Chemotherapie (?)
     Problem: Rezeptorwechsel
                  (adj. Therapie, ⟳)
                  Methodische Aspekte
                  (endogene Steroide, Gewebemenge usw.)
   – Bestimmung der Relevanz hormonassoziierter Faktoren: ER-D5, Lecthine,
     Prolaktinrezeptoren usw.

B. *Therapie*
   – Modulation des Rezeptorbesatzes: MPA; TAM; Chemotherapiewirkung auf ER, PgR
     ⇒ Sequentielle Therapieverfahren
   – Rezeptoren als Vehikel: E_2 + alkylierende Substanz
   – Monoklonale Rezeptorantikörper als Vehikel

Bedeutung gegeben werden. Berücksichtigt wurden nur einige Fragestellungen, die
das metastasierte Mammakarzinom betreffen. Grundsätzlich muß hierbei zwischen
der Anwendung des Rezeptorkonzeptes im Rahmen der prätherapeutischen Tumor-
selektion (Diagnostik) und der Anwendung der Steroidhormonrezeptoren im Rahmen der Therapie unterschieden werden.

Diagnostik

Der Nachweis der Hormonabhängigkeit von Tumorgewebe mittels Rezeptorbestim-
mung stellt die einzige biochemische Methode einer sinnvollen prätherapeutischen
Tumortestung dar. Trotz der bisher erreichten Erfolge finden sich bezüglich der
Ansprechrate auf eine endokrine Therapie im Falle der Metastasierung ein Drittel
falschpositiver und knapp ein Zehntel falschnegativer Rezeptorbefunde. Ziel des
Ausbaus des Rezeptorkonzeptes muß daher neben deutlicher Vereinfachung der
Technik die Verbesserung der „richtigen" Vorhersage einer Hormonabhängigkeit
sein.

Hormontherapie – Chemotherapie (?)

Die Remissionsraten in Relation zum Rezeptorbefund für die drei wichtigsten heute
eingesetzten medikamentösen Hormontherapieverfahren sind in den Tabellen 2, 3
und 4 wiedergegeben. Sowohl für das Tamoxifen (Tabelle 2), die hochdosierte
Gestagentherapie (Tabelle 3) sind die Aminoglutethemid-Therapie (Tabelle 4)
finden sich nach Selektion mittels Östrogenrezeptorbefund Remissionsraten, die den
Angaben auf dem Konsensusmeeting entsprechen. In allen drei Tabellen sind die
Daten der bisher publizierten Studien zusammengefaßt. Betrachtet man das rezeptornegative Kollektiv, so findet sich für die hochdosierte Gestagentherapie eine

Tabelle 2. Tamoxifen-Remissionsraten

Prämenopause	222 (n)	30%
Postmenopause	3089 (n)	33%
ER+	533 (n)	49%
PgR+	122 (n)	62%

Tabelle 3. Medroxy-Progesteron-Acetat-Remissionsraten

Ohne Selektion	42%
ER+	56%

Tabelle 4. Aminoglutethemid-Remissionsraten

Ohne Selektion	35%
Nach Remission mit TAM	53%
ER+	50%

Ansprechrate von 17%. Ob der Grund für diese gute Ansprechrate in der Tatsache einer Wirkung des MPA auch auf rezeptornegative Zellen begründet ist oder in einer falschen Rezeptorbestimmung liegt, kann hier nicht weiter diskutiert werden. Es ist jedoch festzuhalten, daß das Rezeptormodell für *alle* endokrinen Therapieverfahren cum grano salis die gleiche Bedeutung besitzt.

Die zuvor in Punkt 2 getroffene Feststellung auf dem Konsensusmeeting – die Remissionsrate ist unabhängig von bekannten klinischen Faktoren – muß jedoch in Frage gestellt werden. Die bisher gemachten Angaben zu diesem Problem, beispielhaft wiedergegebenen in Tabelle 5 anhand von Daten Allegra [1] beruhen auf kleinen Patientenzahlen und auf einer Rezeptorbestimmung meist aus dem Primärtumor. Die bekannte Tatsache, daß Lebermetastasen eine äußerst ungünstige Ansprechrate auf Hormontherapie aufweisen, läßt es zumindest fraglich erscheinen, daß bei rezeptorpositivem Primärtumor und später aufgetretenen Lebermetastasen Remissionsraten von 55–70% nach endokriner Therapie erwartet werden können. Zu dieser Frage sind weitere Untersuchungen erforderlich.

Tabelle 5. Objektive Remissionsrate nach endokriner Therapie als Funktion der Metastasenlokalisation und des Östrogenrezeptorstatus

	viszerale Metastasierung	ohne viszerale Metastasierung
Östrogenrezeptor (positiv)	13/21 (61%)	20/31 (64%)
Östrogenrezeptor (negativ)	2/19 (10%)	1/14 (7%)
	$p < 0,01$	$p < 0,01$

Quelle: Allegra et al. 1980 [1]

Tabelle 6. Östrogenrezeptorstatus und Ansprechen auf eine Chemotherapie

Status	Lippman et al. (1978) Primarychemothera- py + chemotherapy following endocrine treatment	Jonat, Maass (1978) Chemotherapy following endocrine treatment	Kiang et al. (1978 5 different selected groups
	n = 70	n = 51	n = 86
ER + (rich)	12%	21%	86%
ER − (poor)	76%	78%	36%
	p < 0,001	p < 0,001	p < 0,001

Die Klärung der Hypothese, inwieweit der Östrogenrezeptornachweis als Vorhersagetest für die zytotoxische Chemotherapie brauchbar ist, war eine der zentralen Fragen auf dem Konsensusmeeting 1979. Die kontroversen Daten von Lippmann [11] und Kiang [8] sind in Tabelle 6 zusammengefaßt. Anhand der durch ein unabhängiges Review-Team überprüften Daten wurde auf dem Konsensusmeeting festgestellt, daß es keinen klaren Anhaltspunkt dafür gibt, daß das Ansprechen auf eine Chemotherapie mit dem Rezeptorstatus korreliert. Schon damals wurde gefordert, daß zur Klärung dieser Frage weitere Studien notwendig sind. Wir wissen heute, daß die auf dem Konsensusmeeting vorgetragenen Daten von den unterschiedlichsten Patientenkollektiven mit z. T. zahlreichen Vorbehandlungen und einer Rezeptorbestimmung im Primärtumor stammten. Insbesondere für diese Frage spielt die *Bedeutung des Rezeptorwechsels* eine große Rolle. Sowohl Lippmann wie auch Kiang haben die Kontroverse erneut aufgegriffen [9, 12].

Probleme der Rezeptoranalyse

Wie in Punkt 4 des Statements auf dem Konsensusmeeting festgelegt, unterliegt der Rezeptorbefund einem zeit- und therapieabhängigen Wechsel. In einer kooperativen deutschen Studie [6] konnte gezeigt werden, daß bei asynchroner Rezeptorbestimmung der Östrogen- und Progesteronrezeptorbefund in etwa einem Drittel der Fälle einen unterschiedlichen Status aufweist. Diese Problematik wird heute durch Einsatz vielfältiger adjuvanter Therapieverfahren kompliziert. Es muß heute gefordert werden, daß soweit möglich auch im Falle einer Metastasierung vor Einleitung einer Therapie der Rezeptorbefund erneut erhoben wird. Das entscheidende Problem hierbei ist die Gewinnung von ausreichend Gewebemenge. Durch methodische Verbesserung ist hier ein entscheidender Fortschritt gelungen.

Methodische Aspekte

Die konventionelle Rezeptoranalyse mittels Dextran-Coated-Charcoal-Methode ist neben organisatorischen Aspekten (Einhaltung einer Kühlkette, Gewebe muß nativ belassen werden usw.) hauptsächlich durch Gewinnung einer ausreichenden Gewebemenge sowie die Möglichkeit der Blockade des Rezeptors durch endogene Steroide

Tabelle 7. Immunhistochemischer Östrogenrezeptornachweis (ERICA) und Ansprechen auf eine endokrine Therapie. – Literaturübersicht

Autor	n	ERICA (positiv)	ERICA (negativ)
Pertschuk (1985)	43	9/16	2/27
Coombs (1985)	56	21/29	1/27
McCarty (1985)	23	13/14	1/9
Jonat (1985)	20	6/11	1/9
Total	142	49/70	5/72
		70%	7%
Conventional assays			
Bethesda (1979)	1336	480/852	27/484
		56%	6%

oder Therapeutika belastet. Der Einsatz monoklonaler Antikörper, die gegen das Östrogenrezeptorprotein gerichtet sind, soll die beiden letztgenannten Probleme beseitigen. Der von Jensen und Greene [3, 4] entwickelte monoklonale Antikörper gegen das Östrogenrezeptorprotein erkennt dieses Protein an einem Epitop entfernt von der Steroidbindungsstelle. Wenn das durch Walsh [17] und King [10] entwickelte neue Rezeptormodell richtig ist, befindet sich der größte Anteil an Rezeptoren im Zellkern. Durch Aufarbeitung eines Zytosols, wie es für radiometrische Methoden der Rezeptoranalyse erforderlich ist, werden durch diese aggressive Form der Aufarbeitung nur die freien, nicht durch ein Steroid oder Therapeutikum blockierten Rezeptoren aus dem Zellkern extrahiert. Durch immunohistochemische Methoden, wie sie erstmals unter Ausnutzung der Peroxidasetechnik möglich sind, gelingt es hingegen, im Zellkern sowohl den freien extrahierbaren wie auch den endogen blockierten Rezeptor nachzuweisen. Darüber hinaus gelingt der Rezeptornachweis an Punktaten, Abstrichen oder kleinsten Gewebeschnitten. Voraussetzung bleibt jedoch weiterhin die native Aufarbeitung des Gewebes ohne Formalinfixierung.

Die bisher publizierten Daten einer klinischen Korrelation zwischen histochemischen Rezeptorbefund und Ansprechen auf eine endokrine Therapie, wie sie in Tabelle 7 wiedergegeben sind, sind erfolgversprechend.

Relevanz hormonassoziierter Faktoren

Eine mögliche Verbesserung der „richtigen" Vorhersage einer Hormonabhängigkeit oder Chemosensitivität (?) ist durch Nachweis hormoninduzierter Faktoren oder rezeptorassoziierter Proteine denkbar. Hier sind insbesondere die Lektine als Produkt einer östrogenen Wirkung zu nennen und das ER-D5-Protein, gegen welches ein monoklonaler Antikörper durch Coffer [2] entwickelt wurde. Coffer und King nutzten zur Herstellung des monoklonalen Antikörpers den löslichen Östrogenrezeptor aus menschlichem Myometrium, konnten jedoch zeigen, daß es nicht gelingt, durch diesen monoklonalen Antikörper den Östrogenrezeptor selber nachzuweisen, sondern nur ein dem Rezeptor ähnliches Protein. Sowohl für die Lektine wie auch das ER-D5-Protein fehlen bis auf wenige Ausnahmen klinische Korrelationen.

Auch der Nachweis weiterer Rezeptoren, so des Androgenrezeptors, Glukokortikoidrezeptors oder Prolaktinrezeptors zur Verbesserung der „richtigen" Vorhersage ist denkbar.

Therapie

Modulation des Rezeptorbesatzes

Experimentelle sowie klinische Untersuchungen von Jacobelli [5] Namer [14], Pellegrini [15] sowie Robustelli Della Cuna [16] u. a. haben gezeigt, daß das Antiöstrogen Tamoxifen einen stimulierenden Effekt auf die Progesteronrezeptorsynthese ausübt bei gleichzeitiger kompetitiver Blockierung des Östrogenrezeptors. Im Gegensatz dazu bewirkt die hochdosierte Gestagentherapie eine Hemmung des Östrogenrezeptorbesatzes in der Tumorzelle bei gleichzeitiger Hemmung der Induktion des Progesteronrezeptors. Die derzeitigen Vorstellungen für diesen Zusammenhang sind in Abb. 1 wiedergegeben. Einige klinische Untersuchungen zur Frage der Beeinflussung des Rezeptorbesatzes bei asynchroner Bestimmung und zwischenzeitlicher Gestagen- und Tamoxifen-Therapie konnten dieses Modell nicht bestätigen [7]. Zweifelsohne sind weitere Untersuchungen insbesondere unter Berücksichtigung standardisierter Zeitabstände zwischen den Rezeptoranalysen erforderlich. Sollten hierbei klare Zusammenhänge, in etwa wie in Abb. 2 wiedergegeben, gefunden werden, sind sequentielle Hormontherapieverfahren, die die Induktion und Hemmung von Rezeptoren berücksichtigen, sinnvoll.

Ebenfalls überprüfenswert ist eine Hypothese, die auf unseren Untersuchungen zum Rezeptorwechsel beruht. Danach fanden wir bei einem allerdings kleinen Patientengut unter Hormontherapie einen gehäuften Wechsel von Rezeptorpositiv nach -negativ, wohingegen unter Chemotherapie ein Wechsel von Rezeptornegativ nach -positiv nachweisbar war. Sollte diese Hypothese sich als richtig erweisen, wäre im primärrezeptornegativen Kollektiv eine Hormontherapie im Anschluß an eine Chemotherapie überprüfenswert.

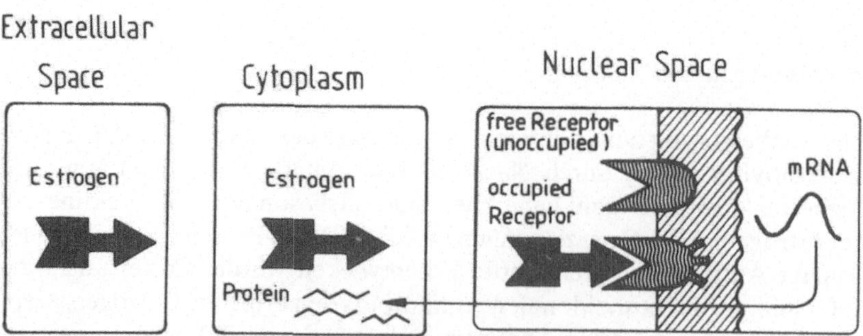

Abb. 1. Das neue Rezeptorkonzept im Mammakarzinomgewebe

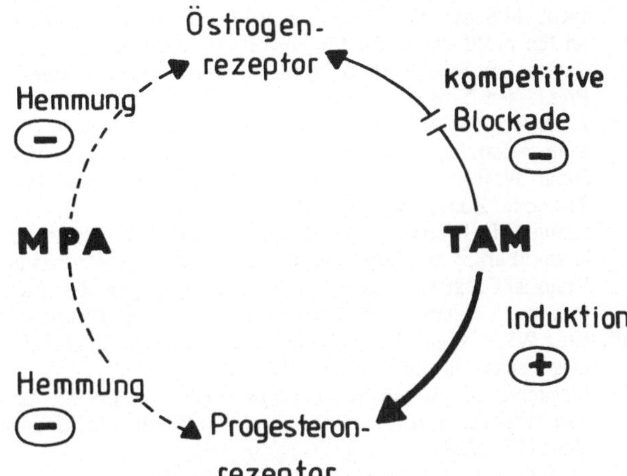

Abb. 2. Hypothetische Vorstellungen zur Beeinflussung des Östrogen- und Progesteronrezeptorbefunden im Mammakarzinomgewebe durch Tamoxifen- oder Medroxy-Progesteron-Acetat-Therapie

Rezeptoren als Vehikel

Die Bildung von Hormonzytostatikaliganden wird seit Jahren untersucht. Diese Liganden, wie sie zur Zeit beim Prostatakarzinom schon eingesetzt werden, könnten den Vorteil haben, daß es in rezeptorpositiven Tumoren zur Akkumulation des Zytostatikums durch Bindung der östrogenen Komponente im Zielorgan (östrogenrezeptorpositives Mammakarzinomgewebe) kommt.

Monoklonale Rezeptorantikörper als Vehikel

Ebenso wie Hormonzytostatikaliganden sind auch Liganden zwischen einem Zytostatikum und monoklonalen Antikörpern denkbar, die gegen Zellmembran assoziierte Antigene der Tumorzellen gerichtet sind. Auch hier ist das Ziel die Akkumulation des Zytostatikums im Tumorgewebe durch Nutzung des monoklonalen Antikörpers als Vehikel.

Literatur

1. Allegra JC, Lippmann ME, Thompson EB, Simon R, Barlock A, Green L, Huff KK, Do MT, Aitken SC, Warren, R (1980) Estrogen receptor status: an important variable in predicting response to endocrine therapy in metastatic breast cancer. Europ J Cancer 16:323–332
2. Coffer AI, Lewis KM, Brockas AJ, King RJB (1985) Monoclonal Antibodies against a Component Related to Soluble Estrogen Receptor. Cancer Research 45:3686–3693
3. Greene GL, Fitch FW, Jensen EV (1980) Monoclonal antibodies to estrophilin: probes for the study of estrogen receptors. Proc Natl Acad Sci 77:157–161
4. Grene GL, Nolan C, Engler JP, Jensen EV (1980) Monoclonal antibodies to human estrogen receptor. Proc Natl Acad Sci 77:5115–5119

5. Jacobelli S, Sica G, Natoli C, Gatti D (1983) Inhibitory effects of medroxyprogesterone acetate on the proliferation for human breast cancer cells. In: Campio L, Robustelli Della Cuna G, Taylor RW (eds) Role of Medroxyprogesterone in Endocrine-Related Tumors, vol 2. Raven Press, New York

6. Jonat W (1984) Experimentelle und klinische Erfahrungen mit Steroidhormonrezeptoren beim Mammakarzinom. Wiener klin Wochenschrift 13:499–508

7. Jonat W (im Druck) Rezeptorverhalten unter hochdosierter Medroxy-Progesteron-Acetat-Therapie. Zuckschwerdt-Verlag

8. Klang DT, Frenning DH, Goldman AI et al. (1978) Estrogen receptors and responses to chemotherapy and hormonal therapy in advanced breast cancer. N Engl J Med 299:1330–1334

9. Kiang DT (1984) Correlation Between Estrogen-Receptor Proteins and Response to Chemotherapy in Patients With Breast Cancer. Cancer Treatment Reports, vol 68, 4:577–579

10. King WJ, Greene GL (1984) Monoclonal antibodies localize oestrogen receptor in the nuclei of target cells. Nature 307:745–747

11. Lippman ME, Allegra JC, Thompson EB et al. (1978) The relation between estrogen receptors and response rate to cytotoxic chemotherapy in metastatic breast cancer. N Engl J Med 298:1223–1228

12. Levine RM, Lippman ME (1984) Relationship Between Estrogen-Receptor Proteins and Response to Chemotherapy in Breast Cancer. Cancer Treatment Reports, vol 68, 4:573–576

13. Maass H, Jonat W (1979) Steroidrezeptoren in Mammakarzinomen. Geburtsh u Frauenheilk 39:761–764

14. Namer M, Lalanne C, Baulieu EE (1980) Increase of progesterone receptor by tamoxifen as a hormonal challenge test in breast cancer. Cancer Res 40:1750–1752

15. Pellegrini A, Massidda B, Mascia V, Iona MT (1983) Medroxyprogesterone Acetate and Tamoxifen: Two Different Drugs in Alternate or Sequential Modality Treatment. In: Campio L, Robustelli Della Cuna G, Taylor RW (eds) Role of Medroxyprogesterone in Endocrine-Related Tumors, vol 2. Raven Press, New York

16. Robustelli Della Cuna G, Bernardo-Strada MR, Ganzina F (1982) High dose medroxyprogesterone acetate in metastatic breast cancer. A critical review. In: Cavalli, McGuire, Pannuti, Pellegrini, Robustelli Della Cuna (eds) Proc. Int. Symp. on Medroyprogesterone Acetate. Excerpta Medica, Amsterdam

17. Welshons WV, Liebermann MW, Gorski J (1984) Nuclear localization of unoccupied oestrogen receptors. Nature Vol 307:747–749

Stellenwert monoklonaler und polyklonaler Antikörper bei der Mammakarzinomdiagnostik und -therapie

R. Brehler, M. Bergholz, A. Schauer

Einleitung

Immunhistochemische Methoden sind in der Brustkrebsdiagnostik zur Verbesserung der morphologischen Diagnostik einsetzbar, und erlangen damit Bedeutung für die Therapieplanung. Der folgende Überblick orientiert sich an praxisbezogenen Anwendungsmöglichkeiten, die in den nachstehenden Punkten zu sehen sind:
- Histiogenese des Tumors
- Typing
- Grading
- Staging
- Hormonrezeptorstatus

Histiogenese des Tumors

In den letzten Jahren wurden verschiedene Antikörper gegen Mammakarzinomzellen entwickelt [33, 25], von denen man sich eine spezifische und sensitive Methode zur Diagnostik des Brustkrebses erhoffte. Bislang geprüfte Seren erwiesen sich insbesondere als nicht organspezifisch; meist zeigten sich positive Reaktionen auch mit Normalgewebe.

In Untersuchungen von Altmannsberger et al. [1, 2], Moll et al. [23], Schürch et al. [30] und amerikanischen Arbeitsgruppen [24], wurde sichergestellt, daß alle duktalen und lobulären Mammakarzinome unabhängig vom Differenzierungs- und Malignitätsgrad Zytokeratine enthalten (Abb. 1). Mit dem Nachweis von Zytokeratinen läßt sich bei zweifelhafter Morphologie so zumindest der epitheliale Tumorcharakter sichern [29]. Es konnte gezeigt werden, daß Brustdrüsenkarzinome durch Ausstattung mit speziellen Keratinsubtypen gekennzeichnet sind [22] (Tabelle 1). Der Nachweis eines originären Keratinmusters an Lymphknotenmetastasen läßt somit Rückschlüsse auf den Sitz des Primärtumors zu. Ein entsprechendes Angebot an Antikörpern steht noch nicht zur Verfügung, so daß bislang auf biochemische Untersuchungen zurückgegriffen werden muß.

Die Abgrenzung des Mammakarzinoms von anderen in der Mamma lokalisierten Tumoren ist in speziellen Fällen möglich. Tumoren mesenchymaler Herkunft unterscheiden sich von Mammakarzinomen durch den Aufbau des Zytoskeletts. In diesen Tumoren findet sich Vimentin, aber kein Keratin.

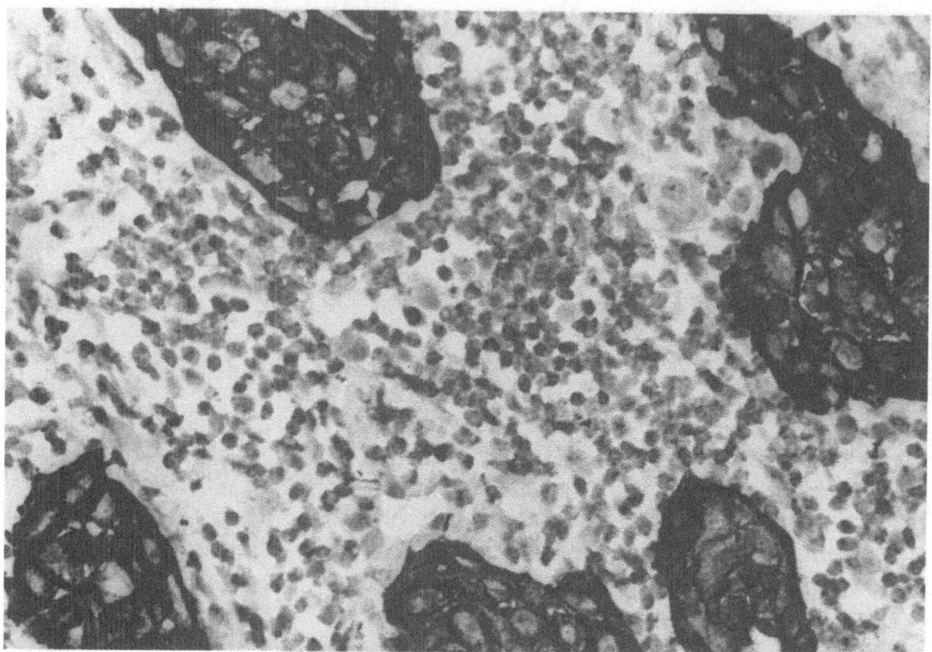

Abb. 1. Markierung der Karzinomzellen in einem medullären Mammakarzinom mit Antikeratin (× 25)

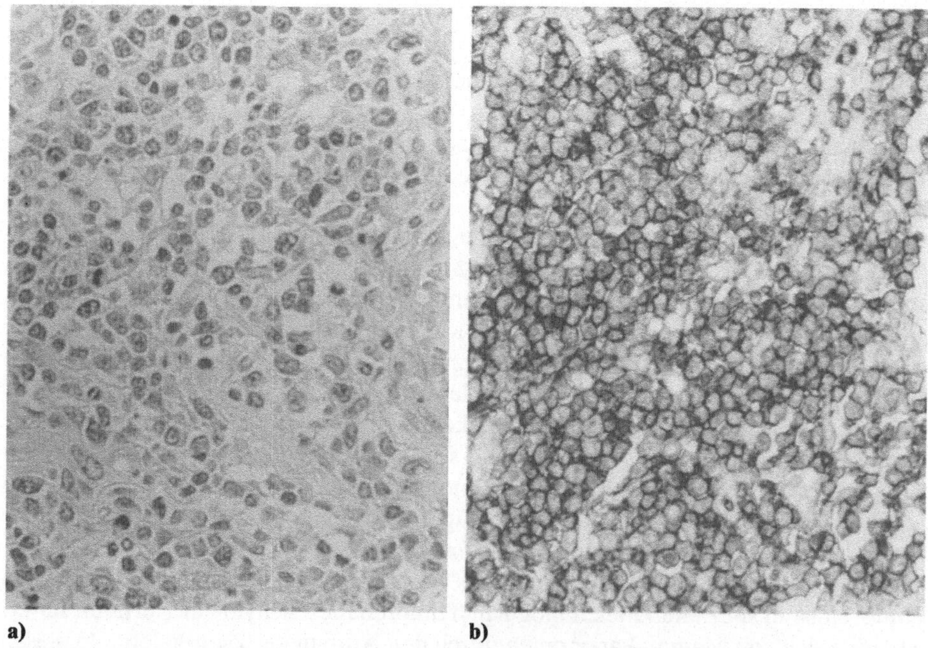

a)   b)

Abb. 2. Lymphoblastisches Non Hodgkin Lymphom in der Brustdrüse. **a)** HE-Färbung (× 10); **b)** Kennzeichnung der lymphatischen Zellen durch den Nachweis von CLA (× 10)

Tabelle 1. Zytokeratin-Katalog nach Moll und Franke [23]. Aufschlüsselung der Keratinsubtypen in unterschiedlichen Karzinomen

Cytokeratin-Nr.	1	4	5	6	7	8	10/11	13	14	15	16	17	18	19
Ductales u. lobuläres Mammakarzinom					+	+						(+)	+	+
Adenokarzinom Magen					(+)+	+							+	+
Adenokarzinom Kolon						+							+	+
Hepatozelluläres Ka.						+							+	
Cholangiozelluläres Ka.					+	+							+	+
Gallenblasenkarzinom					+	+							+	+
Ovarialkarzinom					(+)+	+							+	+
Endometriumkarzinom					(+)+	+							+	+
Urothelkarzinom			+	+	+	+		+					(+)+	+
Basalzellepitheliom			+			(+)			+	(+)	(+)	+		
Plattenepithelkarzinom			+	+					+		+	+		
Zungen- u. Ösophaguska.	(+)		+	+				+		(+)	(+)	+		+
Portio/Cervix			+	+		+						+	(+)+	+
Adenokarzinom Cervix					+	+						+	+	+
Lunge: Plattenepithelkarzinom		+	+	+	(+)	+				+		+	(+)	+
Adenokarzinom					+	+							+	+
kleinzelliges Karzinom					(+)	+							+	(+)

Die rein morphologische Abgrenzung des sog. lymphoidzelligen Mammakarzinoms von in der Mamma lokalisierten Lymphomen ist in vielen Fällen schwierig. Die Unterscheidung ist durch den Nachweis von „Common Leucocyte Antigen" oder anderen Lymphozytenmarkern möglich (Abb. 2a, b).

Histiozytäre Neoplasien lassen sich mit etablierten Markern wie Lysozym und α_1-Antichymotrypsin diagnostizieren. Die Kennzeichnung histiozytärer Reaktionen bei der granulomatösen Mastitis ist mit den gleichen Markern möglich.

Die Mamma stellt einen Lokalisationsort des Angiosarkoms dar. In der differentialdiagnostischen Abgrenzung findet sich in der immunhistochemischen Untersuchung Positivität für Vimentin und Faktor VIII assoziiertes Protein, dagegen aber Negativität für Keratin [14, 27, 28].

Dignitätsprobleme lassen sich immunhistochemisch bislang allenfalls mit der Markierung von Basalmembranen angehen. Betont sei aber, daß in der Regel eine optimale Histologie mit konventioneller Basalmembranfärbung (PAS, Versilberung) ausreichend ist [7, 8, 34]. Basalmembranen sind mit Antikörpern gegen Laminin

(Abb. 3a, b) und Fibronektin markierbar, wobei Fibronektin aber auch im regionären Stroma vorkommt. In invasiven Karzinomen geht Laminin mit den Basalmembranen verloren. Die sklerosierende Adenose läßt sich durch Nachweis der erhaltenen Basalmembran von den tubulären Karzinomen mit weitgehendem Verlust der Basalmembranen abgrenzen [6, 26]. Nach Angaben von Ekblom [6] lassen sich Frühinfiltrate in duktalen in situ Karzinomen mit Antilaminin besser nachweisen als mit der PAS-Reaktion.

Typing

Eine Subtypisierung des Mammakarzinoms etwa entsprechend der WHO-Klassifikation ist aufgrund immunhistochemischer Befunde bislang nicht möglich. Auch die Hoffnung, mit einem Zytokeratinkatalog [22] zwischen lobulären und duktalen Karzinomen unterscheiden zu können, hat sich bisher nicht erfüllt (Tabelle 2). Die histologische Abgrenzung des lobulären Karzinoms bleibt damit in der Praxis trotz intensiver Herausarbeitung morphologischer Kriterien schwierig.

Grading

Die Expression vieler immunhistochemisch darstellbarer Antigene wurde auf die Abhängigkeit vom Malignitätsgrad untersucht.

Mit der Bedeutung des Erdnuß-Lektin-Bindungsnachweises an Mammakarzinomen haben sich zahlreiche Arbeitsgruppen beschäftigt [20, 31, 3]. An 150 im Pathologischen Institut der Universität Göttingen untersuchten Fällen konnte gezeigt werden, daß die PNA-Bindungsstellen mit steigendem Malignitätsgrad, steigender

Tabelle 2. Keratinsubtypen in ductalen und lobulären Mammakarzinomen nach Moll und Franke [23]

Cytokeratin-Nr.	1	4	5	6	7	8	10 11	13	14	15	16	17	18	19
Brustdrüsenepithel			+		+	+			+	+		+	+	+
Inv./ductales Ka.														
1 primärer Tumor					+	+							+	+
Lk-Metastase					+	+							+	+
2					+	+						+	+	+
3					+	+							+	+
4					+	+							+	+
5					(+)	+							+	+
6						+							+	+
Invas./lobuläres Ka.														
1					+	+							+	+
2					+	+							+	+
Medulläres Karzinom						+							+	+

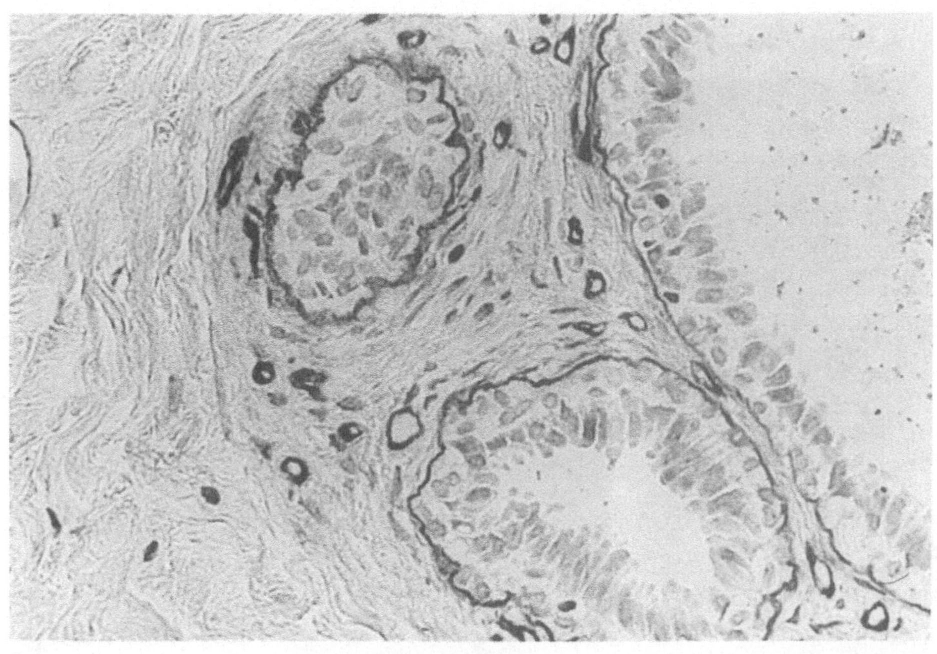

a)

b)

Abb. 3. Immunhistochemische Basalmembrandarstellung mit einem Antikörper gegen Laminin. **a)** Normales Brustdrüsengewebe (× 40); **b)** Basalmembranverlust in einem soliden Mammakarzinom (× 40)

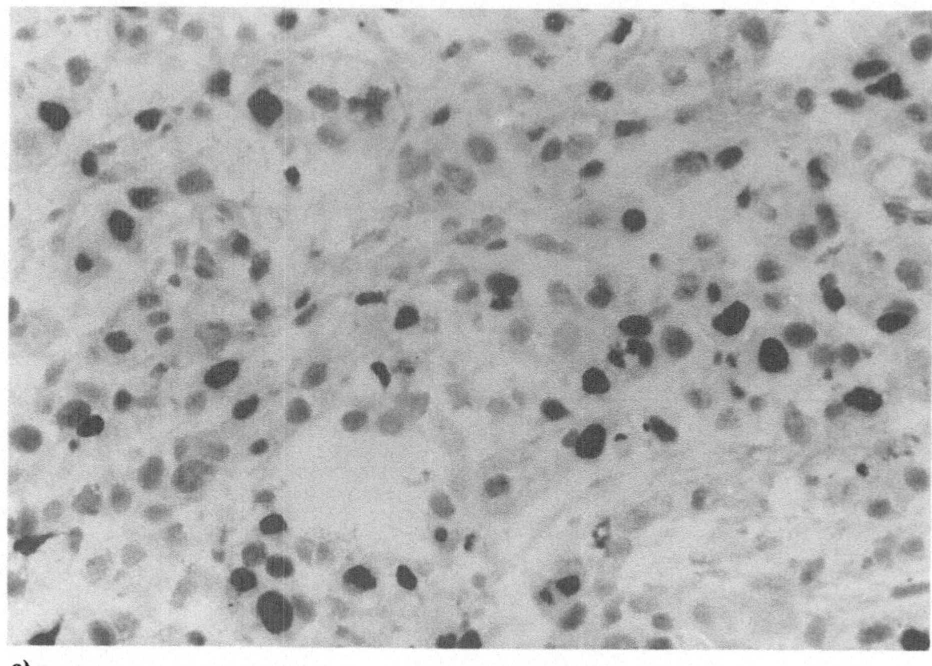

a)

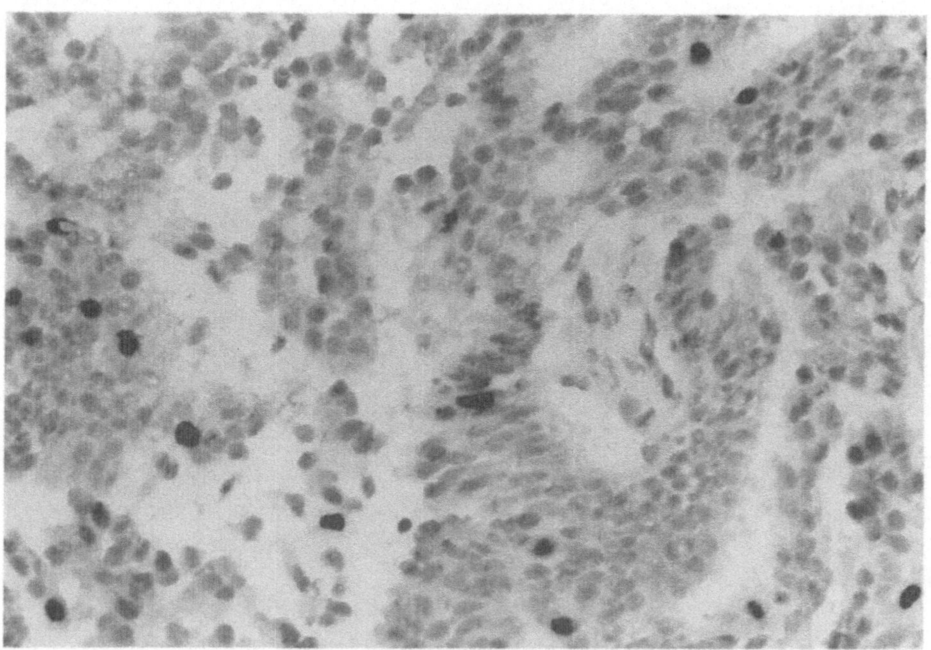

b)

Abb. 4. Markierung proliferierender Zellen mit dem monoklonalen Antikörper Ki-67. **a)** Geringer Anteil proliferierender Zellen in einem soliden Mammakarzinom (× 25); **b)** Hoher Anteil proliferierender Zellen in einem soliden Mammakarzinom (× 25)

Zelldissoziation und bei axillärem Lymphknotenbefall abnehmen. Die Reduktion der Lektin-Bindungsstellen ist als Ausdruck einer zytoplasmatischen Desorganisation im Sinne einer Prognoseverschlechterung zu werten. Gleiche Befunde wurden für das sekretorische β2-Globulin [32] mitgeteilt.

Die Expression von TPA zeigt ebenfalls eine Korrelation zum Maliginitätsgrad. An 34 Fällen konnte gezeigt werden, daß TPA-Positivität bei 91,3% der Grad I- und II a-Tumoren und nur bei 27,3% der Grad II b- und III-Tumoren nachzuweisen ist [4]. Mammakarzinome wurden des weiteren auf Alphalaktalbumin, CEA, Human placenta lactogen, Casein, Pregnancy specific-beta-1-Glycoprotein usw. untersucht. In der Literatur werden unterschiedliche Ergebnisse mitgeteilt. Zusammenfassend geht die Meinung dahin, daß Tumoren mit steigendem Entdifferenzierungsgrad in unterschiedlichem Maße die Fähigkeit verlieren, bestimmte Proteine zu synthetisieren. Für den Einzelfall kann keine sichere prognostische Aussage erwartet werden.

Als wichtigstes Malignitätsgradkriterium ist die Bestimmung der Mitoserate etabliert. Proliferierende Zellen lassen sich mit dem Antikörper Ki-67 markieren [10]. Mit der Darstellung dieses Antigens scheint die Bestimmung der Wachstumsfraktion in einem Tumor sicherer gegeben zu sein, als mit der Auszählung von Mitosen [21] (Abb. 4a, b).

Staging

Durch Markierung von Mikrometastasen in Lymphknoten und im Knochenmark kann das Staging mit immunhistochemischen Untersuchungen verbessert werden. Karzinomzellen epithelialen Ursprungs können im lymphatischen Gewebe selektiv dargestellt werden (Abb. 5a, b). Am besten geeignet sind Antikeratine, die als konstantes Merkmal in den Karzinomzellen vorhanden sind; des weiteren bietet sich EMA (epitheliales Membran-Antigen) an, was aber in einer etwas geringeren Prozentzahl der Fälle exprimiert wird [5, 9, 15, 16, 17, 35].

Hormonrezeptorstatus

Die Bestimmung des Hormonrezeptorstatus durch immunhistochemische Untersuchungen ist seit langem ein Ziel der Pathologen. Neuerdings stehen zwei monoklonale Antikörper zur Verfügung, mit denen Aussagen zum Hormonrezeptorstatus möglich sein sollten.

1. Ein monoklonaler Antikörper entwickelt von Greene gegen Östrogenrezeptorprotein in Zellkernen [11, 12, 13, 19] (Abb. 6a).
2. Ein monoklonaler Antikörper entwickelt von King gegen ein im Zytoplasma lokalisiertes Östrogenrezeptor-assoziiertes Protein genannt ER-D5 [18] (Abb. 6b).

Ein Vergleich des biochemischen ER-Status mit immunhistochemischen ER-Befunden wurde von uns an 68 Fällen durchgeführt. Eine Übereinstimmung der Ergebnisse wurde in 75% erzielt, wobei von den biochemisch positiven Fällen, 80,4% histochemisch richtig positiv bewertet wurden, bei den negativen Fällen wurden 58,8%

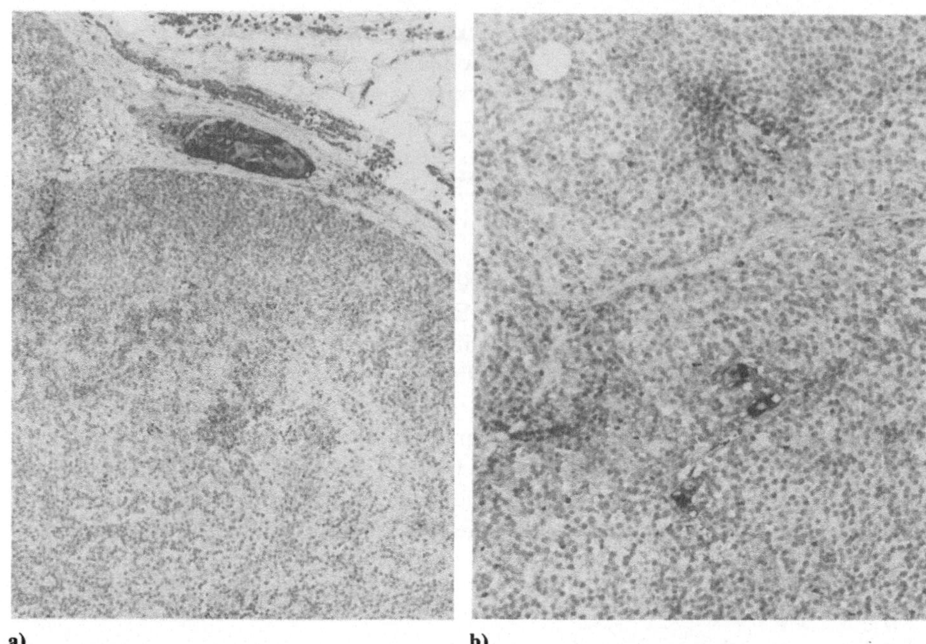

a)   b)

Abb. 5. Markierung von Lymphknotenmetastasen eines Mammakarzinoms mit einem monoklonalen Antikörper gegen EMA. **a**) Nachweis einer Randsinusmetastase (× 2,5); **b**) Nachweis von Tumorzellen im Markbereich (× 6,3)

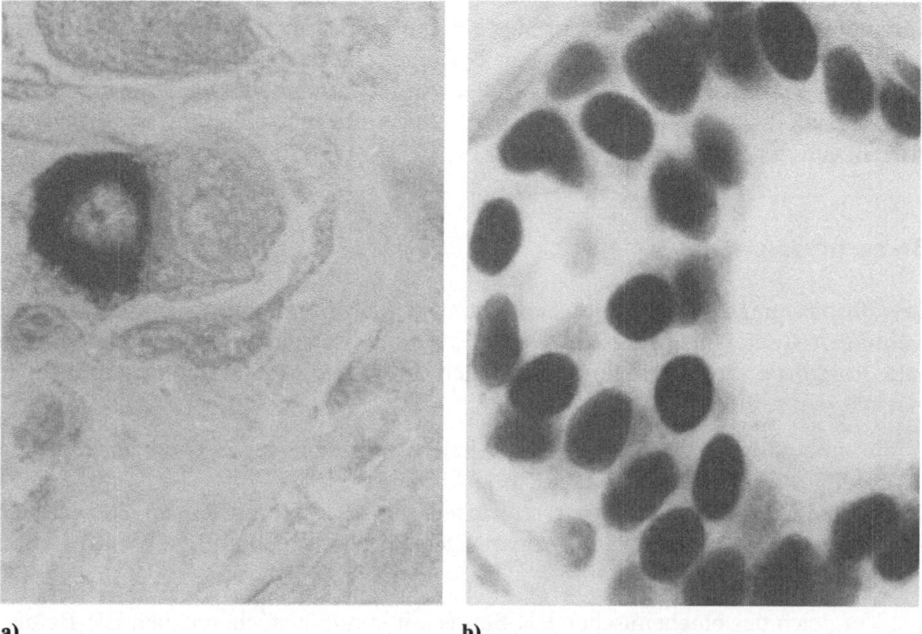

a)   b)

Abb. 6. a) Immunhistochemischer Östrogenrezeptornachweis in Zellkernen normalen Brustdrüsengewebes (× 100); **b**) Immunhistochemisch ER-D5-Nachweis im Zytoplasma von Mammakarzinomzellen (× 100)

Tabelle 3. Vergleich immunhistochemischer ER-Befunde mit dem biochemischen ermittelten Hormonrezeptorstatus an 68 Fällen

	Immunhistochemischer ER-Best.
ER < 5 fmol/mg o. ER > 5 fmol/mg	U: 75 % S: 80,4% Z: 58,8%
ER, PR < 5 fmol/mg o. ER, PR > 5 fmol/mg	Ü: 88,4% S: 88,2% Z: 88,9%

Ü = Übereinstimmung; S = Sensitivität; Z = Spezifität

korrekt erkannt (Tabelle 3). Berücksichtigt man nur Fälle, die einen übereinstimmenden Östrogen- und Progesteronrezeptorstatus aufweisen, so ergibt sich eine Übereinstimmung der biochemischen mit den immunhistochemischen Befunden in 88,4%. Negative wie positive Fälle werden in ebenfalls ca. 89% in der Immunhistochemie richtig positiv bzw. richtig negativ erkannt.

83 Fälle wurden auf das ER-D5-Antigen untersucht. Übereinstimmende Ergebnisse mit dem biochemischen Östrogenrezeptorstatus wurden in 71% der Fälle gefunden, wobei 90% der biochemisch positiven und 21,7% der biochemisch negativen Fälle immunhistochemisch richtig erkannt wurden (Tabelle 4). Berücksichtigt man wiederum nur Fälle in denen der Östrogen- und Progesteronrezeptorstatus übereinstimmen, so ändert sich das Ergebnis nur unwesentlich.

Immunhistochemisch läßt sich eine Aussage über die Heterogenität der Tumoren bezüglich der Ausstattung mit Östrogenrezeptoren (Abb. 7a, b) bzw. ER-D5-Antigen (Abb. 8a, b) treffen (Tabelle 5). Bislang ist nicht bekannt, ob die östrogenrezeptornegativen Zellen tatsächlich hormonunabhängig sind, oder ob diese Zellen nur im momentanen Funktionszustand keine Östrogenrezeptoren synthetisieren. Des weiteren ist nicht bekannt, ob hormonabhängige Zellen in jeder Phase des Zellzyklus Östrogenrezeptoren exprimieren. Es bleibt abzuwarten, ob in klinischen Studien immunhistochemisch heterogene Fälle eine andere Ansprechrate auf eine Hormontherapie zeigen als immunhistochemisch homogen östrogenrezeptorausgestattete Karzinome.

Tabelle 4. Vergleich immunhistochemischer ER-D5-Befunde mit dem biochemisch ermittelten Hormonrezeptorstatus an 83 Fällen

	Immunhistochemischer ER-Best.
ER < 5 fmol/mg o. ER > 5 fmol/mg	U: 71 % S: 90 % Z: 21,7%
ER, PR < 5 fmol/mg o. ER, PR > 5 fmol/mg	Ü: 80,4% S: 95 % Z: 27,3%

Ü = Übereinstimmung; S = Sensitivität; Z = Spezifität

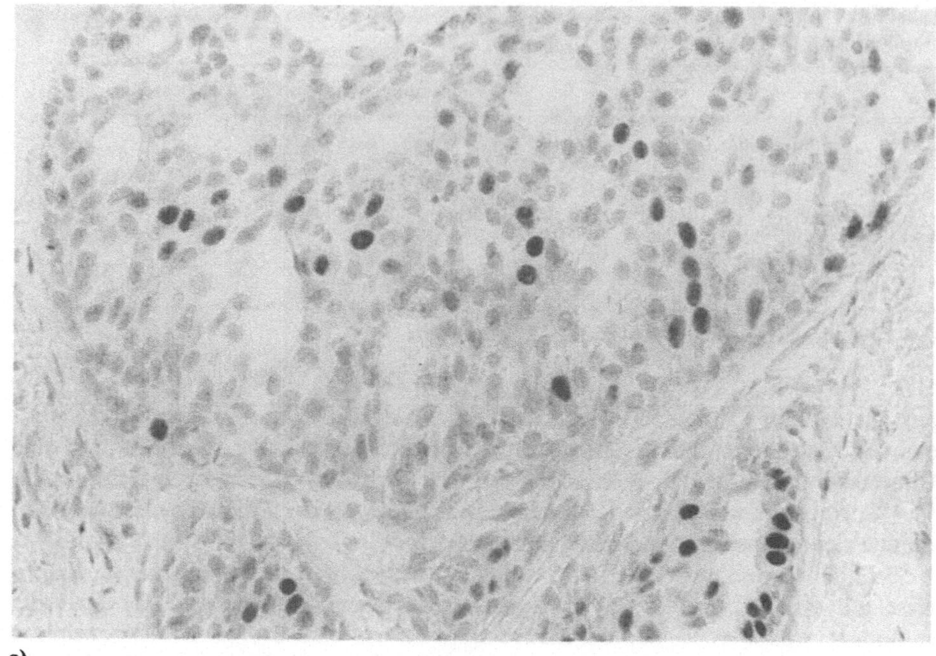

a)

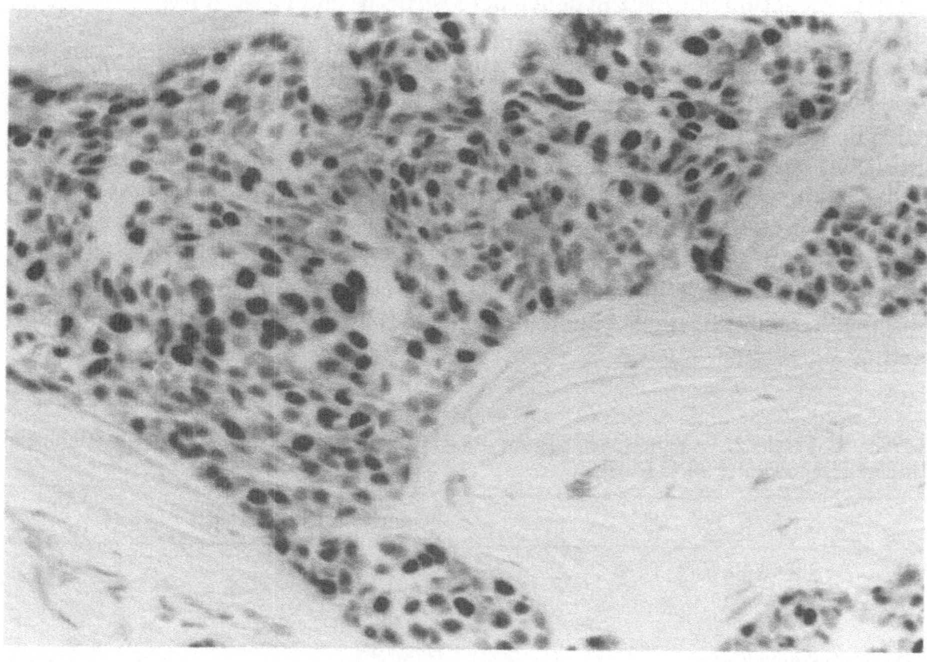

b)

Abb. 7. Immunhistochemischer Östrogenrezeptornachweis in Mammakarzinomen. **a)** Überwiegend ER negative Zellen in intraduktalen Anteilen eines soliden Karzinoms (× 25); **b)** Überwiegend ER positive Zellen in infiltrierenden Anteilen eines soliden Karzinoms (× 25)

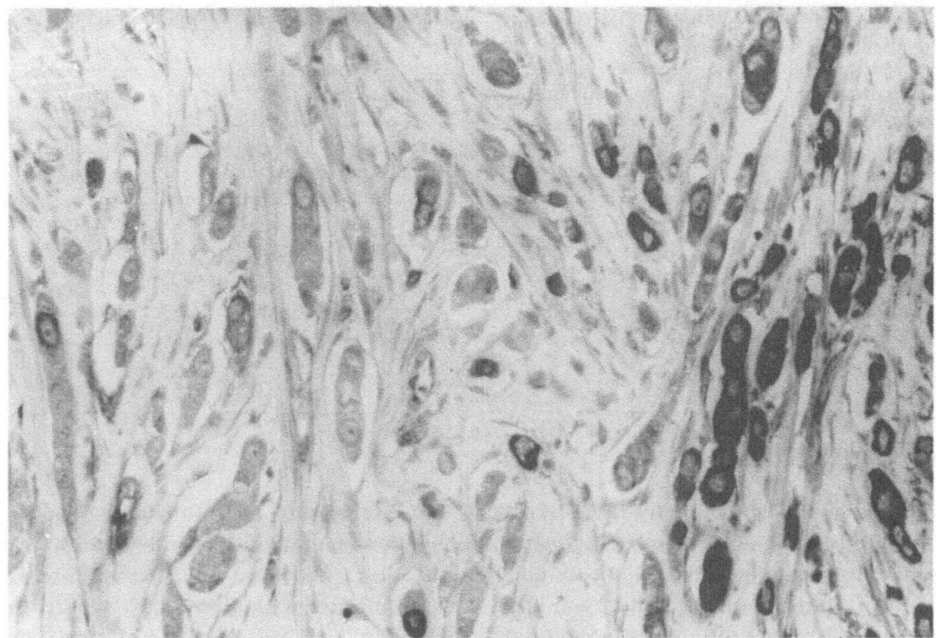

a)

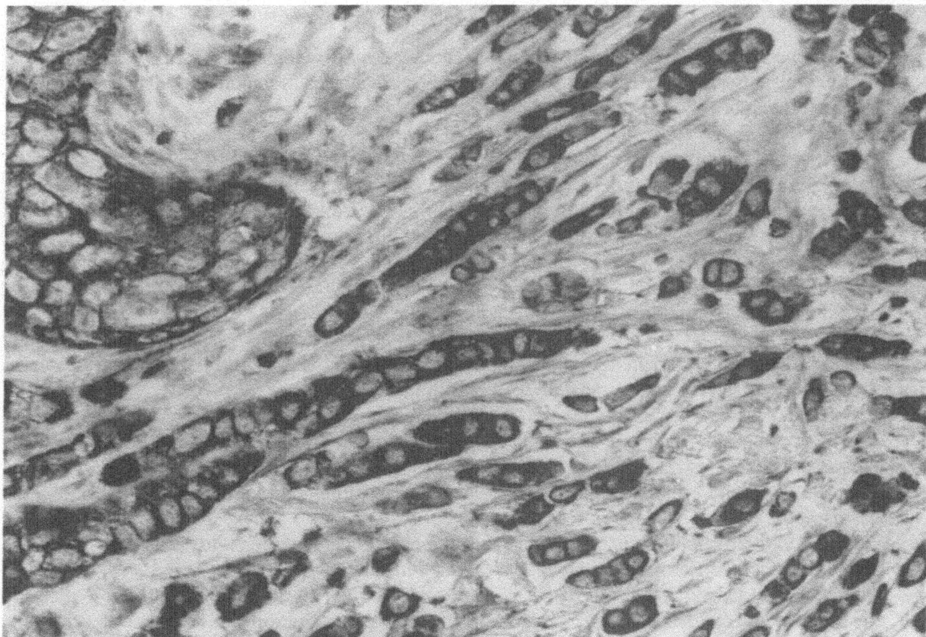

b)

Abb. 8. Immunhistochemischer ER-D5-Nachweis in Mammakarzinomen. **a)** Überwiegend ER-D5 negative Zellen in einem infiltrierend wachsenden soliden Karzinom (× 25); **b)** Überwiegend ER-D5 positive Zellen in einem infiltrierend wachsenden soliden Karzinom (× 25)

Tabelle 5. Homogenität bzw. Heterogenität der Ausstattung der Tumoren mit immunhistochemisch darstellbarem ER und ER-D5

Antikörper/ Fallkörper	Weitgehend homogen		inhomogen		negativ
	< 5% negative Zellen	5–20%	20–50% negative Zellen	50–95%	> 95% neg. Zellen
ER (Abbott) 68 Fälle	1,5%	27,9%	25%	16,2%	29,4%
ER-D5 (Amersham) 83 Fälle	30,1%	21,7%	15,7%	19,3%	13,2%

Schlußbemerkung

Abschließend ist zu bemerken, daß sich der Stellenwert immunhistochemischer Verfahren in der Brustkrebsdiagnostik noch nicht allgemeingültig festlegen läßt. Mit den aufgezeigten Anwendungsmöglichkeiten sind zumindest in Einzelfällen die Anforderungen an den Pathologen gestiegen. Ein Platz im Standard der Brustkrebsdiagnostik ist der Immunhistochemie bereits sicher.

Literatur

1. Altmannsberger M, Osborn M, Hölscher A, Schauer A and Weber K (1981) The distribution of keratin type intermediate filaments in human breast cancer. An immunohistological study. Virchows Arch (B) 37:277–284
2. Altmannsberger M, Osborn M, Weber K and Schauer A (1982) Expression of intermediate filaments in different human epithelial and mesenchymal tumors. Pathol Res Pract 175:227–237
3. Böcker W, Klaubert A, Bahnsen J, Schweikhart G, Pollow K, Mitze M, Kreienberg R, Beck T and Stegner HE (1984) Peanut lectin histochemistry of 120 mammary carcinomas and its relation to tumor type, grading, staging and receptor status. Virchows Arch (A) 403:149–161
4. Brehler R, Bergholz M, Voigt E, Döll S and Schauer A (1985) Vergleich und Wertung morphologischer, immunhistochemischer und klinischer Parameter des Mammakarzinoms. Verh Dtsch Ges f Pathol 69. Tagung. Gustav Fischer
5. Ceriani RL, Peterson JA, Lee JY, Moncada R and Blank EW (1983) Characterization of cell surface antigens of human mammary epithelial cells with monoclonal antibodies prepared against human milk fat globule. Somatic Cell Mol Genet 9:415–427
6. Ekblom P, Miettinen M, Forsman L and Andersson LC (1984) Basement membrane and apocrine epithelial antigens in differential diagnosis between tubular carcinoma and sclerosing adenosis of the breast. J Clin Pathol 37:357–363
7. Erlandson RA and Carstens PH (1972) Ultrastructure of tubular carcinoma of the breast. Cancer 29:987–995
8. Flotte TJ, Bell DA and Greco MA (1980) Tubular carcinoma and sclerosing adenosis – the use of basal lamina as a differential feature. Am J Surg Pathol 4:45–47
9. Forsman LM, Karthi KK, Autero M, Gahmberg CG and Andersson LC (1984) Antiserum against formalin-fixed human milk fat globule glycoprotein for immunohistochemistry of normal and malignant apocrine epithelium. Acta Pathol Microbiol Immunol Scand (A) 92:331–337
10. Gerdes J (1985) An immunohistological method for estimating cell growth fractions in rapid histopathological diagnosis during surgery. Int J Cancer 35:169–171
11. Greene GL, Nolan C, Engler JP and Jensen EV (1980) Monoclonal antibodies to human estrogen receptor. Proc Natl Acad Sci (USA) 77:5115–5119

12. Greene GL, Jensen EV (1982) Monoclonal antibodies as probes for estrogen receptor detection and characterization. J Steroid Biochem 16:353–359
13. Greene GL, Sobel NB, King WJ and Jensen EV (1984) Immunohistochemical studies of estrogen receptors. J Steroid Biochem 20:51–56
14. Guarda LA, Ordonez NG, Smith JL and Hanssen G (1982) Immunoperoxidase localization of factor VIII in angiosarcomas. Arch Pathol Lab Med 106:515–516
15. Gugliotta P, Botta G and Bussolati G (1981) Immunocytochemical detection of tumour markers in bone metastases from carcinoma of the breast. Histochem J 13:953–959
16. Heyderman E, Steele K and Ormerod MG (1979) A new antigen on the epithelial membrane: its immunoperoxidase localisation in normal and neoplastic tissue. J Clin Pathol 32:35–39
17. Imam A, Taylor CR and Tökés ZA (1984) Immunohistochemical study of the expression of milk fat globule membrane glykoprotein 70. Cancer Res 44:2016–2022
18. King RJB, Coffer IA and Lewisk (1984) Studies with monoclonal-antibody raised against partially purified estradiol-receptor from human myometrium (Abstract). J Steroid Biochem 20:1626
19. King WJ, De Sombre ER, Jensen EV and Greene GL (1985) Comparison of immunocytochemical and steroid binding assays for strogen-receptor in human breast tumors. Cancer Res 45:293–304
20. Klein PJ, Vierbuchen M, Schulz DK, Würz H, Citoler P, Uhlenbruck G, Ortman M and Fischer R (1981) Hormonabhängige Lectin-Bindungsstellen. II-Lectin-Rezeptoren als Indikator einer Hormonsensibilität von Mammakarzinomen. In: Uhlenbruck G, Winzer G (Eds). Symposion Carcinoembryonales Antigen (CEA) und andere Tumormarker. Tumor Diagnostik, Leonberg
21. McGurrin J, Doria MI, Runyon-Hass A, Stein H and Franklin WA (1985) Demonstration of a proliferating cell antigen in breast carcinoma by immunohistochemistry using the monoclonal antibody Ki-67 (Abstract). 74th annual meeting of the international Academy of pathology (United States-Canadian Division). Lab Invest 52(1):42a
22. Moll R, Franke WW, Schiller D, Geiger B and Krepler R (1982) The catalog of human cytokeratins: patterns of expression in normal epithelia, tumors and cultured cells. Cell 31:11–24
23. Moll R and Franke WW (im Druck) Cytochemical cell typing of metastatic tumors according to their cytoskeletal proteins. Metastases Conference NIH, March 1985 Proceedings
24. Nagle RB, MacDaniel M, Clark VA and Payne CM (1983) The use of antikeratin antibodies in the diagnosis of human neoplasms. Am J Clin Pathol 79:458–466
25. Papsidero D, Croghan GA, O'Connell MJ, Valenzuela LA, Nemoto T, Ming Chu T (1983) Monoclonal antibodies (F 36/22 and M 7/105) to human breast carcinoma. Cancer Res 43:1741–1747
26. Remberger K and Nerlin A (1985) Diagnostischer Wert der Darstellung von Basalmembranproteinen in benignen und malignen Mammaveränderungen. Dtsch Ges Pathol 69. Tagung
27. Schauer A and Altmannsberger M (1983) Pathologie maligner Weichgewebstumoren. Chirurg 54:629–638
28. Schauer A and Altmannsberger M (1984) Pathologie der Weichgewebstumoren. Verh Dtsch Krebsgesellschaft 5:733–745
29. Schauer A, Bergholz M and Brehler R (im Druck) Welchen Beitrag kann der Pathologe zur Verbesserung von Diagnostik und Therapie des Mammakarzinoms leisten? Verh Dtsch Ges Inn Med 1985, J. F. Bergmann, München
30. Schürch W, Seemayer TA, Lagace R and Gabbiani G (1984) The intermediate filament cytoskeleoton of myofibroblasts: an immunofluorescence and ultrastructural study. Virchows Arch (A) 403:323–336
31. Seitz CR, Fischer K, Stegner HE and Poschmann A (1984) Detection of metastatic breast carcinoma cells by immunofluorescent demonstration of Thomsen-Friedenreich-Antigen. Cancer 54:830–836
32. Sidky K and Walker RA (1984) β2-microglobulin in non-malignant and malignant human breast: a feature of differentiation. J Pathol 142:135–140
33. Thompson CH, Jones SL, Whitehead RH, McKenzie FC (1983) A human breast tissue-associated antigen detected by a monoclonal antibody. J N C I 80:409–419
34. Tobon H, Salazar H (1977) Tubular carcinoma of the breast. Clinical histological and ultrastructural observations. Arch Pathol Lab Med 101:310–316
35. Wells CA, Heryet A, Brochier J, Gatter KC and Mason DY (1984) The immunocytochemical detection of axillary micrometastases in breast cancer. Br J Cancer 50:193–197

Prolaktin und Prolaktinhemmer beim Mammakarzinom

W. Holtkamp

Durch die bislang bekannten Hormontherapien lassen sich bei unselektionierten Mammakarzinom-(MC-)Patientinnen in etwa einem Drittel der Fälle Remissionen erzielen, wobei der Therapieerfolg weniger von der Art des gewählten Medikaments, als von der individuellen Tumorbiologie bestimmt wird. Die Abb. 1 zeigt die durch endokrine Behandlungsverfahren erreichbaren Remissionsraten bei unselektionierten MC-Patientinnen. Bei vergleichbarem Ansprechen werden mit keiner Hormontherapie Remissionsraten über 40% erzielt. Der eigentliche Durchbruch der endokrinen Therapie in den letzten Jahren ist daher weniger der Entwicklung neuer Pharmaka, als dem breiten Einsatz von Verfahren zur Selektion hormonsensibler MC – in erster Linie den Hormonrezeptorassays – zuzuschreiben. Die ähnlichen Ansprechraten dieser endokrinen Behandlungen erklären sich durch ihren identischen Angriffspunkt: Alle derzeit in der Therapie des MC eingesetzten Hormontherapien erzielen ihre Hauptwirkung durch einen steroidrezeptorvermittelten Effekt in der Tumorzelle oder durch Interaktion mit dem Steroidstoffwechsel des Wirtsorganismus.

Die Substanzklasse der Steroidhormone stellt jedoch nur einen Teil des hormonellen Environments, in dem MC eingebunden sind, dar (Abb. 2). Eine Reihe von Proteohormonen – wie Prolaktin (PRL), Wachstumshormon, 52 K Protein, Insulin oder Epidermal growth faktor – sind ebenfalls in der Lage, Stoffwechselfunktionen oder Mitoserate von MC zu beeinflussen [3].

In der Gruppe der auf das MC einwirkenden Proteohormone hat das Hypophysenvorderlappenhormon PRL ein besonderes Interesse gefunden, was an dem sprung-

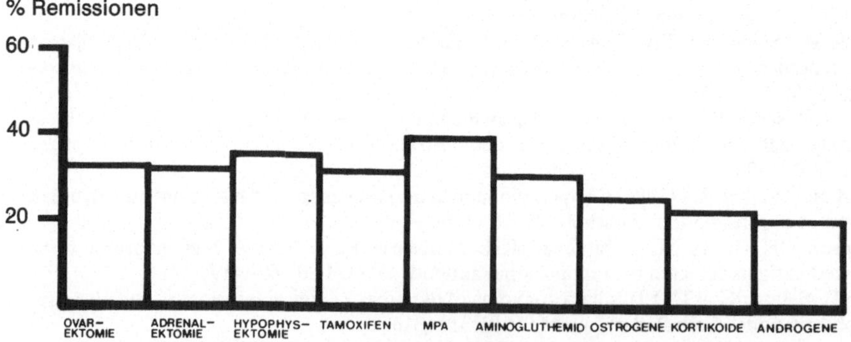

Abb. 1. Objektive Remissionen bei unselektionierten Mammakarzinom-Patientinnen

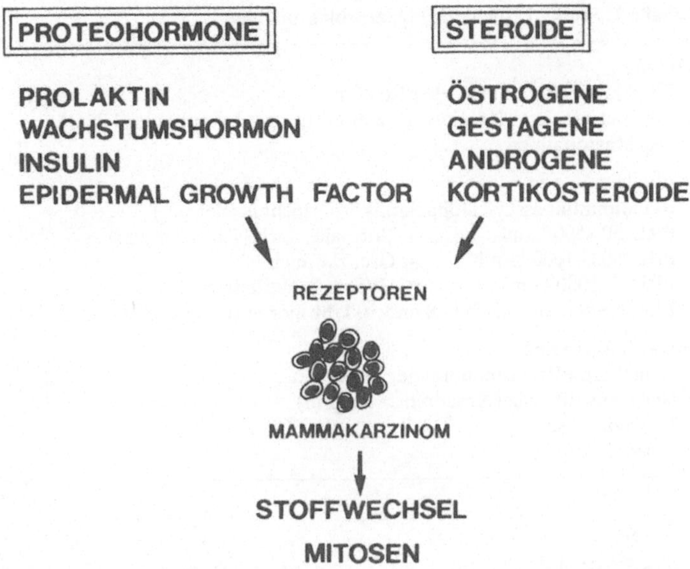

Abb. 2. Auf Mammakarzinome einwirkende hormonelle Faktoren

haften Ansteigen der jährlichen Publikationsfrequenz zum Thema PRL beim MC
erkennbar ist (Abb. 3). In der normalen Mamma übt PRL über einen membranstän-
digen Rezeptor eine permissive Wirkung auf die Proliferation von Lobulär- und
Alveolaranlagen aus und ist für die Laktogenese der Brustdrüse erforderlich. Seit
1974 ist bekannt, daß eine Hyperprolaktinämie (HYPRL) bei Versuchstieren MC
induziert und eine mitogene Wirkung auf bereits bestehende Brustdrüsentumore
ausübt. Diese Beobachtung hat wieder aktuelles Interesse gefunden, seitdem bei

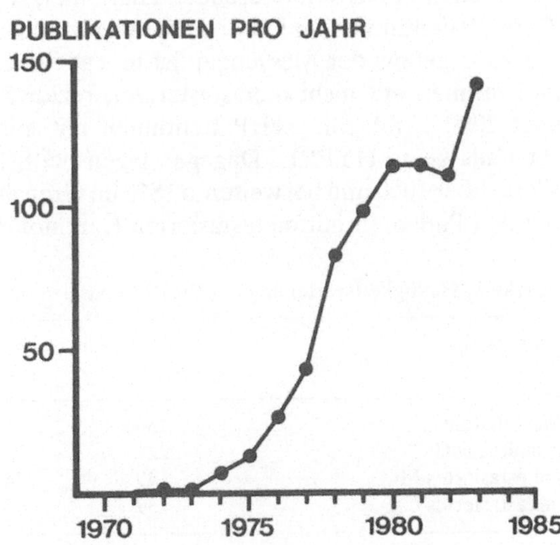

Abb. 3. Zahl der jährlichen
Veröffentlichungen über Prolaktin
beim Mammakarzinom

Tabelle 1. Studie I: Inzidenz Hyperprolaktinämie

Patienten
  370 Mammakarzinome aller Stadien
  139 metastasierte Karzinome (Kolon, Lunge, Lymphome, HNO)
  150 Mastopathien

Methode
  Radioimmunoassay (Doppelantikörpertechnik, Serono)
  PRL 50–500 U/ml   = Normalbereich (1,6–16 ng/ml)
  PRL 500–1000 U/ml   = Grenzbereich
  PRL > 1000 U/ml   = Hyperprolaktinämie
  Blutentnahmen zwischen 8 und 10 Uhr morgens

Ausschlußkriterien
  Einnahme PRL-stimulierender Pharmaka
  Niereninsuffizienz (Kreatinin > 3 mg/dl)
  Leberzirrhose
  Gravidität

einem Teil der an einem MC erkrankten Patientinnen erhöhte PRL-Spiegel nachgewiesen wurden.

Wir haben daher seit einigen Jahren systematisch damit begonnen, PRL-Spiegel von MC-Patientinnen im Krankheitsverlauf zu messen [2]. Die erste Frage war, wie häufig HYPRL bei Patienten mit metastasiertem MC im Vergleich zu Kontrollgruppen vorkommen. Bei 370 MC-Patientinnen, 139 Patientinnen mit metastasierten Karzinomen anderer Histologie und 150 Patientinnen mit gutartigen Brusttumoren wurde der morgendliche PRL-Basalwert gemessen (Tabelle 1). Die Bestimmungen erfolgten mit einem kommerziellen Radioimmunoassay in Doppelantikörpertechnik. Der Normalbereich für Frauen beträgt 50–500 U/ml (1,6–16 ng/ml). Werte zwischen 500 und 1000 U/ml liegen im Grenzbereich; eine HYPRL wurde ab PRL-Werten über 1000 U/ml definiert. Von dieser und allen folgenden Studien ausgeschlossen wurden Patienten mit PRL-stimulierenden Pharmaka, Niereninsuffizienz und Leberzirrhose. Keine Patientin war im Untersuchungszeitraum schwanger.

Das Ergebnis der Messungen ist in Tabelle 2 dargestellt. Keine einzige von 221 Patientinnen mit nicht metastasiertem, rezidivfreiem MC wies einen PRL-Spiegel über 1000 U/ml auf. Bei Patientinnen mit gutartigen Brusttumoren fanden sich ebenfalls keine HYPRL. Dagegen lagen bei 8% der metastasierten MC die PRL-Werte über 1000 und bei weiteren 18% im Grenzbereich zwischen 500 und 1000 U/ml. Bei den Patienten mit metastasierten Karzinomen anderer Histologie wurde nur in

Tabelle 2. Häufigkeitsverteilung der Prolaktinbasalwerte

Erkrankung	Patienten n	< 500 %	500–1000 %	> 1000 %
Mastopathie	150	91	9	0
primäres MC	221	93	7	0
metastasiertes MC	149	74	18	8
metastasiertes CA	139	93	6	1

Tabelle 3. Studie II: Hyperprolaktinämie und Krankheitsaktivität

- 149 metastasierte Mammakarzinome
- PRL-Messungen bei jeder ambulanten oder stat. Kontrolle
- Beobachtungszeitraum 3–51 Monate (Median 20 mo.)
- Abstand zwischen den Messungen 1–6 Monate ($\bar{x}$ 2 mo.)
- Insgesamt 1690 PRL-Messungen ($\bar{x}$ 11 Messungen pro Patient)
- Beurteilung der Krankheitsaktivität nach Hayward, Cancer 39.1289 (1977)
- Methode, Ausschlußkriterien wie Studie I

einem Fall eine HYPRL gemessen. Bei den MC-Patienten wurden HYPRL also ausschließlich im Stadium der Metastasierung beobachtet.

Es lag daher nahe zu untersuchen, ob auch innerhalb der Gruppe der metastasierten MC die Höhe der PRL-Spiegel mit der Krankheitsaktivität korreliert. Die wurde in einer weiteren Longitudinalstudie geprüft (Tabelle 3). In die Studie aufgenommen wurden 149 Patientinnen mit metastasiertem MC, bei denen in einem mittleren Beobachtungszeitraum von 20 Monaten bei jedem ambulanten oder stationären Untersuchungstermin der PRL-Basalwert gemessen wurde. Insgesamt wurden bei diesem Kollektiv 1690 PRL-Bestimmungen durchgeführt, im Mittel 11 Messungen pro Patient. Die Beurteilung der Krankheitsaktivität erfolgte nach den Hayward-Kriterien. In der Abb. 4 ist auf der linken Seite die Häufigkeitsverteilung der 1690 PRL-Werte bei diesen Patienten aufgetragen. In einem knappen Drittel der Bestimmungen fanden sich PRL-Werte über 500 U/ml. Auf der rechten Seite ist – dazu entsprechend – die Krankheitsaktivität zum Zeitpunkt der Messung, ausgedrückt in Progression, Remission oder No Change dargestellt. Der prozentuale Anteil von Patientinnen mit metastasiertem MC in Progression nimmt mit der Höhe der gemessenen PRL-Spiegel zu, der Anteil von Patientinnen in Remission dagegen ab.

In Tabelle 4 wurden die PRL-Werte dem Normalbereich, Grenz- und hyperprolaktinämischen Bereich zugeordnet. Insgesamt wurde 142 mal ein PRL-Spiegel über 1000 U/ml gemessen. Auch in dieser Darstellug ist gut zu erkennen, daß HYPRL fast

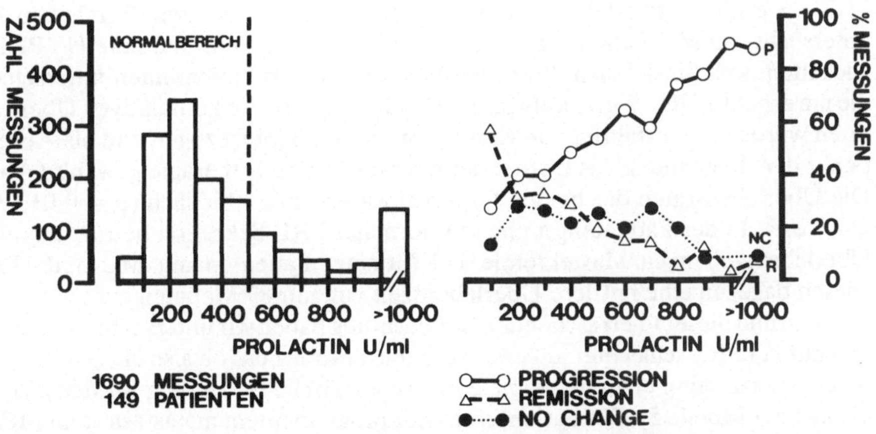

Abb. 4. Häufigkeitsverteilung der Prolaktinwerte (links) und deren Beziehung zur Krankheitsaktivität (rechts)

Tabelle 4. Prolaktin und Krankheitsaktivität beim metastasierten Mammakarzinom. P = Progression, NC = No Change, R = Remission

PRL (U/ml)		P	NC	R
< 500 (n = 1248)	%	47	27	26
500–1000 (n = 300)	%	72	19	9
> 1000 (n = 142)	%	88	5	7

Prädiktiver Wert des positiven Resultats
(PRL > 1000 U/ml = Tumorprogression)
88%

Prädiktiver Wert des negativen Resultats
(PRL < 1000 U/ml = No Change, Remission)
48%

nur bei Patientinnen in Tumorprogression nachgewiesen wurden. Der prädiktive Wert des positiven Resultats, also die Wahrscheinlichkeit, daß bei einer HYPRL über 1000 U/ml eine Tumorprogression vorliegt, errechnete sich mit 88%. Der prädiktive Wert des negativen Resultats (Segreganz) lag dagegen nur bei 48%. In der Praxis bedeutet dies, daß ein normaler PRL-Spiegel bei einer Patientin mit metastasiertem MC eine Progression der Erkrankung nicht ausschließt; liegt jedoch ein PRL-Wert über 1000 U/ml vor, geht dies mit sehr hoher Wahrscheinlichkeit – nämlich 88% – mit einer Tumorprogression einher.

Damit ist die HYPRL beim MC also ein in der Klinik brauchbarer Indikator der Tumorprogression.

Eine weitere Frage, die aus diesen Ergebnissen resultierte, war, ob den erhöhten PRL-Spiegeln lediglich eine Markerfunktion zukommt, oder ob auch menschliche MC – wie im Tiermodell – durch HYPRL stimuliert werden. Wir haben daher untersucht, ob MC-Patientinnen, die im Beobachtungszeitraum eine HYPRL entwickelten, sich hinsichtlich ihrer Überlebensraten von Patientinnen unterschieden, die nie erhöhte PRL-Werte aufwiesen. Für die Analyse der kumulativen Überlebensraten wurde das Verfahren von Kaplan und Meier herangezogen und als Ausgangspunkt der Berechnung das Datum der operativen Primärtherapie gewählt (Abb. 5). Die Überlebensraten der beiden Gruppen waren unterschiedlich (p = 0,01, Wilcoxon-Test). In der Patientengruppe mit normaler PRL-Sekretion betrug die mittlere Überlebenszeit nach Mastektomie 154 Monate. Patienten mit MC und HYPRL wiesen dagegen eine mittlere Überlebenszeit von nur 89 Monaten auf.

Aufgrund dieser überraschenden Beobachtung haben wir untersucht, ob Patientinnen mit HYPRL schlechter auf eine Therapie ansprechen, ob also ein erhöhter PRL-Spiegel vor Beginn einer Therapie eine prognostische Bedeutung für den Therapieerfolg hat (Tabelle 5). Bei Patientinnen mit progredientem metastasiertem MC ohne chemotherapeutische Vortherapie wurde retrospektiv geprüft, ob der prätherapeutische PRL-Wert mit dem Therapieerfolg korreliert war. Vor Beginn der ersten

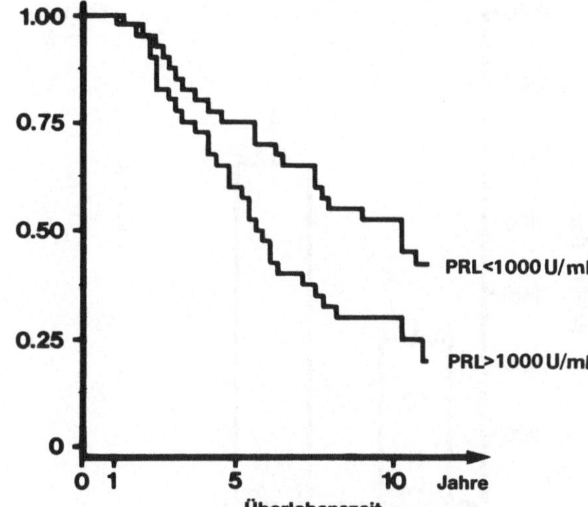

Abb. 5. Kumulative Überlebensraten bei 149 Patienten mit metastasiertem Mammakarzinom nach Mastektomie (= 0). Die Gruppen sind signifikant verschieden (p = 0,01, Wilcoxon)

Chemotherapie wurde der PRL-Basalwert gemessen. Die Beurteilung des Therapieerfolgs erfolgte nach frühestens 3 Zyklen. Die Abb. 6 zeigt die PRL-Spiegel vor Beginn der Therapie. 19 von 63 Patientinnen sprachen auf die Chemotherapie nicht an. Die PRL-Basalspiegel lagen bei diesen Patientinnen signifikant (p = 0,01) über den Werten bei Therapierespondern. Diese Ergebnisse wurden vor kurzem von einer englischen Arbeitsgruppe um Jeffcoate bestätigt [1] (Abb. 7). Auch in dieser prospektiven Studie wiesen Patientinnen mit einem erhöhten PRL-Wert vor Therapiebeginn eine kürzere Überlebenszeit auf als Patientinnen mit normalen PRL-Spiegeln.

Erhöhten PRL-Spiegeln kommt bei Patienten mit metastasiertem MC also neben einer Markerfunktion auch eine prognostische Bedeutung für Therapieerfolg und Überlebensrate zu. Ob die HYPRL ursächlich für die ungünstige Prognose verantwortlich ist, oder ob es sich um ein indirektes Symptom eines anderen pathogenetischen Mechanismus handelt, läßt sich nur in Therapiestudien durch Suppression des Serumprolaktins abklären. In Einzelfällen sollen durch medikamentöse PRL-Senkung Remissionen erzielt worden sein. In der Tabelle 6 sind die in der Literatur beschriebenen Fälle einer PRL-senkenden Monotherapie bei MC-Patientinnen zusammengefaßt. Von den insgesamt 188 publizierten Fällen wurden bei 26 Patientin-

Tabelle 5. Studie III: Hyperprolaktinämie und Therapieerfolg

- 62 progrediente metastasierte MC
- keine chemotherapeutische Vorhandlung
- PRL-Messung vor Beginn der ersten Chemotherapie (VAC, VAC+MPA, CMF)
- Beurteilung des Therapieeffekts nach frühestens 3 Zyklen
  Responder: CR, PR, NC   Non Responder: P   (Hayward-Kriterien)
- Methode, Ausschlußkriterien wie Studie I

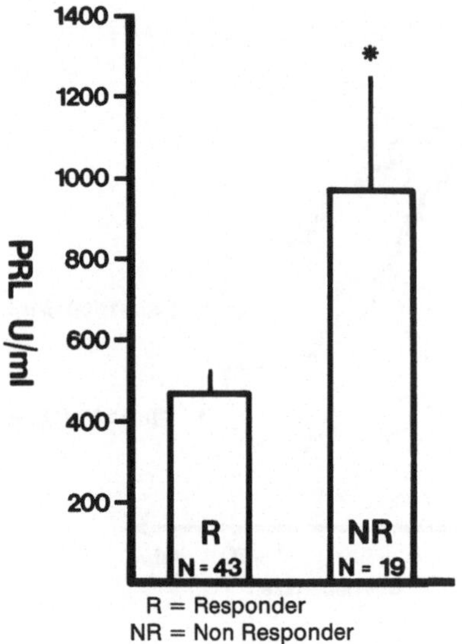

R = Responder
NR = Non Responder

Abb. 6. Prolaktinbasalwerte von
63 Mammakarzinompatientinnen vor
Beginn der ersten Chemotherapie

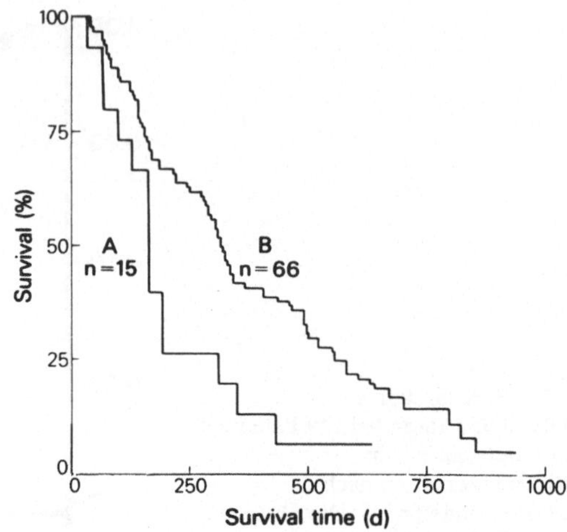

Abb. 7. Überlebensraten von 81 Patientinnen in
bezug auf den Prolaktinbasalwert vor Beginn
einer Hormontherapie. *A*. Prolaktin
$\geq$ 500 mIUl^{-1}, *B*. Prolaktin < 500 mIUl^{-1}. Die
beiden Kurven unterscheiden sich signifikant
(Logrank-Test, p = 0,006), [1]

nen Remissionen beschrieben. Die bisherigen Studien weisen jedoch mehrere
Nachteile auf:

- 106 der 188 Patienten wurden mit L-Dopa behandelt, einer Substanz mit sehr
  unzuverlässigem und nur kurz anhaltenden PRL-senkenden Effekt.
- In keiner Studie wurde der PRL-Rezeptorgehalt ermittelt und den meisten Fällen
  nicht einmal PRL-Messungen zur Objektivierung der PRL-Suppression durchgeführt.
- Es handelte sich um Monotherapien bei vorwiegend terminalen MC-Patientinnen.

Tabelle 6. PRL-Hemmer beim metastasierten MC – Monotherapien

n Pat	Med	Dosis/tg	Zahl der Remis-sionen	Autor	Datum
23	Cyclimid	2 g	1	Europ. Breast Ca. group	1972
40	L-Dopa	1,5 g	0	Europ. Breast Ca. group	1975
18	L-Dopa	2–3 g	2	Frantz et al.	1972
7	L-Dopa	1 g	2	Pearson et al.	1972
30	L-Dopa	1,5 g	10	Minton et al.	1973
4	L-Dopa	2 g	0	Ghosian et al.	1974
19	Bromocriptin	15 mg	0	Europ. Breast Ca. group	1972
10	Bromocriptin	?	2	Schulz et al.	1973
24	Bromocriptin	7,5 mg	1	Barett et al.	1976
6	Bromocriptin	?	5	Hobbs et al.	1974
188			26 (14%)		

Tabelle 7. Studie IV: Metergolin beim hyperprolaktinämischen MC

- 16 hyperprolaktinämische metastasierte MC
- Metergolin 3 × 4 mg/die/per os über 30 Tage
  Tag 1–3:   1 × 4 mg
  Tag 4–6:   2 × 4 mg
  ab Tag 7:   3 × 4 mg
- Messungen des PRL-Basalspiegels an Tag 0, 4, 7, 15, 22, 29 und 1–4 Wochen nach Absetzen
- 24-h-PRL-Profile vor und unter 3 × 4 mg Metergolin/tg
- Methode, Ausschlußkriterien wie Studie I

Seit der Entwicklung von Dopaminagonisten aus der Gruppe der Ergotalkaloide stehen hochwirksame Substanzen zur sicheren und langanhaltenden medikamentösen PRL-Suppression zur Verfügung. Wir haben an 16 hyperprolaktinämischen MC-Patientinnen Effekt und Verträglichkeit von Metergolin – einem neueren Dopaminagonist – getestet (Tabelle 7). Die Patientinnen, die bereits mehrfach durch erhöhte mogendliche PRL-Basalspiegel aufgefallen waren, wurden über einen Zeitraum von 4 Wochen einschleichend mit 3 × 4 mg Metergolin/tg behandelt. Bei allen Patientinnen, die über 30 Tage behandelt wurden, ließen sich die prätherapeutisch erhöhten PRL-Werte nach Erreichen der vollen Dosis von 12 mg/tg in den Normbereich absenken (Abb. 8). Nach Absetzen stiegen die PRL-Spiegel erneut an.

In Abb. 9 sind die 24-h-Hormonprofile von Patienten vor und während Metergolintherapie mit 3 × 4 mg/tg dargestellt. Vor Therapie fand sich ein durchgehend erhöhter PRL-Spiegel bei noch erhaltender Tag-Nacht-Rhythmik. Unter der Therapie mit Metergolin wurden über den gesamten Zeitraum von 24 h normale PRL-Werte erreicht. Die Einnahme der letzten Dosis um 21 Uhr reichte aus, um den nächtlichen PRL-Anstieg vollständig zu supprimieren. Vorwiegend bei Therapiebeginn kam es bei einigen Patientinnen zu meist leichtem Schwindel und Übelkeit, der in der

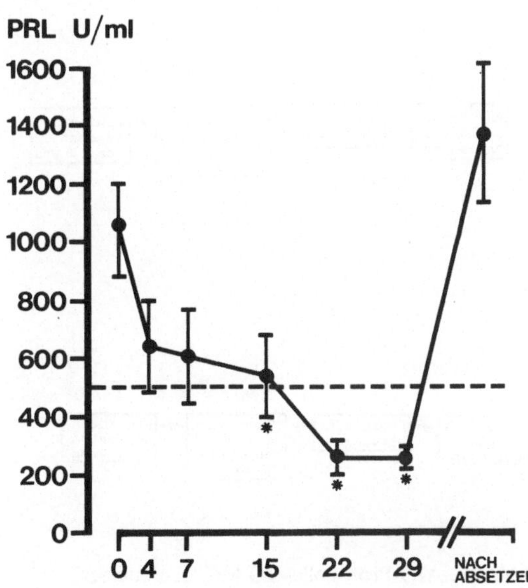

Abb. 8. Prolaktinspiegel unter Metergolintherapie

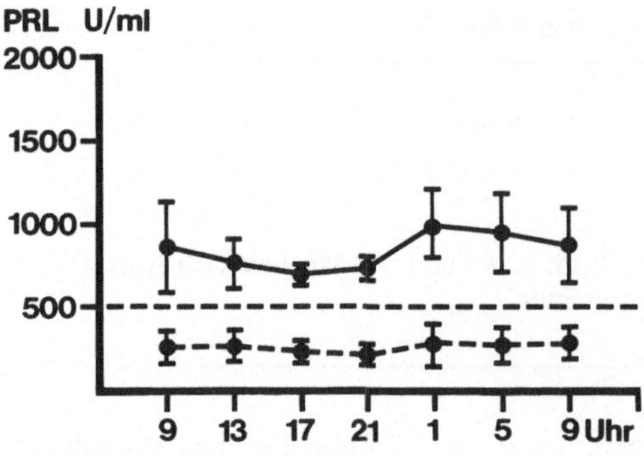

Abb. 9. 24-h-Prolaktin-Profil vor (●——●) und wähend (●–––●) Metergolintherapie (12 mg/die)

überwiegenden Zahl trotz Dosissteigerung reversibel war. Schwerwiegendere Nebenwirkungen wurden unter der Dosierung von 3 × 4 mg Metergolin/tg nicht beobachtet (Tabelle 8).

Aufgrund der erfolgreichen PRL supprimierenden Eigenschaften und recht guten Verträglichkeit der Substanz bei MC-Patientinnen haben wir 2 AIO-Studien konzipiert, um den Effekt einer PRL-Suppression bei Patienten mit progredientem, metastasierten MC zu überprüfen (Abb. 10). In diesen beiden Studien soll geklärt werden, ob eine zusätzlich PRL-Suppression Remissionsraten und Dauer anderer Hormontherapien verbessern kann. Es handelt sich um 2 prospektiv randomisierte Phase-III-Studien mit 2 Therapiearmen. Für die Studien qualifizieren postmenopausale MC guter Prognose, die erstmals mit Tamoxifen (Studie I) oder Medroxyprogesteronacetat (Studie II) behandelt werden sollen. Es werden Remissionsraten und -dauer einer Therapie mit 30 mg Tamoxifen (Arm A) mit der Kombinationstherapie 30 mg Tamoxifen + 12 mg Metergolin (Arm B) verglichen. In der Parallelstudie wird entsprechend die Monotherapie 1000 mg MPA gegen die Kombination 1000 mg MPA + 12 mg Metergolin geprüft.

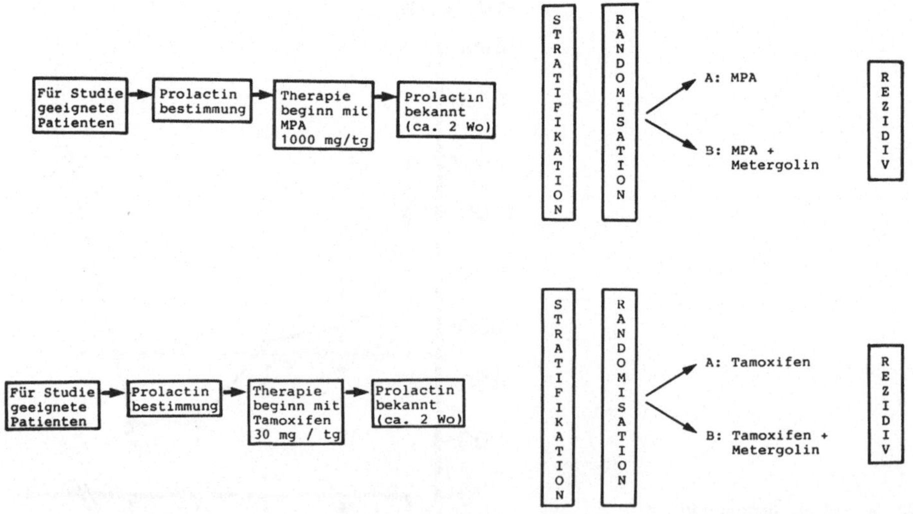

Abb. 10. AIO-Protokolle GÖ MC 85/4 und 85/2

Tabelle 8. Nebenwirkungen unter 3 × 4 mg Metergolin/tg

Nebenwirkung	vorübergehend	dauernd
Schwindel	3	1
Übelkeit	3	1
Schlafstörungen	1	—
Müdigkeit	1	—
Durchfall	1	—
Mundtrockenheit	1	—

Zusammenfassung

- Im Stadium der Metastasierung treten bei einem Teil der MC-Patienten Hyperprolaktinämien auf.
- Die Hyperprolaktinämie ist ein in der klinischen Praxis brauchbarer Indikator der Tumorprogression.
- Die Hyperprolaktinämie ist ein neuer Prognosefaktor bei MC; sie ist korreliert mit kürzerer Überlebenszeit ab Mastektomie und Therapieresistenz.
- Mit Dopaminagonisten ist eine PRL-Suppression bei hyperprolaktinämischen MC-Patientinnen über 24 h möglich.
- Ob eine PRL-Suppression den Erfolg von Hormontherapien verbessern kann, soll in den AIO-Protokollen GÖ MC 85/2 und GÖ MC 85/4 abgeklärt werden.

Literatur

1. Dowsett M, McGarrick GE, Harris AL, Coombes RC, Smith IE, Jeffcoate SL (1983) Prognostic significance of serum prolactin levels in advanced breast cancer. Brit J Cancer 47:763
2. Holtkamp W, Nagel GA, Wander HE, Rauschecker HF (1984) Hyperprolactinemia is an indicator of progressive disease and poor prognosis in advanced breast cancer. Int J Cancer 34:323
3. Simon W, Albrecht M, Trams G, Dietel M, Hölzel F (1984) In vitro growth promotion of human mammary cells. JNCI 72:313

Onkogene und Mammakarzinome

S. Kozma, N. E. Hynes, K. Buser, R. Jaggi, B. Groner

Einleitung

Die Fortschritte, die durch die Anwendung molekularbiologischer, virologischer und zellbiologischer Methoden in der Krebsforschung während der letzten Jahre erzielt wurden, weisen immer eindeutiger darauf hin, daß Krebs seine Ursache in der Mutation zellulärer Gene hat. Die genetischen Veränderungen aufzuklären, die der Krebsentstehung zugrunde liegen, die verantwortlichen Gene zu identifizieren und zu charakterisieren sind die Aufgaben, die sich die Onkogenforschung gestellt hat [24]. Der eigentliche Fortschritt, der schon erzielt wurde, besteht darin, daß der ungeheuer komplexe Phänotyp der transformierten Zellen auf die Aktivität individueller Gene und Genprodukte zurückgeführt werden konnte. Diese Gene, die die Hierarchie der Merkmale der transformierten Zellen beherrschen, also die zelluläre Genaktivität in Richtung Transformation drängen können, werden als Onkogene bezeichnet [1]. Die molekulare Klonierung und Aufschluß über die Wirkungsweise der Onkogenprodukte berechtigt zur Hoffnung, daß der Mechanismus der zellulären Transformation verstanden werden kann, ohne daß die Analyse jedes einzelnen beteiligten zellulären Gens vorausgesetzt werden muß [25].

Virale und zelluläre Onkogene

Unsere Einsichten über Onkogene gehen auf die Studien der onkogenen Viren zurück. Eine ganze Reihe von Viren können nach der Infektion von Kulturzellen zur Transformation führen oder sie können nach Injektion in Tiere in diesen Tumoren auslösen. Die Aufschlüsselung, der von den Viren (besonders den RNA-Tumorviren) kodierten Gene und Genprodukte, ließ die interessante Unterscheidung zu zwischen Funktionen, die für die virale Replikation notwendig sind und solchen, die für die Transformation verantwortlich sind. Die Transformation ist in vielen Fällen unabhängig von viraler Vermehrung und lediglich eine Funktion der Expression eines individuellen viral kodierten Gens. Aus vielen Tieren wurden bisher Retroviren isoliert und analysiert, die die Fähigkeit haben, viele verschiedene Arten von Tumoren auszulösen [2].

Wir kennen etwa 20 retrovirale Onkogene und sowohl ihre Zahl als auch ihre Verschiedenheit stellen immer noch große Hindernisse auf dem Weg zum biochemischen Verständnis ihrer Wirkungsweise dar. Ihre zelluläre Lokalisation legt schon nahe, daß die Wirkungsweise unterschiedlich ist: Kernproteine, zytoplasmatische Proteine und membrangebundene Proteine wurden gefunden, ebenso enzymatische

Funktionen und Eigenschaften der Signalübertragung von Wachstumsfaktoren. Keine Korrelation zwischen diesen Parametern und der Spezifität der ausgelösten Tumoren ließ sich bisher bestimmen.

Eine wichtige Erkenntnis jedoch erbrachte die Strukturanalyse der viralen Onkogene. Der Vergleich der DNA-Sequenz der viralen Onkogene mit zellulären DNA-Sequenzen höherer Säugerzellen ergab, daß alle viralen Onkogene „homologe" Sequenzen im Säugergenom aufweisen. Diese zellulären Gene sind jedoch den viralen lediglich homolog, nicht aber identisch. Multiple Veränderung unterscheiden die zellulären Protoonkogene von ihren viralen Verwandten. Die Hypothese, daß diese zellulären Protoonkogene die Vorläufer der viralen Onkogene sind, hat sich weitgehend bestätigen lassen. Die Mechanismen der Transduktion (Einführung der zellulären Information in das retrovirale Genom) liefern eine Reihe von Erklärungen, wie aus den Protoonkogenen, virale Onkogene werden können.

Die erfolglose Suche nach Viren in vielen menschlichen Tumoren und die Unfähigkeit der Protoonkogene Zellen zu transformieren, ließ die Vermutung aufkommen, daß Protoonkogene in virusunabhängiger Art und Weise aktiviert werden können. Diese Aktivierung kann zu einem den viralen Onkogenen funktionell äquivalenten zellulären Onkogen führen. Protoonkogene können also entweder durch Aufnahme in retrovirale Strukturen transformierende Funktion annehmen oder durch Mutationen zu zellulären Onkogenen aktiviert werden.

Beschreibung zellulärer Onkogene

Welche Möglichkeiten bestehen, diese zellulären Onkogene zu entdecken und zu beschreiben? Zwei Strategien, die es erlauben, auf molekularer Ebene Veränderungen zu definieren, die für den Übergang von Protoonkogenen zu zellulären Onkogenen verantwortlich sind, sind bisher mit Erfolg angewandt worden. Die erste Strategie beruht auf einem funktionellen Test, d. h. der Fähigkeit eines Onkogens dominanterweise den Phänotyp von kultivierten Fibroblastenzellen (NIH/3T3) zu verändern. Die Einführung gewisser Onkogene durch DNA-vermittelten Gentransfer (Transfektion) in NIH/3T3-Zellen mit normalem Phänotyp, resultiert in der malignen Transformation dieser Zellen, die durch Focusformation von den nicht transformierten Zellen makroskopisch unterscheidbar sind [6, 25]. Durch diese Vorgehensweise wurden dominant transformierende Onkogene in etwa 20% der getesteten Tumor-DNAs lokalisiert [19]. Die molekulare Klonierung dieser Onkogene, die durch die Unterscheidung transfizierter menschlicher DNA auf dem Untergrund des Mausgenomes möglich wurde, hat Aufschluß über einen möglichen Aktivierungsmechanismus gegeben. Die Mehrzahl der auf diese Art und Weise gefundenen Onkogene sind Mitglieder der ras Genfamilie und zeichnen sich durch Mutationen an spezifischen Stellen des kodierten Proteins aus [5, 23]. Die zweite Strategie, die zur Auffindung und zur Beschreibung von Onkogenaktivierungsmechanismen führte, beruht auf dem Einsatz molekularer Proben der viralen Onkogene. Der Vergleich von zellulären Homologen der viralen Onkogene in normalen und Tumorzellen hat gezeigt, daß diese Gene an den Bruchstellen chromosomaler Translokationen liegen können [14], daß sie in amplifizierte Chromosomenabschnitten in mehreren Kopien vorhanden sein können [21], oder daß sie durch Insertionsmutationen in ihrer Expression beeinflußt werden [11]. Zahlreiche Möglichkeiten für Mutationen wurden so entdeckt, deren einzig gemeinsames Merkmal die Veränderung des Protoonkogens – in Struktur oder Expressionskontrolle – darstellt.

Spezifität von Onkogenen

Die Nutzung der Transfektion von Tumor-DNA in normale Fibroblastenzellen hat vorläufige Einsichten in die Häufigkeit gebracht, mit der individuelle Onkogene an bestimmten Tumoren beteiligt sind. So wurde gefunden, daß 30 bis 50% der Darm- und Lungenkarzinome aktivierte K-ras Gene enthalten [7, 19]; aktivierte N-ras Gene wurden in 50% der AML (akute myelogene Leukämie) Fälle gefunden [8], und c-myc Genamplifikation kann mit fortgeschrittenen Stadien des Kleinzellkarzinoms der Lunge korreliert werden [17]. N-myc Genamplifikation scheint ein Indikator für die Aggressivität von Neuroblastomen zu sein und die Progression des Tumors ist mit steigender N-myc Kopienzahl assoziiert [4]. Gibt es diese charakteristischen Onkogenaktivierungen auch in menschlichen Brusttumoren? Welche Onkogene sind bisher in diesen Tumoren entdeckt worden? Die Antwort auf diese Frage fällt eher preliminär aus. Die menschliche MCF7-Brusttumor-Zellinie enthält mehrere Kopien des N-ras Gens [9]. C-myc und C-erbB Amplifikation wurde in zwei verschiedenen Brustzellinien (MDA-Serie) gefunden [10, 16]
Die Karzinomsarkomlinie HS578T enthält ein aktiviertes H-ras Gen [15] und die Induktion von Brusttumoren in Ratten durch N-nitroso-N-methyl-Harnstoff ist reproduzierbar mit der Aktivierung des H-ras Gens assoziiert [28]. Weitergehende Studien jedoch, die der Entdeckung von aktivierten Onkogenen in primären menschlichen Brusttumorzellen und in etablierten Zellinien dienen sollten, blieben erfolglos [15]. Etwa 20 verschiedene Tumor-DNAs wurden im NIH/3T3-Transfektionstest eingesetzt, ohne zur morphologischen Veränderung der transfizierten Zellen Anlaß zu geben. Die Beobachtung, daß die Mehrzahl der getesteten menschlichen Brusttumoren keine Gene enthalten, die NIH/3T3-Zellen morphologisch transformieren können, läßt sich als Argument gegen die Anwesenheit von aktivierten ras-Genen in diesen Tumoren verwenden. Obwohl ras-Gene an der Brusttumorformation beteiligt sein können, wie das Beispiel der chemisch induzierten Rattentumore beweist [28], spielen sie in menschlichen Brusttumoren wahrscheinlich eine untergeordnete Rolle. Da die aktivierten ras-Gene am ehesten im NIH/3T3-Transfektionstest identifiziert werden können, liegt es nahe, alternative Methoden zur Untersuchung von Brusttumor-DNA auf aktivierte Onkogene auszuprobieren.

Onkogene in menschlichen Brusttumoren

Die Strategie der Entdeckung von Onkogenen, die auf ihrer Homologie mit v-onc Genen basiert, wurde auch bei menschlichen Brusttumoren erfolgreich angewandt. So wurde durch Sequenzhomologie mit dem viralen erbB-Gen ein neues Onkogen der Tyrosinkinase-Familie entdeckt, das in menschlicher Brustkarzinom-DNA amplifiziert ist [13]. Dieses Gen teilt Basensequenzhomologie mit dem menschlichen EGF-Rezeptoren [20], ist mit diesem aber nicht identisch. In Analogie zu nicht

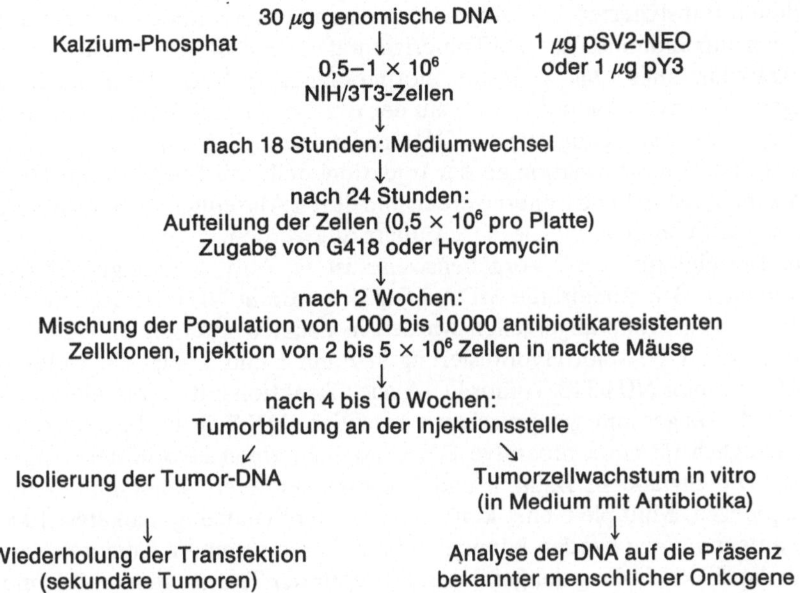

Abb. 1. Auffinden von Onkogenen in Brusttumor-DNA

aktivierten, jedoch amplifizierten ras-Genen, könnte dieses Gen durch Überexpression an der Transformation teilhaben, selbst aber nicht strukturell verändert sein und daher nicht positiv im NIH/3T3-Test.

Auch die Strategie, die auf der Vermittlung des tumorigenen Phänotyps nach DNA-Transfektion beruht, wurde erfolgreich eingesetzt [9]. Es war jedoch notwendig, diese Prozedur qualitativ stark zu verbessern, um Onkogene funktionell sichtbar zu machen, die im klassischen NIH/3T3-Test nicht erkennbar waren. Die verbesserte Prozedur und die Veränderungen gegenüber dem klassischen NIH/3T3-Test sind in Abb. 1 zusammengefaßt [12].

Die Transfektionsmethode geht zunächst von genomischer, menschlicher Tumor-DNA aus. Diese Tumor-DNA wird mit klonierter Marker-DNA gemischt. Die Marker-DNA kodiert für ein Antibiotikaresistenzgen, das dominanterweise Resistenz von eukaryotischen Zellen gegenüber G418 [22] oder Hygromycin [3] vermittelt. NIH/3T3-Zellen werden mit dem Gemisch von Tumor-DNA und Resistenzplasmid-DNA kotransfiziert [27] und antibiotikaresistente Zellklone werden selektioniert. Dieser Schritt unterscheidet zunächst nicht zwischen transformierten und normalen NIH/3T3-Zellen, sondern lediglich zwischen stabil transfizierten und nicht transfizierten Zellen. Diese Selektion ist deshalb wichtig, weil sie eine Bestimmung der Anzahl der transfizierten Zellklone zuläßt.

Soll nämlich das Genom der Tumor-DNA repräsentativ auf die Empfängerzellen verteilt werden, ist es notwendig, daß mindestens dreitausend individuell transfizierte NIH/3T3-Zellen vorhanden sind. Diese Zahl ergibt sich aus der Größe des menschlichen Genoms (etwa 3 × 10⁶ kb) und der Menge der durchschnittlich von einer transfizierten Zelle aufgenommenen DNA (etwa 1000 kb) [18]. Die zweite Aufgabe in dem Transfektionsschema besteht nun darin, aus der Population von etwa 3000 individuell transfizierten Zellklonen denjenigen herauszufinden, der ein aktiviertes Onkogen aufgenommen hat. Da Tumorigenität der Empfängerzelle als Kriterium für die Aktivität eines Onkogens die morphologischen Veränderungen in vitro an Stringenz übertrifft, kann die Auswahl der transformierten Zellen nackten Mäusen übertragen werden. Transfizierte, G418-resistente Zellen werden in nackte Mäuse injiziert und Tumorformation an der Injektionsstelle wird beobachtet. Die Tumor-DNA kann anschließend isoliert werden und durch Alusequenzhybridisierung auf die Anwesenheit von menschlicher DNA überprüft werden.

Ein Beispiel für diese Vorgehensweise ist in Abb. 2 gezeigt. DNA aus der menschlichen Brusttumorlinie MDA-MB231 wurde in NIH/3T3-Zellen transfiziert und tumorigene Empfängerzellen wurden in nackten Mäusen zu Tumoren ausgewachsen. Die DNA-blot-Hybridisierung in Bahn 1 und 2 zeigt ein Autoradiogram EcoRI verdauter NIH/3T3-Tumor DNA nach Reaktion mit ^{32}P markierter menschlicher DNA. Da gesamte genomischen menschliche DNA als Probe eingesetzt wurde, ist es lediglich für stark repetitive DNA möglich, einen Hybridisierungspartner zu finden. Die Signale in Bahn 1 und 2 korrespondieren daher mit menschlichen Alusequenzen. Multiple Gene, konsistent mit der Schätzung, daß etwa 1000 kb pro Zelle aufgenommen werden können, sind in diesen primären Tumoren vorhanden. Durch die Wiederholung der gesamten Prozedur der Transfektion und Tumorinduktion in Nacktmäusen mit dem Einsatz der in den primären Tumoren gewonnenen DNA läßt sich die Menge der menschlichen DNA in der DNA der sekundären NIH/

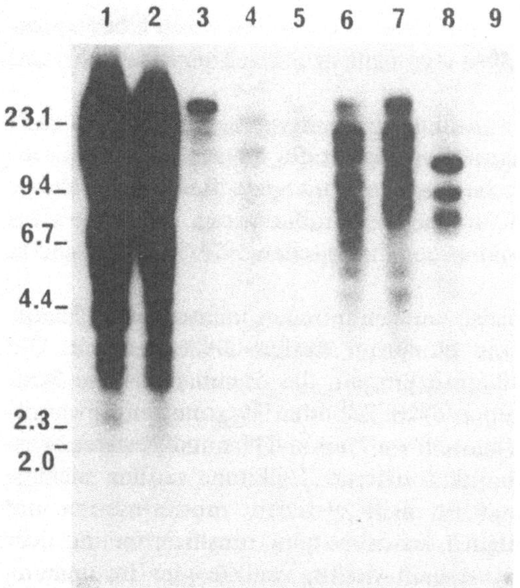

Abb. 2. DNA-blot-Analyse von NIH/3T3-Zell-DNA. NIH/3T3-Zellen werden mit Tumor-DNA aus MDA-MB-231-Zellen transfiziert und tumorigene Zellen in Nacktmäusen selektioniert wie es in Abb. 1 erklärt ist. Die primären Tumoren wurden extrahiert und die enthaltene DNA mit EcoRI verdaut. Die DNA wurde nach Gelelektrophorese und Filtertransfer mit radioaktiv markierter Gesamt-DNA aus menschlichen Zellen hybridisiert. Bahn 1 und 2 zeigt die Autoradiografie des Hybridisierungsmusters, die auf die Präsenz von menschlichen Alusequenzen in den transfizierten Mauszellen zurückzuführen ist. Nicht transfizierte Maus-DNA zeigt keine Hybridisierung (Bahn 9). Sekundäre Tumoren wurden durch Transfektion der NIH/3T3-MDA-MB231-Tumor-DNA auf NIH/3T3-Zellen gewonnen. Diese Tumoren enthalten eine reduzierte Menge menschlicher Alusequenzen (Bahn 3–5). DNA aus Brusttumormetastasen (HM347) wurde in gleicher Weise eingesetzt, wie es oben für die Tumorzelllinie MB231 beschrieben ist. Auch diese DNA vermittelt einen tumorigenen Phänotyp auf NIH/3T3-Zellen und die aufgenommenen Alusequenzen können durch Hybridisierung sichtbar gemacht werden (Bahn 6 und 7). Bahn 8 zeigt als Kontrolle die Übertragung eines menschlichen, aktivierten Onkogens (K-ras) auf NIH/3T3-Zellen, das mit spezifischen Alusequenzen assoziiert ist

3T3-Tumoren und die Komplexität des Aluhybridisierungsmusters deutlich verringern. Das ist in Abb. 2, Bahn 3, 4 und 5 gezeigt. Die sekundären Tumoren weisen ein einfaches Alumuster auf, das es erlaubt, sie zur molekularen Klonierung der menschlichen, aluhaltigen Sequenzen und damit des transformierenden Onkogens heranzuziehen.

Die Tumorigenität von NIH/3T3-Zellen kann auch durch primäre menschliche Tumor-DNA erzeugt werden. Abbildung 2, Bahn 6 und 7 sind Beispiele für NIH/3T3-Tumoren, die in nackten Mäusen wachsen nach der Transfektion mit primärer menschlicher Brusttumormetastasen-DNA. Auch aus diesen NIH/3T3-Zellen sollte es möglich sein, das für die Transformation verantwortliche menschliche Onkogen zu isolieren. Nicht transfizierte NIH/3T3-Zellen zeigen keine Hybridisierung mit menschlicher Alusequenz-DNA (Abb. 2, Bahn 9).

Diskussion

Was läßt sich aus dem oben beschriebenen Experiment über die Präsenz und die Identität der in Brusttumoren aktiven Onkogene ableiten? Wir können das Testsystem (Tumorigenität von NIH/3T3-Zellen), das benutzt wurde, als einen extrem sensitiven Indikator für Gene betrachten, die an der Transformation beteiligt sind. Es ist also sehr wahrscheinlich, daß Mammatumoren aktivierte Onkogene enthalten, daß diese aber allein durch die morphologischen Veränderungen von NIH/3T3-Zellen bisher nicht ohne weiteres sichtbar gemacht werden konnten. Die angewandte Methode (Abb. 1) der Kombination von Transfektion und Tumorinduktion zum Auffinden von aktivierten Onkogenen erlaubt es ferner zu überprüfen, ob bereits beschriebene, aus Tumor-DNA klonierte Onkogene an der beobachteten Transformation beteiligt sind. Dies ist dadurch möglich, daß die induzierten NIH/3T3-Tumor-DNA mit bekannten menschlichen Onkogenproben hybridisiert werden und die Übertragung auf die NIH/3T3-Zellen so verifiziert oder ausgeschlossen werden kann. Unsere Experimente mit den DNAs, die in Abb. 2, Bahn 1–4, gezeigt sind, sagen aus, daß keine dieser Zellen durch Übertragung eines Mitglieds der ras-Genfamilie, des erb B (EGF-Rezeptor) Gens, oder des neu-Onkogens transformiert wurde. Obwohl es immer noch möglich ist, daß ein bisher nicht in Transfektionsexperimenten aufgetauchtes virales Onkogenhomolog für die Ergebnisse verantwortlich ist, ist es in diesem Fall wahrscheinlich, daß es sich in diesen Mammatumoren um ein neues, bisher nicht beschriebenes Onkogen handelt. Die notwendigen Experimente, die Aufschluß über die Identität des übertragenen Onkogens geben werden, umfassen die molekulare Sequenzanalyse, den Vergleich der Struktur des aktivierten Onkogens mit seinem Protoonkogen und einem Test der klonierten DNA. Experimente, die die Verbreitung des Onkogens in Brusttumoren und die Wirkungsweise des Onkogens auf Brustepithelialzellen untersuchen, können dann in Erwägung gezogen werden.

Literatur

1. Bishop JG (1985a) Trends in oncogenes. Trends in Genetics 1:245–249
2. Bishop JM (1985b) Viral Oncogenes. Cell 42:23–38

3. Blochinger K, Diggelmann H (1984) Hygromycin B phosphotransferase as a selectable marker for DNA transfer experiments in higher eukaryotic cells. Mol Cell Biol 4:2929–2931
4. Brodeur GM, Seeger RC, Schwab M, Varmus HE, Bishop JM (1984) Amplification of N-myc in untreated human neuroblastomas correlates with advanced disease stage. Science 224:1121–1124
5. Capon DJ, Chen EY, Levinson AD, Seeburg PH, Goeddel PV (1983b) Complete nucleotide sequence of the T24 human bladder carcinoma oncogene and its normal homologue. Nature 302:33–37
6. Cooper GM (1982) Cellular transforming genes. Science 218:801–806
7. Der CJ and Cooper GM (1983) Altered gene products are associated with activation of cellular K-ras genes in human lung and colon carcinomas. Cell 32:201–208
8. Eva A, Tronick SR, Gol RA, Pierce JH, Aaronson SA (1983) Transforming genes of human hematopoietic tumors: Frequent detection of ras-related oncogenes whose activation appears to be independent of tumor phenotype. Proc Natl Acad Sci USA 80:4926–4930
9. Fasano O, Birnbaum D, Edlund L, Fogh J, Wigler M (1984) New human transforming genes detected by a tumorigenicity assay. Mol Cell Biol 4:1695–1705
10. Filmus J, Pollack MN, Coillear R, Buick R (1985) MDA-MB468, a human breast cancer cell line with a high number of epiderman growth factor (EGF) receptors, has an amplified EGF receptor gene and its growth is inhibited by EFG. Biochem Biophys Res Comm 128:898–905
11. Hayward WS, Neel BG, Astrin SM (1981) Activation of a cellular onc gene by promoter insertion in ALV-induced lymphoid leukosis. Nature 290:475–480
12. Hynes NE, Jaggi R, Kozma SC, Ball R, Müllener D, Wetherall NT, Davis BW, Groner B (1985) New acceptor cell for transfected genomic DNA: Oncogene transfer into a mouse mammary epithelial cell line. Mol Cell Biol 5:268–272
13. King CR, Kraus MH, Aaronson SA (1985) Amplification of a novel v-erb B related gene in a human mammary carcinoma. Science 229:974–976
14. Klein G (1983) Specific chromosomal translocations and the genesis of B cell derived tumors in mice and men. Cell 32:311–315
15. Kraus MH, Yuasa Y, Aaronson SA (1984) A position 12-activated H-ras oncogene in all HS 578 T mammary carcinoma cells but not normal mammary cells of the same patient. Proc Natl Acad Sci USA 81:5384–5388
16. Kozbor D, Croce CM (1984) Amplification of the c-myc oncogene in one of five human breast carcinoma cell lines. Cancer Res 44:438–441
17. Little CD, Nan MM, Carney DN, Qazdar AF, Minna JD (1983) Amplification and expression of the c-myc oncogene in human lung cancer cell lines. Nature 306:194–196
18. Perucho M, Wigler M (1980) Linkage and expression of foreign DNA in cultured animal cells. Cold Spring Harbor Symp Quant Biol 45:829–838
19. Pulciani S, Santos E, Lauver EV, Long LK, Aaronson SA, Barbacid M (1982) Oncogenes in solid human tumors. Nature 300:539–542
20. Schechter AL, Hung MC, Vaidyanathan L, Weinberg RA, Yang-Fenj TL, Francke K, Ullrich A, Coussens L (1985) The neu gene: an erb B homologous gene distrinct from and unlinked to the gene encoding EGF receptor. Science 229:976–978
21. Schwab M (1985) Amplification of N-myc in human neuroblastomas. Trends in Genetics 1:271–275
22. Southern PJ, Berg P (1982) Transformation of mammalian cells to antibiotic resistance with a bacterial gene under control of the SV40 early region promoter. J Mol Appl Genetics 1:327–341
23. Tabin CJ, Bradley SM, Bargmann CI, Weinberg RA, Papageorge AE, Scolnick EM, Dhar R, Lowy DR, Chang EH (1982) Mechanism of activation of a human oncogene. Nature 300:143–149
24. Varmus HE (1984) The molecular genetics of cellular oncogenes. Ann Rev Genet 18:553–612
25. Weinberg RA (1982) Oncogenes of spontaneous and chemically induced tumors. Adv Cancer Res 36:149–163
26. Weinberg RA (1985) The action of oncogenes in the cytoplasm and nucleus. Science 230:770–776
27. Wigler M, Sweet R, Sim GK, Wold B, Pellicer A, Lacy E, Maniatis T, Silverstein S, Axel R (1979) Transformation of mammalian cells with genes from prokaryotes and eukaryotes. Cell 16:777–785
28. Zarbl H, Sukumar S, Arthur AV, Martin-Zanca D, Barbacid M (1985) Direct mutagenesis of H-ras 1 oncogenes by N-nitroso-N-methylurea during initiation of mammary carcinogenesis in rats. Nature 315:382–385

Hormontherapie des metastasierenden Mammakarzinoms: Indikationen und Probleme

F. Cavalli

Einleitung

Historisch gesehen war die Hormontherapie die erste palliative Behandlung des metastasierenden Mammakarzinoms. Ende der sechziger Jahre wurde dann gezeigt, daß die Polychemotherapie im Vergleich zur endokrinen Behandlung in etwa doppelt so vielen Fällen eine Tumorregression zu erzielen vermag. Dieses Resultat wird auch weniger von den bekannten prognostischen Faktoren (Alter, freies Intervall, „günstige" Metastasenlokalisationen) beeinflußbar, als es bei der Hormontherapie der Fall ist. Daraufhin wurde die kombinierte zytostatische Behandlung an vielen Zentren zur Therapie der ersten Wahl beim metastasierenden Mammakarzinom. Aber trotz der Einführung von Adriamycin, der wirksamsten Einzelsubstanz, mußte man einige Jahre später feststellen, daß in der Polychemotherapie bereits ein Plateau erreicht worden war [3]. Je nach Größe und Zusammensetzung des Krankengutes beobachtet man mit den modernen zytostatischen Kombinationen eine Remission in 50–70% der Fälle [12]. Davon sind höchstens 10–15% komplett. Die mediane Dauer einer partiellen Remission übersteigt selten 12 Monate und diejenige einer kompletten dauert durchschnittlich 16–17 Monate. Diese Resultate konnten in den letzten Jahren auch mit dem Einsatz sehr intensiver Polychemotherapien kaum verbessert werden. Nach dem Abklingen der Euphoriephase für die Polychemotherapie wird in den letzten Jahren sowohl der alleinigen Hormontherapie wie auch den verschiedenen Formen einer „milderen zytostatischen Behandlung" ein erneutes Interesse entgegengebracht.

In Wirklichkeit scheinen selbst neue Formen der endokrinen Behandlung in einem unselektionierten Krankengut eine partielle Remission in ca. 30% der Fälle zu erreichen, eine Regressionsrate also, wie sie seit mehreren Jahrzehnten mit jeder wirksamen Form der Hormontherapie erreicht wird. Durch die Bestimmung der Hormonrezeptoren ist es aber heutzutage möglich, diejenigen Patientinnen auszulesen, die wahrscheinlich hormonsensibel sind. Damit kann die Remissionsrate in einer so selektionierten Gruppe bis auf 70–80% der behandelten Fälle angehoben werden [19]. In den letzten Jahren ist es aber klar geworden, daß diese Korrelation zwischen Therapieansprechen und Resultat der Hormonrezeptorbestimmung nur dann besteht, wenn die Rezeptoren *unmittelbar* vor Beginn der jeweiligen endokrinen Behandlung bestimmt werden. Liegt dagegen die Bestimmung der Rezeptoren viele Jahre zurück (z.B. Zeitpunkt der Mastektomie), wird die Korrelation zwischen

Resultat der Behandlung im metastasierenden Zustand und Rezeptorenwert viel schwächer [15]. Dieser fortschreitende Verlust der Aussagekraft der Rezeptorenbestimmung beruht darauf, daß sich Rezeptoren im Verlauf der Krankheit ändern können: meistens werden sie negativ, viel seltener können sie positiv(er) werden.

Diese Veränderung tritt in etwa 30% der *systemisch unbehandelten* Patientinnen innerhalb von 5 Jahren auf: der Prozentsatz wird noch höher, wenn in der Zwischenzeit eine oder mehrere Behandlungen vorgenommen werden. Diese Beobachtungen haben eine sehr große praktische Bedeutung: liegt z. B. die Rezeptorenbestimmung viele Jahre zurück, und ist es wegen der Metastasenlokalisation unmöglich, diese zu wiederholen, dann sollte der Kliniker seinen Entscheid eher auf die bekannten prognostischen Faktoren (Alter, freies Intervall, „günstige" Metastasenlokalisation, Tumormasse usw.) als auf den Wert der Rezeptoren stützen. Andererseits bedeutet dies aber auch, daß Rezeptoren so häufig wie möglich wieder bestimmt werden sollten (falls dies möglich ist), falls man aktuelle Therapieentscheide auf deren Wert basieren will.

Nachfolgend möchten wir die wesentlichsten Ergebnisse einiger jüngerer Studien auf dem Gebiete der Hormontherapie des metastasierenden Mammakarzinoms zusammenfassen.

Antiöstrogene

Einige neue Antiöstrogene stehen zur Zeit in der präklinischen Phase oder werden den ersten klinischen Prüfungen unterzogen. Tamoxifen dürfte aber noch für einige Jahre die klar führende Substanz in dieser Gruppe bleiben. Bei einer kritischen Durchsicht der Literatur zeigt sich, daß auch diese Substanz eine Remissionsrate in der Größenordnung von 30% hervorruft [20].

Mindestens 3 randomisierte Studien haben gezeigt, daß Tamoxifen deutlich wenigere Nebenwirkungen als die früher verwendeten Östrogene hervorruft. Aufgrund dieser Berichte müßte man aber annehmen, daß nach Absetzen von Tamoxifen keine Entzugsremissionen beobachtet werden.

Dieser Umstand könnte aber möglicherweise auch auf die besondere Tamoxifen-Pharmakokinetik zurückgeführt werden [10]. Wegen ihrer langen Halbwertzeit kann diese Substanz in der Tat auch 6–8 Wochen nach ihrem Absetzen immer noch nachgewiesen werden. Dies bedeutet, daß eine Entzugsremission erst nach einer sehr langen Beobachtungszeit beurteilt werden könnte, was in der Klinik kaum möglich ist. Diese pharmakokinetischen Erkenntnisse weisen auch darauf hin, daß eine Bestimmung der Östrogenrezeptoren, will man nicht mit einem falsch-negativen Resultat rechnen, erst 8–12 Wochen nach Absetzen von Tamoxifen wieder sinnvoll ist. Die Tamoxifen-Pharmakokinetik erklärt uns auch, warum die Antitumorwirkung dieser Behandlung klinisch erst nach einigen Wochen beurteilt werden sollte: am besten läßt man einen Zeitraum von mindestens 12 Wochen verstreichen. In einer unserer Studien (SAKK 2/75), auf die wir später eingehen werden, fanden wir in einer Patientenuntergruppe, die bei Tumorstillstand bereits nach 6–8 Wochen eine zusätzliche Chemotherapie erhielt, eine *Remissionsrate mit Tamoxifen von etwas unter 20%* [4]: dieser niedrige Prozentsatz ansprechender Patientinnen läßt sich durch den zu kurzen Beobachtungszeitraum erklären.

Eine wichtige Erkenntnis dieser letzten Jahre ist die Wirksamkeit von Tamoxifen bei prämenopausalen Patientinnen: es erreicht praktisch die gleiche Remissionsrate wie die konventionelle Ovarektomie [13]. Ob Tamoxifen auch eine prädiktive Wirkung bezüglich eines späteren Ansprechens auf eine nachfolgende Ovarektomie besitzt, bleibt zur Zeit immer noch kontrovers. Eine erste randomisierte Studie weist auch darauf hin, daß möglicherweise bei Patientinnen mit parenchymatöser Metastasierung Tamoxifen der Ovarektomie leicht unterlegen sein könnte [16]. Wir besitzen noch keine Resultate über die laufenden Studien, bei denen dieses Antiöstrogen gleichzeitig mit der erfolgten Ovarektomie verabreicht wird. Eine generalisierte Anwendung von Tamoxifen in der Prämenopause kann deswegen noch nicht als indiziert gelten: bevor wir die endgültigen Resultate der vielen laufenden Studien besitzen, ist hier sicher noch eine gewisse Zurückhaltung am Platze.

Die klinische Prüfung vieler neuer Antiöstrogene steht unmittelbar bevor. Die Grundlagenforschung hat in den letzten Jahren darauf hingewiesen, daß beim Wirkungsmechanismus dieser Stoffklasse nicht nur die Östrogenrezeptoren, sondern wahrscheinlich auch die sog. „Anti-oestrogen-binding-sites" von Bedeutung sind. Diese scheinen unter anderem die Verfügbarkeit der Östrogenrezeptoren modulieren zu können. Es bleibt zu hoffen, daß neue Antiöstrogene auch diese Eigenschaft besser ausnutzen können.

Aminoglutethimide

Aminoglutethimide ist ein Derivat der hypnotisch wirkenden Substanz Glutethimide, von der es sich nur durch die Gegenwart einer Aminogruppe am Benzolring unterscheidet. Aminoglutethimide (AG) hemmt die adrenale Bildung von verschiedenen Steroiden sowie die periphere Aromatisierung im extraadrenalen Bereich von Androstendion zu Östron. Wir haben in einer früheren Arbeit ausführlich den Wirkungsmechanismus und die Biochemie dieser Substanz diskutiert [6]. Der genaue Platz der AG in der Behandlung von metastasierendem Mammakarzinom bleibt zur Zeit noch definitionsbedürftig und dies nicht zuletzt wegen der nicht unbeträchtlichen Nebenwirkungen, die meistens (aber nicht immer) unter Fortsetzung der Verabreichung dann verschwinden. In einem unselektionierten Krankengut erreicht AG im wesentlichen die Grenze der 30%-Remissionen [23]. Zwei randomisierte Studien zeigen, daß die primären Remissionsraten von Tamoxifen und AG ähnlich sind. Beide Berichte weisen aber auf einen möglichen Unterschied hin: Patientinnen, die primär oder sekundär auf Tamoxifen resistent sind, können auf AG noch ansprechen. Das Gegenteil (Ansprechen von AG-resistenten Patientinnen auf Tamoxifen) wurde dagegen kaum beobachtet [11, 24].

Wir haben auch feststellen können, daß möglicherweise Interaktionen in der sequentiellen Anwendung von endokrinen Behandlungen wichtig sein können. In einer Phase-II-Studie konnten wir in der Tat nachweisen, daß Patientinnen kaum auf AG ansprechen, wenn sie unmittelbar davor Medroxyprogesteron-Azetat (MAP) erhalten hatten. War dies nicht der Fall, so bewegte sich die Remissionsrate im Rahmen der bekannten Grenzen [1].

Bis vor kurzem wurde allgemein angenommen, daß die optimale Tagesdosis von AG 1 g war, wobei ein einschleichender Beginn über etwa 2 Wochen zur Milderung der Nebenwirkungen notwendig war. Einige Pilotstudien wiesen dann darauf hin, daß möglicherweise eine Dosierung von 500 mg täglich ausreichend sein könnte. Kürzlich wurde das Resultat einer randomisierten Studie bekannt, bei der diese beiden Dosierungen verglichen wurden: die Antitumorwirkung ist ähnlich, die niedrigere Dosierung zeigt aber deutlich weniger Nebenwirkungen. Viele neue Aromatasehemmer stehen zur Zeit in der präklinischen Entwicklung, ein Derivat wurde bereits in einer ersten Pilotstudie klinisch angewandt. Diese Substanzen zeichnen sich allgemein nicht nur durch eine deutlich stärkere Antitumorwirkung aus, sondern auch durch die Abnahme des Einflusses auf die Nebennierenrinde. Sie sollen fast ausschließlich Hemmer der peripheren Aromatase sein: dadurch dürfte ihre Toxizität deutlich niedriger sein. Es ist daher anzunehmen, daß in den nächsten Jahren sehr viele dieser Derivate auf den Markt kommen werden: wir gehen davon aus, daß dadurch unser therapeutisches Armamentarium beim metastasierenden Mammakarzinom wesentlich bereichert wird.

Gestagene

Zwei Präparate stehen hier vor allem zur Diskussion: es handelt sich um Megesterol-Azetat (Megace) und um Medroxyprogesteron-Azetat (MAP). Megace ist vor allem in den USA populär geworden: in einer Dosierung von 4×40 mg erreichte es die übliche Schwelle von 30%-Remissionen, ohne dabei nennenswerte Nebenwirkungen zu haben [21]. Seit einiger Zeit laufen auch viele Pilotstudien mit einer 160-mg-Kapsel: Unsere persönliche Erfahrung spricht für eine gute Toleranz und für eine vergleichbare Antitumorwirkung. Man kann daher annehmen, daß das klinische Interesse für diese Substanz in den nächsten Jahren noch zunehmen wird.

Die Schweizerische Arbeitsgruppe für Klinische Krebsforschung (SAKK) hat sich in den letzten Jahren besonders mit MAP beschäftigt. Wir wollen vor allem die von italienischen Autoren aufgestellte Hypothese einer deutlich höheren Antitumorwirkung beim Einsatz massiver Dosen von MAP überprüfen. Wir führten deswegen eine randomisierte Studie durch, wobei die eine Hälfte der Patientinnen 500 mg MAP i. m. 2mal wöchentlich, die andere Hälfte 1000 mg täglich während 5 Tagen pro Woche erhielt [8]. Bei 184 auswertbaren Patientinnen beobachteten wir 30/91 (33%) Remissionen mit der hohen Dosierung und 14/93 (15%) objektive Tumorregressionen mit der niedrigen MAP-Gabe (p < 0,004). Die mediane Remissionsdauer liegt mit ca. 14 Monaten bei beiden Gruppen gleich.

Tabelle 1 zeigt die Korrelation zwischen Remissionen unter MAP und Ansprechen auf die vorausgegangenen Therapien. Interessant ist dabei die Tatsache, daß die Behandlung mit der niedrigen MAP-Dosierung nicht nur keine Antitumorwirkung bei vorher hormonell resistenten Patientinnen zeigt, sondern auch eine sehr niedrige Remissionsrate (17%) bei *primär hormonsensitiven* Fällen aufweist. Dies spricht deutlich dafür, daß die Therapie mit der konventionellen MAP-Dosierung nicht an die „Wirkungsschwelle" einer gewöhnlichen endokrinen Behandlung herankommt.

Enttäuschend ist in dieser Studie die Tatsache, daß die Überlebenszeit der Patientinnen in beiden Gruppen gleich war. Es zeigt sich noch einmal, daß im Falle des metastasierenden Mammakarzinoms Unterschiede in der Remissionsrate häufig nur eine marginale Beeinflussung des Überlebens mit sich bringen.

Tabelle 1. Charakteristiken der ansprechbaren Patientinnen

Faktor	MPA hochdosiert	MPA niedrigdosiert	p-Wert
Lokalisation			
loko-regional	42	35	NS
Weichteile	31	0	0,02
Knochen	44	18	0,03
Viszeral	12	8	NS
Nr. Metastasenlokalisationen			
1	40	39	NS
2	39	8	0,002
3	21	0	NS
≥ 4	15	0	NS
Alter (Jahre)			
≤ 60	23	13	NS
> 60	41	17	0,006
Freies Intervall (Mt.)			
≤ 12	11	11	NS
12–60	32	17	NS
≥ 60	63	17	0,02
Vorherige Chemotherapie (CT)			
Keine	61	17	0,004
PR +	29	19	NS
NC	25	13	NS
PD	21	4	NS
CT nicht auswertbar *	21	22	NS
Vorherige Hormontherapie (HT)			
Keine	56	29	NS
PR +	48	17	0,01
NC	44	0	NS
PD	15	0	0,05
HT nicht auswertbar *	7	27	NS
Östrogenrezeptoren			
Unbekannt	30	15	0,05
Positiv	50	15	NS
Negativ	30	11	NS
Progestinrezeptoren			
Unbekannt	30	17	NS
Positiv	73	0	0,007
Negativ	10	8	NS

NS = Statistisch nicht signifikant
+ = Ansprechen an die letzte Behandlung vor MPA
* = Wegen gleichzeitiger HT-CT oder adjuvanter CT

Tabelle 2. Derzeitige Fragen in der Hormontherapie bei postmenopausalen Patientinnen

1. Erste Therapie der Wahl?
2. Optimale Sequenz?
3. Kombination mehrerer Hormone?

Offene Frage bei der endokrinen Behandlung

Tabelle 2 faßt die zur Zeit immer noch ungelösten wichtigsten Fragen in der endokrinen Behandlung der postmenopausalen Patientinnen mit einem metastasierenden Mammakarzinom zusammen.

Zur Zeit gilt Tamoxifen als Behandlung der Wahl, nicht etwa weil die Antitumorwirkung dieser Substanz stärker ist, sondern vor allem wegen der sehr bescheidenen Toxizität. Bezogen auf die reine Antitumorwirkung wissen wir aber immer noch nicht, welche additive Hormontherapie die beste ist. Daneben müssen wir annehmen, daß die langfristigen Resultate wahrscheinlich von der Sequenz abhängig sind, mit welcher die verschiedenen Mittel eingesetzt werden. Dazu liefert unsere Studie mit Aminoglutethimid das beste Beispiel. Um diese zwei praktisch sehr wichtigen Fragen einigermaßen lösen zu können, hat die SAKK vor etwa 2 Jahren eine randomisierte Studie begonnen, die in Tabelle 3 gezeigt wird. Wir hoffen, damit aussagekräftige Resultate mit dem gleichzeitigen sowie sequentiellen Vergleich zwischen Tamoxifen, MAP und AG zu bekommen.

Der Versuch, mehrere Hormontherapien gleichzeitig zu kombinieren, ist keine neue Idee. Bis jetzt konnten aber mit der gleichzeitigen Kombination zweier oder mehrerer endokrinen Behandlungen keine besseren Resultate erreicht werden. Alle diese Versuche waren äußerst empirisch aufgebaut worden: jetzt laufende Studien versuchen dagegen, mit dem „priming" mit Östrogenen oder durch eine rationale Kombination mehrerer Behandlungen (z. B. Ovarektomie + Tamoxifen) rationellere Wege zu überprüfen.

Kombination Hormono-/Chemotherapie

Der kombinierte Einsatz der Hormono- und Chemotherapie stellt eine der Möglichkeiten dar, die heutzutage stagnierenden Resultate in der Behandlung des metastasierenden Mammakarzinoms zu verbessern. Im allgemeinen betrachtet man das Mammakarzinom als die Summe mindestens zweier verschiedener Zellpopulationen: die eine eher hormonempfindlich, die andere eher hormonresistent, aber zytostatikaempfindlich [3, 12]. In den letzten Jahren wurden verschiedene randomisierte Studien durchgeführt, die die Überlegenheit der Kombination Chemo-Hormonotherapie gegenüber der alleinigen Chemotherapie hätten beweisen sollen. Ihre Resultate sind aber widersprüchlich [2, 9, 14, 17–18, 22, 25].

Die meisten Studien zeigen zwar eine zum Teil signifikant höhere Remissionsrate zugunsten der Kombination beider Modalitäten: der Überlebensvorteil ist aber, wenn überhaupt vorhanden, nur marginaler Natur. Diese Tatsache unterstreicht einmal mehr die Fragwürdigkeit jedes Vergleiches verschiedener Behandlungen im

Tabelle 3. Was gibt es Neues auf dem Gebiete der Hormontherapie?

Stratifikation	Regime	Primäre Behandlung bis zur 1. Progression	Sekundäre Behandlung (Bei Progression nach CR, PR oder NC) bis zur 2. Progression	Primäre Versager (PD innert 12 Wo. ab Therapiebeginn) bis zur weiteren Progression
1. ER – positiv – negativ – unbekannt	A1	TAM: 20 mg p.o. q d	→ HD-MAP Loading: 1 g i.m. q d d 1–28 (außer Sam. u. Son.) Maintenance: 0,5 g i.m. q w $\geq$ d 29	
		Primäre Versager		HD-MAP
2. Metastasierung – 1 Organsystem – $\geq$ 2 Organsysteme	A2	TAM: 20 mg p.o. q d	→ AGT 500 mg p.o. q d d 1–3 750 mg p.o. q d d 4–6 + 1000 mg p.o. q d $\geq$ d 7 HCT 20 mg p.o. täglich × 2	
3. Chemotherapie – adiuvant	B1	HD-MAP s.o.	→ TAM s.o.	
– palliativ – beides		Primäre Versager		AGT + HCT
– $\emptyset$	B2	HD-MAP s.o.	→ AGT + HCT s.o.	

Randomisation (between A1/A2 and B1/B2)

Tabelle 4. Studienplan

	Therapiegruppen	Chemotherapien
Stratifikation – Prä/Postmenopause – „Risk Group"	Randomisation → **A** Chemotherapie + Hormonotherapie *	→ I → II → III
	B Hormonotherapie * gefolgt von Chemotherapie	→ I → II → III

I   = lmfp
II = LMP/FVP
III = LMPF alterniert mit ADM
*   = Prämenopause = Ovarektomie, Postmenopause = Tamoxifen

Falle des metastasierenden Mammakarzinoms, wenn sich dieser Vergleich nur auf den Prozentsatz der erreichten Remissionen stützt. In einer späteren Studie (SAKK 2/75, s. Tabelle 4) widmeten wir uns folgender Frage: ist es besser, die Polychemotherapie primär mit einer endokrinen Behandlung zu kombinieren, oder soll die Polychemotherapie erst dann eingesetzt werden, wenn der Mißerfolg einer Hormontherapie feststeht? Gleichzeitig wollten wir die Frage der notwendigen Intensität der primären Chemotherapie überprüfen. Auf den Vergleich der drei verschiedenen Chemotherapien wird hier nicht eingegangen, da dies bereits in extenso publiziert wurde [5] und diese Thematik im vorliegenden Buch von einem anderen Autor besprochen wird. Von den 406 auswertbaren Fällen wurden 207 Patientinnen in Gruppe A (gleichzeitige Chemo- und Hormontherapie) und 199 in Gruppe B (sequentielle Chemotherapie) randomisiert. Die Abb. 1 und 2 zeigen die Überlebenskurven für die prä- und postmenopausalen Patientinnen. Bei den jüngeren Patientinnen findet sich eine nicht signifikante Tendenz, länger zu überleben, zugunsten der Fälle, die gleichzeitig mit der Ovarektomie eine Chemotherapie erhielten (p = 0,29). Bei den älteren Patientinnen findet sich dagegen eine ebenfalls statistisch nicht signifikante (p = 0,17) Tendenz für ein längeres Überlebenbei Patientinnen, die zuerst nur Tamoxifen erhielten und erst später mit einer Polychemotherapie behandelt wurden. Der Unterschied in der Überlebenszeit wird aber statistisch hoch signifikant (p = 0,003), wenn wir nur die postmenopausalen Patientinnen mit einer indolenten Krankheit betrachten (Abb. 3). Erhalten diese „low-risk" postmenopausalen Patientinnen zuerst nur Tamoxifen, dann beträg die mediane Überlebenszeit 40 Monate: der Medianwert ist dagegen nur 22 Monate bei Frauen, die gleichzeitig mit Tamoxifen auch eine Chemotherapie bekommen. Als Haupterkenntnisse dieser umfangreichen Studie, die in extenso publiziert wurde [7], können wir folgendes feststellen:

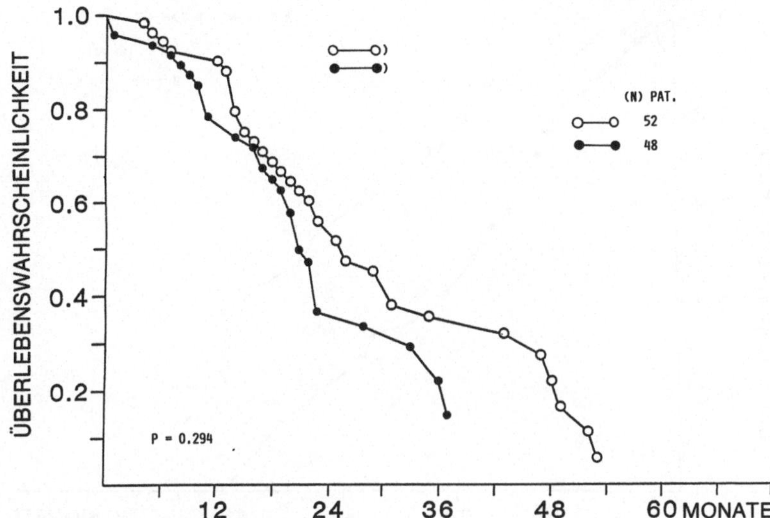

Abb. 1. Überlebenskurven für prämenopausale Patientinnen in der Therapiegruppe A (gleichzeitige Hormono/Chemotherapie, ○——○) und Therapiegruppe B (sequentielle Chemotherapie, ●——●)

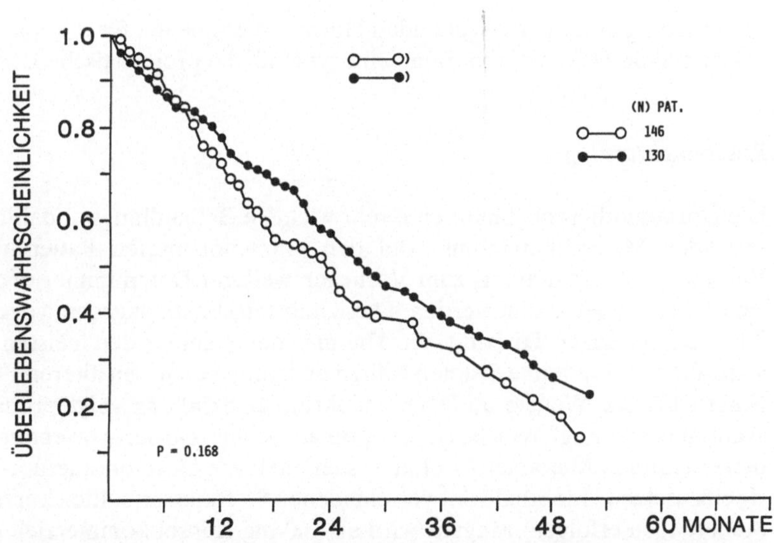

Abb. 2. Überlebenskurven für postmenopausale Patientinnen in der Therapiegruppe A (gleichzeitige Hormono/Chemotherapie, ○——○) und Therapiegruppe B (sequentielle Chemotherapie, ●——●)

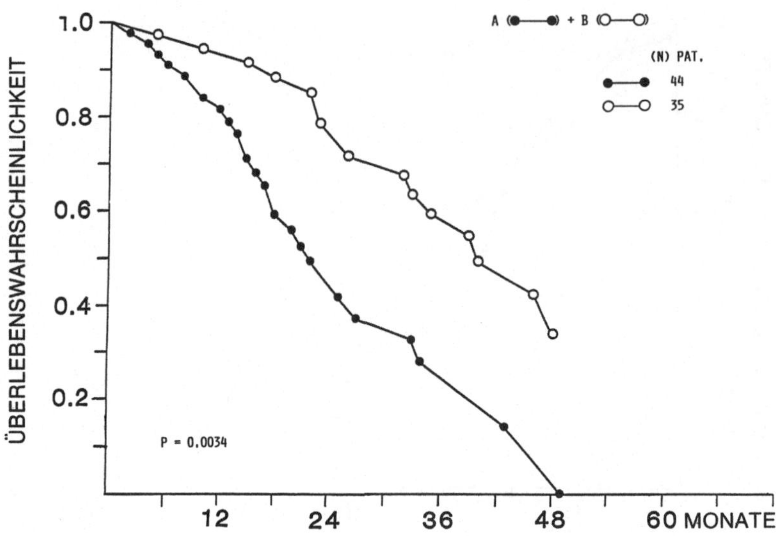

Abb. 3. Überlebenskurven für postmenopausale Low-risk Patientinnen in der Therapiegruppe A
(●——●) + B (O——O)

- Bei den meisten prämenopausalen Patientinnen, vor allem bei solchen mit einer
  aggressiven Erkrankung, ist der gleichzeitige Einsatz einer endokrinen Behandlung mit einer aggressiven Polychemotherapie indiziert.
- Bei den meisten postmenopausalen Patientinnen, vor allem bei solchen mit einer
  weniger aggressiven Krankheit, ist primär eine alleinige endokrine Therapie
  vorzuziehen.
- Der Erfolg einer vorausgehenden Hormontherapie hat für die später zum Einsatz
  kommende Polychemotherapie eine wesentliche prognostische Bedeutung.

Zusammenfassung

Die Hormonotherapie bleibt eine sehr wichtige Behandlungsmodalität des metastasierenden Mammakarzinoms. Bei den prämenopausalen Patientinnen muß der
Einsatz von Tamoxifen bis zum Vorliegen weiterer Daten immer noch als zum Teil
experimentell betrachtet werden. Diese Substanz bleibt dagegen, vor allem aufgrund
ihrer sehr niedrigen Toxizität, die Therapie der Wahl bei den meisten postmenopausalen Frauen. Laufende Studien sollten endgültig bei diesen älteren Frauen folgende
Fragen klären: Welche additive endokrine Behandlung zeigt primär die stärkste
Antitumorwirkung? Welche ist ide optimale Sequenz in der Anwendung der verschiedenen Hormonotherapien? Lohnt es sich, mehrere Hormonotherapeutika gleichzeitig einzusetzen? Innerhalb der verschiedenen Stoffklassen sollten kurzfristig folgende
Änderungen erfolgen: Megace wird als 160-mg-Kapsel kommerziell erhältlich sein.
Neue Antiöstrogene, möglicherweise mit einem leicht verschiedenen Wirkungsme-
chanismus, werden in klinischen Prüfungen getestet. Vielversprechend sind auch

neue Aromatasehemmer, die einen deutlich besseren therapeutischen Index als Aminoglutethimide besitzen sollten.

Im großen und ganzen haben sich die Hoffnungen zerschlagen, die man vor einigen Jahren in die Kombination Hormon-/Chemotherapie gesetzt hatte. Die gleichzeitige Anwendung beider Therapiemodalitäten sollte vor allem bei jüngeren Patientinnen mit einer aggressiven Krankheit geprüft werden.

Literatur

1. Alberto P, Mermillod B, Kaplan E et al. (1985) A clinical trial of Aminoglutethimide in advanced postmenopausal breast carcinoma: low response in patients previously treated with Medroxyprogesterone. Eur J Cancer Clin Oncol 21:423–428
2. Brunner KW, Sonntag RW, Alberto P, Senn HJ, Martz G, Obrecht P, Maurice P (1977) Combined chemo- and hormonal therapy in advanced breast cancer. Cancer 39:2923–2933
3. Carbone PP, Davis TE (1978) Medical treatment for advanced breast cancer. Semin Oncol 5:417–427
4. Cavalli F, Beer M, Martz G et al. (1982) Gleichzeitige oder sequentielle Hormono/Chemotherapie sowie Vergleich verschiedener Polychemotherapien in der Behandlung des metastasierenden Mammakarzinoms. Schweiz Med Wochenschr 112:774–783
5. Cavalli F, Beer M, Martz G et al. (1983) Concurrent or sequential use of cytotoxic chemotherapy and hormon treatment in advanced breast cancer. Br Med J 1:5–8
6. Cavalli F (1983) Was gibt es Neues auf dem Gebiete der Hormontherapie und der kombinierten Hormono/Chemotherapie? In: Hellriegel KP u. Sack H (Hrsg) Bronchialkarzinom, Mammakarzinom. Springer, Berlin Heidelberg New York (Möglichkeiten und Grenzen antineoplastischer Therapie 1) p 83
7. Cavalli F, Pedrazzini A, Martz G et al. (1983) A randomized trial of three different regimens of combination chemotherapy in patients receiving simultaneously a hormonal treatment for advanced breast cancer. Eur J Cancer and Clin Oncol 19:1615–1624
8. Cavalli F, Goldhirsch A, Jungi F et al. (1984) A randomized trial of low- versus high-dose Medroxyprogesterone acetate in the induction treatment of postemnopausal patients with advanced breast cancer. J Clin Onocl 2:414–419
9. Cocconi G, De Lisi V, Boni C et al. (im Druck) Chemotherapy versus combination of chemotherapy and endocrine therapy in advanced breast cancer. A prospective randomized study. Cancer
10. Fabian C, Sternson L, Barnett M (1980): Clinical pharmacology of tamoxifen in patients with breast cancer: Comparison of traditional and loading dose schedules. Cancer Treat Rep 64:765–773
11. Harvey HA, Lipton A, White DS et al. (1982) Cross-over comparison of Tamoxifen and Aminoglutethimide in advanced breast cancer. Proc ASCO 1:79
12. Henderson IC, Canellos GP (1980) Cancer of the breast. The past decade. N Engl J Med 302:17–30, 78–90
13. Hoogstraten B, Gad El-Mawla N, Maloney TR et al. (1984) Combined modality for first recurrence of breast cancer. Cancer 54:22–48, 22–56
14. Kiang DT, Frenning DH, Gay J, Goldman AI, Kennedy BJ (1981) Combination therapy of hormone and cytotoxic agents in advanced breast cancer. Cancer 47:452–456
15. King RJ, Stewart JF, Millis RR et al. (1982) Quantitative comparison of estradiol and progesterone receptor contents of primary and metastatic breast tumors in relation to response to endocrine treatment. Breast Cancer Res and Treat 2:339–346
16. Ingle JN, Crook JE, Green SJ et al. (1985) A randomized trial of bilateral oophorectomy versus tamoxifen in premenopausal women with metastatic breast cancer. Proceedings of AACR 26:163
17. Link H, Rückle H, Waller HD, Wilms K (1981) Kombinierte Chemo-Antiöstrogen-Therapie beim metastasierten Mammakarzinom: eine randomisierte Vergleichsstudie zwischen AVC und AVC plus Tamoxifen. Dtsch Med Wochenschr 106:1260

62   F. Cavalli

18. Lloyd RE, Jones SE, Salmon SE (1979) Comparative trial of lowdose adriamycin plus cyclophosphamide with or without additive hormonal therapy in advanced breast cancer. Cancer 43:60–65
19. McGuire WL (1978) Hormone receptors: their role in predicting prognosis and response to endocrine therapy. Semin Oncol 5:428–433
20. Patterson JS, Battersby LA (1980) Tamoxifen: An overview of recen studies in the field of oncology. Cancer Treat Rep 64:775–778
21. Ross MB, Buzdar AU, Blumenschein GR (1982) Treatment of advanced breast cancer with megestrol acetate after therapy with tamoxifen. Cancer 49:413–417
22. Rubens RD, Begent RHJ, Knight RK, Sexton SA, Hayward JL (1978) Combined cytotoxic and progestogen therapy for advanced breast cancer. Cancer 42:1680–1686
23. Santen RJ, Wells SA (1980) The use of aminoglutethimide in the treatment of patients with metastatic carcinoma of the breast. Cancer 46:1066–1074
24. Smith IE, Harris AL, Morgan M et al. (1981) Tamoxifen versus aminoglutethimide in advanced breast carcinoma: a randomised cross-over trial. Br Med J 283:1432–1434
25. Tormey DC, Falkson H, Falkson G, Davis TE (1978) Evaluation of chemotherapy ± tamoxifen in breast cancer. Proc AACR 19:34

Die Bedeutung pharmakokinetischer und pharmakodynamischer Grundlagen für klassische und neue Formen endokriner Tumortherapie

H. Ch. Blossey

Einleitung

In der empirisch orientierten Pharmakotherapie wird die Dosierung einer Substanz durch ihre Wirkung gesteuert und durch ihre Toxizität begrenzt. Diese recht einfachen Prinzipien pharmakologischer Therapie gelten unverändert weiter und haben ihren festen Platz in der Definition klinischer Studien der Phase I und II eingenommen, in denen Toxizität und Wirksamkeit einer neuen Substanz im menschlichen Organismus eruiert werden. Dessen ungeachtet sind in den letzten Jahren erhebliche Anstrengungen unternommen worden, die Grundlagen und Mechanismen einer Therapie sowie auch die Mechanismen der Resistenz und der Toxizität aufzuklären. Dies hat insbesondere im Bereich der endokrinen Tumortherapie zu umfangreichen pharmakokinetischen und pharmakodynamischen Untersuchungen geführt, die ganz wesentliche Einblicke in Grundlagen, Wirkungsmechanismen und Resistenzprobleme der hormonellen Therapie, z.B. des Mammakarzinoms, erlaubt haben.

Die Verabreichung einer Substanz in einer bestimmten Dosis wird dem Gesamtorganismus zugeführt und wirkt danach über eine entsprechende Plasmakonzentration auf Organe oder Organsysteme ein (Abb. 1). Verschiedene Organe und Organsysteme nehmen über Resorption, Metabolismus und Exkretion der zugeführten Substanz Einfluß auf den Verlauf der Plasmakonzentrationen. Diese Beeinflussung der Plasmakonzentrationen einer Substanz durch Organe und Organsysteme bezeichnen wir als Pharmakokinetik. Andererseits bewirkt eine Droge über die Plasmakonzentration in verschiedenen Organen oder Organsystemen eine biologische Antwort, und wir bezeichnen diesen Vorgang als Pharmakodynamik.

Im Rahmen endokriner Tumortherapie kann eine Substanz direkt über die Plasmakonzentration auf den Tumor einwirken. Dies entspricht dem sog. additiven Therapieverfahren und beinhaltet das Prinzip der hormonellen Interferenz [15]. Über diesen Mechanismus wirken z.B. Antiöstrogene auf das Tumorwachstum ein.

Andere Formen endokriner Tumortherapie bewirken zusätzlich im Organismus eine biologische Antwort, die z. B. darin bestehen kann, daß zirkulierende Östrogene gesenkt werden. Diese Form der Therapie entspricht einem ablativen Verfahren i. S. pharmakologischer Ablation und wirkt über das Prinzip der hormonellen Deprivation auf das Tumorwachstum ein [15]. Ein Beispiel hierfür ist das Aminoglutethimid, das durch Inhibition von Aromatasen in peripheren Geweben wie Fett und Muskel die Östrogensynthese blockiert und somit in der Postmenopause zu einer deutlichen Senkung zirkulierender Östrogene führt [21].

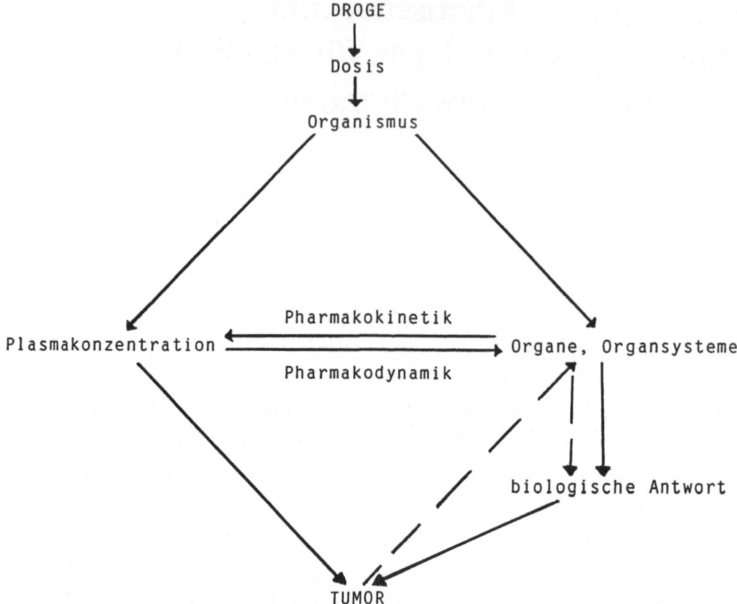

Abb. 1. Schematische Darstellung zur Beziehung zwischen Droge und Tumor bei endokriner Therapie. Weitere Erläuterungen im Text

Denkbar ist auch eine Droge, die sowohl über den Mechanismus hormonaler Interferenz als auch über den Mechanismus hormonaler Deprivation auf das Tumorwachstum einwirkt. Kandidaten hierfür sind Gestagene mit intrinsischer glukokortikoidartiger Aktivität wie z. B. das Medroxyprogesteronazetat oder das Megestrolazetat [4, 27]. Diese Substanzen können sowohl direkt auf das Tumorwachstum einwirken, sofern der Tumor einen Gestagenrezeptor hat [16], als auch indirekt auf das Tumorwachstum Einfluß nehmen durch Hemmung der Sekretion adrenaler Androgene und damit einer Reduktion peripherer Östrogensynthese in der Postmenopause [4, 5, 27].

Der Tumor selbst wirkt auf Organe und Organsysteme ein, und es liegen Hinweise vor, daß z. B. beim metastasierenden Mammakarzinom bestimmte Stadien der Resistenz durch eine Änderung der biologischen Antwort des Organismus auf endokrine Therapieverfahren gekennzeichnet sind [6, 26].

Dosisfindung und Dosisdynamik

In der endokrinen Therapie des Mammakarzinoms haben pharmakokinetische und pharmakodynamische Untersuchungen nicht nur zur Dosisfindung bei verschiedenen Substanzen beigetragen, sondern auch zu einer Dynamisierung der Dosis geführt. So zeigten pharmakokinetische Untersuchungen, daß der Anstieg der Plasmakonzentrationen von Tamoxifen in einer Dosierung von 20 mg/Tag recht langsam verläuft [11] und es ist hieraus der Vorschlag entstanden, zu Beginn der Therapie mit einer höheren Dosierung i. S. einer loading dose anzufangen [28].

Die Dosierungsstrategien für Medroxyprogesteronazetat in hoher Dosierung sind in entscheidendem Maße aus pharmakokinetischen und pharmakodynamischen Untersuchungen entwickelt worden (Übersicht [4]). Die sehr niedrigen Plasmakonzentrationen nach intramuskulärer Applikation mit Halbwertszeiten von etwa sechs Wochen machten repetitive Injektionen in der Anfangsphase erforderlich, um tumorwirksame Plasmakonzentrationen zu erreichen. Aus der sehr langsamen Eliminationskinetik ergab sich dann auch der Nachteil dieser Therapieform im Falle eines Rezidivs der Tumorkrankheit.

Bei oraler Therapie stiegen die Plasmakonzentrationen des Medroxyprogesteronazetats wesentlich rascher an, und die Plateaubildung trat nach spätestens zwei Wochen ein. Aus der biphasischen Eliminationskinetik mit einer initialen Halbwertszeit von etwa 20 Stunden und einer nachfolgenden langsameren Phase mit einer Halbwertszeit von etwa vier Tagen ergab sich, daß die regelmäßige Medikamenteneinnahme unter dieser Therapieform von besonderer Bedeutung ist und daß im klinischen Alltag auf die compliance der Patienten geachtet werden muß [2]. Einer der Vorteile dieser Therapieform besteht in der guten Steuerbarkeit aufgrund der raschen Eliminationskinetik.

Unter der Therapie mit Aminoglutethimid wurde durch pharmakokinetische Untersuchungen die wichtige Beobachtung gemacht, daß die Substanz ihren eigenen Metabolismus sowie auch den des Dexamethasons beschleunigt [22]. Hieraus ergab sich zunächst die Tendenz, die Therapie in einer möglichst hohen Dosierung durchzuführen und für die obligate Cortisonsubstitution nicht das Dexamethason zu wählen.

Diese Beispiele zeigen sehr deutlich, daß pharmakokinetische Untersuchungen verschiedene Formen der endokrinen Therapie des Mammakarzinoms hinsichtlich der Dosierung, der Dynamisierung der Dosierung sowie auch der Begleittherapie nachhaltig beeinflußt haben.

Die Bedeutung der Pharmakodynamik bei der endokrinen Therapie des Mammakarzinoms

Die biologische Antwort des Organismus auf eine endokrine Therapie kann sehr verhalten sein und sich lediglich in Änderungen der Regulation von Hormonen manifestieren. So moduliert Tamoxifen in der Postmenopause die Sekretion der Gonadotropine, des Prolaktins sowie auch des TSH. Diese tamoxifenbedingte Modulation der Sekretion hypophysärer Hormone kommt jedoch in der Regel erst im Rahmen einer nachfolgenden endokrinen Therapie zum Ausdruck (unveröffentlichte Beobachtung). Die Bedeutung dieses zentral modulierenden Effektes für den Wirkungsmechanismus des Tamoxifens ist unbekannt. Nach zur Zeit gültiger Auffassung übt Tamoxifen seine Wirkung in der Tumorzelle aus, und der Charakter dieser Therapie wird rein additiv gesehen [14].

Gestagene wie etwa das Medroxyprogesteronazetat üben ihre Wirkung auf das Tumorwachstum direkt in der Zelle aus, wie in vitro gezeigt werden konnte [16] und wie in vivo angenommen werden muß [4, 5]. Darüber hinaus jedoch zeigt der

Organismus auf hochdosiertes Medroxyprogesteronazetat eine ausgeprägte, komplexe, biologische Antwort, deren wesentlicher Teil in der Suppression der Hypophysen-Nebennierenrinden-Achse besteht [4]. Diese durch die intrinsische glukokortikoidartige Aktivität des Medroxyprogesteronazetats bedingte Wirkung hat zu kombiniert endokrinen und klinischen Beobachtungen geführt, die Rückschlüsse auf den Mechanismus der Therapie [5, 26] und auf verschiedene Formen der Resistenzentwicklung zuließen [6].

Wesentliche Grundlage dieser Beobachtungen war, daß durch die MPA-bedingte Suppression der ACTH-abhängigen Steroidsekretion der Nebennierenrinde auch adrenale Androgene gesenkt werden [4]. In der Postmenopause besteht die Östrogenversorgung des Organismus ausschließlich in der Aromatisierung adrenaler Androgene in peripheren Geweben wie Fett und Muskel, und die Senkung adrenaler Steroidsekretion bedeutet damit gleichzeitig eine Senkung zirkulierender Östrogene. Dies beinhaltet, daß MPA in hoher Dosierung nicht nur direkt auf die Tumorzelle einwirkt i. S. eines additiven Verfahrens, sondern zusätzlich eine indirekte Wirkung entfaltet über die biologische Antwort des Organismus i. S. einer Östrogendeprivation und damit eines pharmakologisch ablativen Verfahrens [4, 5].

Durch longitudinale Beobachtung der Pharmakokinetik, der Pharmakodynamik und des klinischen Verlaufes konnten dann bestimmte Formen der Resistenz gegenüber MPA endokrin charakterisiert werden [6, 26]. Die ACTH-abhängige Sekretionsaktivität der Nebennierenrinde läßt sich recht einfach durch die Messung des Plasmacortisols bestimmen. Eine Gruppe von Patienten wurde gegen MPA resistent, ohne daß sich an der bestehenden Suppression der endogenen Cortisolsekretion etwas änderte [6]. Diese Form der Resistenzentwicklung ist recht häufig und hat dazu geführt, sie als einzige Form der Resistenz anzusehen. Es konnte jedoch eine weitere Gruppe von Patienten klinisch wie endokrin charakterisiert werden, bei der das Ansprechen auf die Therapie mit dem Ausmaß der Cortisolsuppression verknüpft war [26]. Dies kann funktionell dahingehend interpretiert werden, daß der Tumor offenbar gegen die Gestagenaddition resistent, jedoch gegenüber der Östrogendeprivation noch sensibel war. Eine weitere Form der Resistenz war dadurch gekennzeichnet, daß unter hohen MPA-Plasmaspiegeln, die vormals cortisolsupprimierend wirkten, die endogene Cortisolsekretion wieder einsetzte [6, 26]. Dieser Mechanismus der Resistenzentwicklung wurde im Sinne einer Änderung der Sensibilitätsschwelle auf hypothalamisch-hypophysärer Ebene interpretiert [6], wie sie im Alter und bei schweren Allgemeinerkrankungen beschrieben ist [9].

Aus diesen longitudinalen Beobachtungen der Pharmakodynamik des MPA sowie des klinischen Bildes wurden auch Empfehlungen zur Dosierung bei oraler Applikation entwickelt. Mit MPA in einer Dosierung von 1000 mg/die kann die adrenale Steroidsekretion bei nahezu allen Patienten in ausreichendem Maß supprimiert werden [4]. Bei höheren Dosierungen treten häufiger klinische Zeichen der Glukokortikoidüberdosierung im Sinne eines Cushingoids auf; niedrigere Dosierungen sind klinisch wie endokrin weniger wirksam. Initial kann die Therapie auch für vier bis sechs Wochen mit 1500 mg/die eingeleitet werden [4].

Bei der Therapie mit Aminoglutethimid besteht die wesentliche biologische Antwort des Organismus in einer Senkung zirkulierender Östrogene, und dieser Mechanismus wird i. S. der Östrogendeprivation für die Tumorwirksamkeit der Droge verantwortlich gemacht [21]. Weitere pharmakodynamische Untersuchungen zeigten dann, daß dieser Effekt bereits in einer Dosierung von 500 mg pro Tag voll ausgeprägt ist und durch weitere Dosissteigerung nicht verstärkt werden kann [21]. Hieraus ist die Dosierungsempfehlung entstanden, die bisher übliche Dosis von 1000 mg auf 500 mg/Tag zurückzunehmen. Erste klinische Studien zeigen, daß die Tumorwirksamkeit des Aminoglutethimid nach Dosisreduktion unverändert ist, jedoch die Inzidenz der Nebenwirkungen unter der niedrigeren Dosierung deutlich abnimmt [8].

Auch am Beispiel des Aminoglutethimids kann die Bedeutung der Pharmakodynamik für die Dosisfindung und die Aufklärung des Mechanismus der Therapie eindrücklich demonstriert werden.

Veränderung der Beziehung Pharmakokinetik – Pharmakodynamik durch neue Substanzklassen oder Substanzkomplexe

Für die Analyse und Steuerung medikamentöser Tumortherapie werden auch in Zukunft pharmakokinetische und pharmakodynamische Untersuchungen eine zentrale Bedeutung haben. Die Entwicklung neuer tumorwirksamer Substanzklassen oder Substanzkomplexe (Tabelle 1) scheint dahin zu gehen, biologische Mechanismen auf molekularer Ebene zu nutzen, um die Spezifität der Toxizität für die Tumorzelle zu erhöhen. Steroidhormonrezeptoren in der Tumorzelle könnten z. B. genutzt werden, um an Steroidhormone gekoppelte, zytotoxische Drogen selektiv in der Tumorzelle anzureichern. Hierdurch müßte ein Konzentrationsgradient zwischen Extrazellulärraum und Intrazellulärraum entstehen und möglicherweise auch eine Veränderung der intrazellulären Pharmakokinetik solcher Hormon-Zytostatika-Liganden [1].

Die ersten bereits auf dem Markt befindlichen Hormon-Zytostatika-Liganden bestehen aus einer kovalenten Verbindung von Östradiolphosphat und Stickstofflost sowie Prednisolon und Chlorambucil (Estramustin, Prednimustin). Diese Substanzen sind klinisch wirksam i. S. einer zytostatischen Aktivität [7, 17], jedoch ist bisher der Zusammenhang zwischen dem Steroidhormon-Rezeptor-Gehalt des Tumorgewebes und der Toxizität nicht untersucht worden. Die Bindung des Estramustins an den

Tabelle 1. Neue Substanzklassen oder Substanzkomplexe in der pharmakologischen Tumortherapie

Hormon-Zytostatika-Liganden	
– rezeptorunabhängige Wirkung	– Estramustin
	– Prednimustin
– rezeptorabhängige Wirkung	– Östrogen-Platin-Komplexe
	– MSH-Daunomycin
	– Prolaktin-Daunomycin
	– MSH-Diphtherietoxin
Komplexe von Liposomen – Zytostatika	– Antikörper
	– Lektine
	– Phospholipide
Etherlipide	– metabolisch bedingte, tumorspezifische Toxizität
	– Modulation der Membranpermeabilität und damit Veränderung der Sensitivität gegenüber zytotoxischen Drogen

Östrogenrezeptor ist auch recht unwahrscheinlich, da die Modifikation des Östradiol-moleküls in Position C3 zu einer Aufhebung der Affinität zum Rezeptor führt [17a]. Der Mechanismus der Toxizität dieser Substanzen steht möglicherweise im Zusammenhang mit einer verlängerten Pharmakokinetik im Tumorgewebe, wofür im Falle des Estramustins ein estramustinbindendes Protein im Prostatakarzinomgewebe verantwortlich sein kann [13, 19].

Neuere Entwicklungen von Hormon-Zytostatika-Liganden befinden sich z. Z. noch im experimentellen Stadium. So konnte nachgewiesen werden, daß die Toxizität von Östradiol-Platin-Komplexen in hormonell empfindlichen Mammakarzinomen der Ratte durch den Östrogenrezeptor mediiert wird [23].

Weitere Entwicklungen betreffen Peptidhormon-Zytostatika-Liganden, bei denen rezeptorgesteuerte Internalisationsmechanismen der Zellmembran genutzt werden, um an die entsprechenden Hormone gekoppelte zytotoxische Drogen selektiv in die Zelle einzuschleusen [18]. Eine rezeptormediierte selektive Toxizität wurde bisher für einen MSH-Daunomycin- und Prolaktin-Daunomycin-Liganden gezeigt [3, 25]. Eine neuere Entwicklung besteht in der genetischen Konstruktion und Expression eines MSH-Diphtherietoxin-Liganden, für den eine MSH-rezeptorspezifische Toxizität nachgewiesen werden konnte [20].

Der Einschluß tumorwirksamer Substanzen in Liposomen, d. h. synthetischen Membranvesikeln, beinhaltet einen Ansatz zur Kompartmentierung von Pharmaka [12]. Das weitere Ziel dieses Ansatzes besteht darin, das Kompartiment tumorwirksamer Substanzen mit dem Tumorkompartiment spezifisch zu vereinigen. Dieses könnte geschehen über tumorspezifische Antikörper, Lektine oder Phospholipide, die in die Membranen der synthetischen Vesikel eingebaut sind.

Etherlipide stellen eine neue Substanzklasse in der medikamentösen Tumortherapie dar und werden an anderer Stelle dieses Bandes eingehend behandelt [10, 24]. Die beiden wesentlichen Mechanismen, die die Toxizität dieser Drogen bestimmen, bestehen einerseits in einer metabolisch bedingten, tumorspezifischen Toxizität, andererseits in der Fähigkeit, die Fluidität der Zellmembran zu beeinflussen und dadurch eine Änderung der Permeabilität herbeizuführen.

Alle in diesem Kapitel beschriebenen neuen Ansätze sind getragen von dem Gedanken, die Toxizität einer Substanz selektiv oder zumindest partiell selektiv im Tumorgewebe zu erhöhen und die systemische Toxizität für den Gesamtorganismus zu senken. Durch die Nutzung biologischer Mechanismen auf molekularer Ebene werden die Grenzen zwischen der klassischen endokrinen und zytostatischen Therapie nahezu aufgehoben. Die systemische Pharmakokinetik und Pharmakodynamik verliert einen Teil ihrer Bedeutung zugunsten einer Kompartmentierung und spezifischen Verteilung tumorwirksamer Substanzen. Dies beinhaltet die Realisierung neuer pharmakokinetischer Mechanismen in der medikamentösen Tumortherapie.

Literatur

1. Blossey HC (1985) Konzept der „site-directed" Chemotherapy. In: Nagel GA (Hrsg) Hormongebundene Zytostatika. Zuckschwerdt, München Bern Wien
2. Blossey HC, Bartsch HH, Kanne D, Köbberling J, Nagel GA (1982) The pharmacokinetics of high-dose medroxyprogesterone acetate (MPA) in the therapy of advanced breast cancer. Cancer Chemother Pharmacol 8:77–81

3. Blossey HC, Gaier B, Zaltsman Y, Kohen F (1985) Prolactin-daunomycin conjugate inhibits in vitro growth and DNA synthesis ins cells carrying the prolactin receptor. In: MacLeod RM, Thorner MO, Scapagnini U (eds) Prolactin. Basic and clinical correlates. Fidia Research Series, Vol. 1, Liviana Press, Padova, pp 367–373

4. Blossey HC, Wander HE, Köbberling J, Nagel GA (1984) Pharmacokinetic and pharmacodynamic basis for the treatment of metastatic breast cancer with high-dose medrogyprogesterone acetate. Cancer 54:1208–1215

5. Blossey HC, Wander HE, Köbberling J, Nagel GA (1984) High dose medroxyprogesterone acetate in metastatic breast cancer: mechanisms of action. In: Robustelli Della Cuna G, Nagel GA (eds) High dose medroxyprogesterone acetate (MPA) in advanced breast cancer. Zuckschwerdt, München Bern Wien, pp 1–8

6. Blossey HC, Wander HE, Köbberling J, Nagel GA (1984) High dose medroxyprogesterone acetate in the therapy of metastatic breast cancer of the postmenopause: mechanisms of resistance. In: Nagel GA, Robustelli Della Cuna G, Lanius P (eds) Medroxyprogesterone-acetate (MPA) in the therapy of hormone dependent tumors. Kehrer, Freiburg, pp 37–45

7. Cavalli F (1985) Sterecyt beim fortgeschrittenen Mammakarzinom – eine Übersicht. In: Nagel GA (Hrsg) Hormongebundene Zytostatika. Zuckschwerdt, München Bern Wien

8. Cavalli F (1986) Übersicht: Möglichkeiten und Indikationen der Hormontherapie. In: Nagel GA (Hrsg) Mammakarzinome. Neue Perspektiven experimenteller und klinischer Therapieforschung. Springer-Verlag Berlin Heidelberg New York Tokyo

9. Dilman VM (1971) Age-associated elevation of hypothalamic threshold to feedback control, and its role in development, ageing, and disease. Lancet I:1211–1219

10. Eibl H (1986) Zellmembran-Etherlipide. In: Nagel GA (Hrsg) Mammakarzinome. Neue Perspektiven experimenteller und klinischer Therapieforschung. Springer-Verlag Berlin Heidelberg New York Tokyo

11. Fabian C, Sternson L, El-Serafi M, Cain L, Hearne E (1981) Clinical pharmacology of tamoxifen in patients with breast cancer: correlation with clinical data. Cancer 48:876–882

12. Gregoridis G (1981) Targeting of drugs: implications in medicine. Lancet II:241–247

13. Hartlev-Asp B (1985) Metabolisierung und Zytotoxizität von Sterecyt, Chlorambucil und Prednisolon. In: Nagel GA (Hrsg) Hormongebundene Zytostatika. Zuckschwerdt, München Bern Wien

14. Horwitz KB, McGuire WL (1978) Nuclear mechanisms of estrogen action. J Biol Chem 253:8185–8191

15. Huggins C (1965) Two principles in endocrine therapy of cancers: Hormonal deprival and hormone interference. Cancer Res 25:1163–1167

16. Iacobelli S, Longo P, Scambia G, Natoli V, Sacco F (1980) Progesterone receptors and hormone sensitivity of human endometrial carcinoma. In: Iacobelli S, Di Marco A (eds) Role of Medroxyprogesterone in endocrine-related tumors. Raven Press, New York (Progress in cancer research and therapy, vol 15) pp 97–106

17. Kaiser L (1985) Klinische Erfahrungen mit Estracyt beim Prostatakarzinom – ein Überblick. In: Nagel GA (Hrsg) Hormongebundene Zytostatika. Zuckschwerdt, München Bern Wien

17a. Katzenellenbogen JA (1978) Comparative affinities of estrogen derivatives. Cancer Treatm Rep 62:1243–1249

18. Lindner HR, Kohen F, Amsterdam A (1980) An approach to site-directed chemotherapy of hormone-sensitive cancer. In: Iacobelli S, King RJB, Lindner HR, Lippman ME (eds) Hormones and cancer. Raven Press, New York (Progress in cancer research and therapy, vol 14) pp 541–550

19. Müntzing J (1985) Neue Ergebnisse aus der Grundlagenforschung zu Estracyt. In: Nagel GA (Hrsg) Hormongebundene Zytostatika. Zuckschwerdt, München Bern Wien

20. Murphy JR, Miyanohara A, Bishai W (in press) Genetic construction and expression of diphtheria toxin-related hormone gene fusions. Symposion on bacterial toxines. Loewen

21. Santen RJ, Lipton A, Harvey H, Boucher AE, Henderson C (1984) Pharmacological mechanisms of oestrogen suppression with aminoglutethimide in women with breast cancer. In: Nagel GA, Santen RJ (eds) Aminoglutethimide as an aromatase inhibitor in the treatment of cancer. Huber, Bern Stuttgart Wien, pp 38–57

22. Santen RJ, Samojlik E, Worgul TJ (1982) Aminoglutethimide. Scientific profile. In: Santen RJ, Henderson IC (eds) A comprehensive guide to the therapeutic use of aminoglutethimide. Karger, Basel München Paris London New York Sydney, pp 101–160

23. Schönenberger H (1985) Untersuchungen zur Entwicklung östrogenrezeptoraffiner Platinkomplexe mit einer speziellen Wirkung am hormonabhängigen Mammakarzinom. In: Nagel GA (Hrsg) Hormongebundene Zytostatika. Zuckschwerdt, München Bern Wien
24. Unger C (1986) Zellmembran-Etherlipide. In: Nagel GA (Hrsg) Mammakarzinome. Neue Perspektiven experimenteller und klinischer Therapieforschung. Springer-Verlag Berlin Heidelberg New York Tokyo
25. Varga JM, Asato N, Lande S, Lernser AB (1977) Melanotropin-daunomycin conjugate shows receptor-mediated cytotoxicity in cultured murine melanoma cells. Nature 267:56–58
26. Wander HE, Blossey HC, Köbberling J, Nagel GA (1983) Hochdosiertes Medroxyprogesteronacetat beim metastasierenden Mammakarzinom: Beziehung zwischen Krankheitsverlauf und Hormonprofilen. Klin Wochenschr 61:553–560
27. Wander HE, Blossey HC, Nagel GA, Emrich D (1985) Megestrolazetat in verschiedenen Dosierungen bei der Behandlung des metastasierenden Mammakarzinoms – Klinische und endokrinologische Untersuchungen. Klin Wochenschr 63:312–318
28. Wilkinson PM, Ribiero GG, Adam HK, Kemp JV, Patterson JS (1982) Tamoxifen (Nolvadex) therapy – rationale for loading dose followed by maintenance dose for patients with metastatic breast cancer. Cancer Chemother Pharmacol 10:33–35

Problematik randomisierter Studien zur Definition optimaler Therapien beim metastasierenden Mammakarzinom

K. W. Brunner

Entwicklung und Ergebnisse randomisierter Polychemotherapiestudien

Mit dem Beginn der Ära der Kombinationschemotherapie, die 1966 durch Greenspan [27] und dann vor allem durch Cooper 1969 mit der Einführung des CMFVP-Regimes [22] eingeleitet wurde, war die durch Ergebnisse bei einigen anderen Neoplasien begründete Hoffnung verknüpft, daß die Remissionsrate, die Zahl der vollständigen Remissionen und die Überlebenszeit auch beim metastasierenden Mammakarzinom durch randomisierte Studien dauernd und unbeschränkt verbessert werden kann. Dies führte in den 70er Jahren zu einer Flut von randomisierten Studien, in denen praktisch alle Modifikationen der im Cooper-Regime enthaltenen Zytostatika Cyclophosphamid, Methotrexat, 5-Fluorouracil, Oncovin und Prednison untersucht wurden [4, 7, 10, 13, 16, 34, 36]. Der Enthusiasmus wurde noch verstärkt, als Adriblastin als hoch wirksame Substanz beim Mammakarzinom in die Klinik eingeführt wurde und die therapeutischen Studien sich zusätzlich auf Adriblastinkombinationen ausdehnten [5, 24, 29, 35, 39]. Dieser ursprüngliche Optimismus begann sich erst Ende der 70er Jahre zu verflüchtigen. Es zeigte sich, daß trotz der unzähligen Studien, die auch die Anwendung nichtkreuzresistenter sequentieller Zytostatikakombinationen einschlossen [6, 38], bezüglich Remissionsrate, Zahl der vollständigen Remissionen, Remissionsdauer und Überlebenszeit ein bestimmtes Plateau nicht überschritten werden konnte. Es stellte sich auch immer mehr heraus, daß Unterschiede in den genannten Erfolgsparametern in den verschiedenen Studien eher durch eine unterschiedliche Zusammensetzung des Krankengutes bezüglich prognostischer Untergruppen, Vorbehandlung oder Nichtvorbehandlung, Alter etc. bedingt waren, als durch signifikante Unterschiede in der Wirkung der Zytostatikakombinationen. Mit fast allen korrekt durchgeführten geläufigen Kombinationstherapien werden bei nicht vorbehandelten Patientinnen global 50–70% Remissionen, davon 10–20% vollständige Tumorrückbildungen, erzielt, die im Mittel 8–12 Monate anhalten und mit einer mittleren Überlebenszeit zwischen 20 und 25 Monaten ab Therapiebeginn verbunden sind (Tabelle 1).

Es zeigt sich immer deutlicher, daß die Resultate der Chemotherapie stark abhängig sind von der Zahl und Größe der Metastasen sowie der befallenen Organsysteme, vom Allgemeinbefinden bei Therapiebeginn und von der Art der Vorbehandlung.

Die zahlreichen randomisierten Studien konnten die Frage nicht beantworten, welches Chemotherapieregime bei gegebener Indikation zur Zytostatikabehandlung

Tabelle 1. Durchschnittliche globale Resultate von Kombinationschemotherapien beim metastasierenden Mammakarzinom

1. Remissionsraten:	vollständig:	10–20%
	partiell (> 50%):	40–60%
2. Mittlere Remissionsdauer:		8–12 Monate
3. Mediane Überlebenszeit bei Remission:		20–25 Monate

4. Resultate abhängig von:
   – Zahl und Lokalisationen von Metastasen
   – Allgemeinbefinden bei Therapiebeginn (P. S.)
   – Frühere Therapien

5. Resultate wenig abhängig von:
   – Alter, freies Intervall, Rezeptorstatus
   – Art der Kombinationschemotherapie

im Einzelfall als erstes angewandt werden soll und welche Sequenz der verschieden intensiven und verschieden toxischen Chemotherapien optimal ist.

Problem der Definition der optimalen Chemotherapie

Es besteht noch heute die weit verbreitete Tendenz, jene Chemotherapie als besser oder sogar als optimal zu betrachten, die in randomisierten Studien die höchste Remissionsrate ergibt. Dies erscheint aus zwei Gründen als fragwürdig:

– In zahlreichen kontrollierten und randomisierten Studien hat es sich gezeigt, daß höhere globale Remissionsraten bei einer so heterogenen Erkrankung, wie es das Mammakarzinom darstellt, vielfach nicht mit einer signifikanten Verlängerung der medianen Überlebenszeit korreliert sind. Zudem berücksichtigt die heute übliche Definition der Remission beim metastasierenden Mammakarzinom nicht, daß, wie dies in mehreren Untersuchungen gezeigt werden konnte, die mittlere Überlebenszeit von Patientinnen mit Remission sich nicht signifikant von jenen Fällen unterscheidet, welche sich unter Therapie stationär verhalten [8, 9, 10].
– Eine Steigerung der Remissionsrate wird in der Regel nur mit einer intensiveren und entsprechend toxischeren Chemotherapie im Gesamtkrankengut erzielt. Dies geschieht unter Umständen auf Kosten von Untergruppen, die einer solchen intensiven Ersttherapie für die Induktion einer Remission gar nicht bedürfen und die auch bezüglich Überlebenszeit davon nicht profitieren. Die für das Gesamtkollektiv intensivere Chemotherapie kommt möglicherweise nur einer kleinen Untergruppe zugute, während andere Untergruppen überbehandelt werden.

Diese Problematik randomisierter Studien sei nachfolgend aufgrund der Resultate von fünf Untersuchungen, in welchen Modifikationen von CMP-(VP-)Kombinationen mit CAP-(VP-)Kombinationen verglichen wurden, dargestellt. Tabelle 2 gibt eine Übersicht über die Resultate dieser fünf Studien [12, 14, 23, 31, 37].

Tabelle 2. Vergleich von CMF (VP) mit CAF (VP) beim metastasierenden Mammakarzinom

Autor	Therapie-Vergleich	Zahl Pat.	Remission CR + PR	CR	Zeit bis Prog. (MTE)	Rem. Dauer (MTE)	Mediane Überlebens-Zeit (MTE)
Bull 1978	CMF	40	62	8	$6 \atop 10$ $>$S	8	17
	CAF	38	82	18		10	27
Muss 1978	CMFVP	72	57	11	—	14	20
	CAFVP	76	58	13	—	16	33
Smalley 1980	CMFVP	107	$42 \atop 60$ $>$S	$8 \atop 19$ $>$S	$4,3 \atop 8,0$ $>$S	$5,5 \atop 8,0$ $>$S	14,0 „good 11,0 „poor
	CAF	106					16,7 risk" 13,0 risk"
Carmo-Pereira 1981	CAF	26	65	19	—	12	22
	CAF	25	56	16	—	12	18
ECOG 1982	CMFP	76	53	$5 \atop 17$ $>$S	5,7	6,3	15,8
	CAF	79	53		7,8	11,0	18,6

S = Statistisch signifikant

Betrachtet man die globalen Resultate, so ergeben die fünf Studien trotz einigen signifikanten Unterschieden in der Remissionsrate, in der Zahl der vollständigen Remissionen, in der Zeit bis zur Progression und in der Remissionsdauer bezüglich der globalen medianen Überlebenszeit keine statistisch signifikanten Unterschiede (Tabelle 2).

Analysiert man dagegen bei den zwei größten der fünf Studien, nämlich derjenigen der South West Oncology Group (SWOG) [37] und der Eastern Cooperative Oncology Group (ECOG) [23], die Resultate nach Untergruppen, so ergeben sich in bestimmten Kollektiven sehr wohl signifikante Unterschiede, die allerdings in beiden Studien nicht in die gleiche Richtung gehen.

Die Studie der SWOG zeigt, daß sich die mit dem CAF-Regime erzielte höhere Remissionsrate nur beim loko-regionalen Metastasierungstyp mit oder ohne Knochenmetastasen, ferner bei nodulärer Lungenmetastasierung und bei Weichteilmetastasen mit nachfolgendem Auftreten von Lebermetastasen signifikant auf die mediane Überlebenszeit auswirkt. Bei der ECOG gibt es global bezüglich Remissionsrate nur den Unterschied, daß mit dem CAF-Regime mehr vollständige Remissionen erzielt wurden, ohne daß sich dies auf die mittlere Überlebenszeit auswirkt. Im Gegensatz zur SWOG ergibt die Analyse in Untergruppen bei der ECOG, daß sich das intensivere und toxischere CAF-Schema nur bei Vorliegen von Lebermetastasen auf die mediane Überlebenszeit günstig auswirkt. Das CMFP-Schema ist dagegen beim indolenteren Knochen- und loko-regionalen Metastasierungstyp bezüglich mittlerer Überlebenszeit besser.

Zu ähnlichen Schlußfolgerungen wie die ECOG-Studie gelangt auch die letzte große Studie der SAKK (Schweizerische Arbeitsgruppe für klinische Krebsforschung) [17, 18, 19]. In dieser wurden neben der gleichzeitigen oder sequentiellen Hormon- und Chemotherapie auch drei unterschiedlich intensive Chemotherapien untersucht. Die „milde" Chemotherapie bestand in der oralen Kombination von Leukeran/Methotrexat/5-Fluorouracil/Prednison (lmpf). Die beiden anderen Regime bestanden entweder in Leukeran/Methotrexat i.v./Prednison, alternierend mit 5-Fluorouracil i.v./Oncovin i.v./Prednison (LMP/FVP) oder LMFP alternierend mit Adriamycin. Die Analyse ergab, daß die beiden letztgenannten intensiverren Chemotherapien im direkten randomisierten Vergleich bezüglich Remissionsrate, Remissionsdauer und Überlebenszeit nicht verschieden waren. Sie wurden daher zusammen als „intensive" Therapie der „milden" Behandlung mit lmpf gegenübergestellt. Dabei wurden 216 Patientinnen ausgewertet, die Hormon- und Chemotherapie erhielten.

In Tabelle 3 sind die globalen Resultate der drei Regime zusammengestellt. Sie zeigen, daß die beiden intensiveren Chemotherapien signifikant höhere Remissionsraten, aber keine längere mediane Überlebenszeit ergeben. In Tabelle 4 sind die Resultate der „milden" und der zusammengelegten beiden „intensiven" Chemotherapien nach Alter, Metastasierungstyp und Aktivitätsindex aufgeschlüsselt.

Ähnlich wie die ECOG-Studie zeigt auch die Schweizer Studie, daß nur die prognostisch ungünstigen Untergruppen von den intensiveren Chemotherapien bezüglich mittlerer Überlebenszeit profitieren, obwohl die Remissionsraten mit den intensiven Regime global und auch in allen Untergruppen signifikant höher sind als mit der milden Therapie. Besonders stark wird die mediane Überlebenszeit beim gemischten viszeralen und loko-regionalen Metastasierungstyp, bei dominanter

Tabelle 3. Resultate von 3 unterschiedlich intensiven Chemotherapien beim metastasierenden Mammakarzinom: SAKK 1982 – 406 Pat. (mit gleichzeitiger oder sequentieller Hormontherapie)

| | Remissionsrate | | | Zeit bis Progr. | | Mediane Überlebens- |
	Alle Pat.	HT + CT	HT → CT	HT + CT	HT → CT	Zeit (MTE)
lmfp	26%	30%	20%	21	12	21,5
LMP/FVP	39%	46%	29%	18	10	24,0
LMFP/ADM	41%	48%	31%	19	14	24,5

HT = Hormontherapie
CT = Chemotherapie
lmfp, LMP/FVP, LMFP/ADM: Siehe Text

Tabelle 4. SAKK 1982: 216 Patientinnen mit gleichzeitiger Hormon- und intensiver oder milder Chemotherapie: Resultate in Untergruppen

| | Remissionen | | Mediane Überlebenszeit (Mte) | |
	lmfp	LMP/FVP und LMFP/ADM	lmfp	LMP/FVP und LMFP/ADM
Remission				
CR	10%	20%	} 18	25–29
CR + PR	32%	52% S		
Alter				
< 50	33%	62% S	25	26
50–60	37%	40%	18	19
> 60	28%	57% S	19	33 S
Metastasen				
nur ossär	31%	39%	28	31
ossär + lokal	—	—	26,5	30,5
viszeral + lokal	18%	69% S	8	21,5 S
ossär + viszeral	20%	73% S	12	22,0
Leber (dominant)	—	—	7	20,5 S
Lunge (dominant)	26%	55% S	16	32,5 S
Aktivitätsindex				
0–1	39%	51%	27,5	33,5
2–4	17%	56% S	13,0	22,5 S

S = statistisch signifikant

Lebermetastasierung oder bei dominanter Lungenmetastasierung günstig beeinflußt. Die Schlußfolgerung, daß von den intensiveren Chemotherapien vor allem die prognostisch ungünstigen Untergruppen profitieren, wird auch dadurch gestützt, daß bei Patientinnen mit einem eingeschränkten Aktivitätsindex zwischen 2 und 4 der Überlebensgewinn mit der intensiven Therapie signifikant stärker ist als bei Patientinnen mit einem Aktivitätsindex von 0–1.

Es ließen sich noch zahlreiche andere Beispiele von vergleichenden Chemotherapiestudien aufführen, bei denen eine höhere Remissionsrate nicht mit einer verlängerten mittleren Überlebenszeit und schon gar nicht mit einer verbesserten Lebensqualität korreliert, oder bei denen die globalen Resultate im Vergleich keine Unterschiede zeigen, obwohl die in Untergruppen analysierten Resultate solche Unterschiede aufweisen.

Dies trifft auch auf viele Studien über die kombinierte Hormon- und Chemotherapie zu [9, 11, 15, 21, 30, 33].

So konnte schon die SAKK in einer früheren Studie [9] zeigen, daß bei Patientinnen in der Prämenopause die Kombination von Hormon- und Chemotherapie zu einer um 30% höheren Remissionsrate führt, ohne daß dadurch die mittlere Überlebenszeit signifikant anstieg. Zu einer ähnlichen Schlußfolgerung gelangten zwei andere größere Studien, in denen bei Frauen in der Prämenopause die kombinierte Ovarektomie und Chemotherapie deutlich höhere Remissionsraten ergaben, als der Einsatz der Chemotherapie erst bei Mißerfolg oder Erschöpfung der Hormontherapie, dies aber ebenfalls keinen signifikanten Einfluß auf die Überlebenszeit hatte [1, 25].

Bei postmenopausalen Patientinnen konnte Cocconi et al. [21] zeigen, daß die Kombination von CMF mit Tamoxifen eine signifikant höhere Remissionsrate ergibt als zuerst nur CMF allein, mit Einsatz von Tamoxifen erst später bei Tumorprogression (74% versus 51%). Die Gruppe mit der höheren Remissionsrate wies aber eine – wenn auch statistisch nicht signifikante – kürzere Überlebenszeit auf (78 Wochen versus 111 Wochen).

Die größte bereits erwähnte Studie über Hormon- und Chemotherapie stammt von der SAKK, die bei 406 Patientinnen (109 Frauen in der Prämenopause, 297 in der Postmenopause) die Frage untersuchte, ob die simultane Kombination von Hormon- und Chemotherapie der sequentiellen Anwendung der Chemotherapie erst nach Mißerfolg der Hormontherapie überlegen ist. Prämenopausale Frauen wurden ovarektomiert und erhielten eines der 3 früher erwähnten Chemotherapieregime, postmenopausale Frauen erhielten Tamoxifen entweder mit gleichzeitigem oder mit verspätetem Einsatz der Chemotherapie. Die Resultate sind in Tabelle 5 dargestellt.

Die prämenopausalen Patientinnen zeigen bezüglich Remissionsrate keinen Unterschied, aber bezüglich medianer Überlebenszeit einen Trend zugunsten der kombinierten Hormon- und Chemotherapie, der aber sowohl global als auch bei „low risk"- und „high risk"-Patientinnen statistisch nicht signifikant ist. Bei postmenopausalen Frauen ist die Remissionsrate mit der simultanen Kombination höher, die mediane Überlebenszeit dagegen trendmäßig kürzer als bei sequentieller Anwendung von Hormon- und Chemotherapie. Wertet man die Resultate bei „low risk" und „high risk" postmenopausalen Frauen getrennt aus, so zeigt es sich, daß die mediane Überlebenszeit in der „low risk"-Gruppe bei simultaner Anwendung von Hormon- und Chemotherapie signifikant kürzer ist, nämlich 21,8 Monate, verglichen mit 40 Monaten bei „low risk"-Patientinnen, welche zuerst mit Tamoxifen allein behandelt wurden und die Chemotherapie erst bei Mißerfolg oder Erschöpfung der Tamoxifen-Therapie erhielten. In dieser Risikogruppe wirkt sich somit die simultane Kombination von Hormon- und Chemotherapie trotz höherer Remissionsrate ungünstig auf die Überlebenszeit aus.

Tabelle 5. Simultane vs. Sequentielle Hormono-Chemotherapie beim metastasierenden Mammakarzinom: SAKK 1982: 406 Fälle

	Remission (CR + PR)	Mediane Überlebenszeit (Mte)		
		Alle Pat.	„Low risk"	„High risk"
Prämenopause				
HT + CT	46%	25,3	26,6	24,2
HT → CT	43%	21,0	20,0	20,9
Postmenopause				
HT + CT	40%	23,7	21,8 ⎱>S	23,7
HT → CT	33%	27,5	40,0 ⎰	22,7
Risikogruppe: Alle „Low risk"			32,2	
Alle „High risk"			22,8	
Überlebenszeit je nach HT-Remission			43,4 ⎱>S	
Resultat der HT in Gruppe: HT-Progression			16,1 ⎰	
HT → CT				

S = statistisch signifikant
HT = Hormontherapie
CT = Chemotherapie

Dieses Beispiel zeigt, daß die globalen Ergebnisse einer randomisierten Studie über zwei Therapiemodalitäten bei einer so heterogenen Krankheit, wie es das Mammakarzinom darstellt, sogar ungünstige – also schädliche – Wirkungen eines Therapiearms in bestimmten Untergruppen überdecken können, wenn die Studie nicht ein genügend großes Krankengut umfaßt, um eine solche Untergruppenanalyse durchzuführen.

Bedeutung und Grenzen der Remissionsrate als Erfolgsparameter in Chemotherapiestudien beim metastasierenden Mammakarzinom

Es war ein großer Fortschritt, als Mitte der 50er Jahre der Begriff und die Definition der objektiven meßbaren Tumorrückbildung als verläßlicher Erfolgsparameter in die damals noch junge Onkologie, die in der Prüfung der ersten tumoraktiven Substanzen bestand, eingeführt wurde. Damals wurde erkannt, daß sich die Beurteilung der Wirkungen von Zytostatika nicht oder nicht allein auf so subjektive Begriffe wie „Zustandsbesserung", „Schmerzbesserung" abstützen kann. Es wurde erkannt, daß die meßbare Tumorrückbildung, also die Remission, Voraussetzung einer klinischen Besserung ist, aber im Gegensatz zu letzterer besser gemessen und definiert werden kann. Gleichzeitig mit den Remissionskategorien wurden aber z. B. von Karnofsky [28] auch Kategorien des subjektiven Befindens (Aktivitätsindex) eingeführt. Mit dem Karnofsky-Index wurde der Nutzen eines Zytostatikums schon 1949 nicht nur nach den objektiven Remissionskriterien, sondern auch mit dem subjektiven Befinden und der Qualität der Remission definiert, etwas, das in den nächsten 30 Jahren weitgehend vergessen wurde. Es wurden später einzig die Kategorien der Remissionsbeurteilung übernommen. Diese haben zweifellos weiterhin ihren Wert in Phase-I- und in Phase-II-Studien, wo in erster Linie die objektive Tumoraktivität eines neuen Zytostatikums oder einer neuen Kombination erfaßt und definiert werden muß.

Die unbesehene Übernahme der Remissionskategorien, ergänzt durch die mediane Remissionsdauer oder Dauer bis zur Tumorprogression als praktisch einziges Erfolgskriterium in vergleichenden randomisierten Studien muß heute als sehr fragwürdig bezeichnet werden.

Bei vergleichenden Studien der Phase III geht es nicht mehr nur darum, die durchschnittliche Tumoraktivität zu erfassen, sondern die bessere Therapie zu definieren. Genau das vermag aber der globale Vergleich von Remissionsraten in randomisierten Patientenkollektiven nicht, vor allem dann nicht, wenn es sich um eine so heterogene Krankheit wie das Mammakarzinom handelt. Dies aus folgenden Gründen:

– Bei einer heterogenen Krankheit mit prognostisch sehr unterschiedlichen Untergruppen stellen Remissionsraten, Remissionsdauer und durchschnittliche Zeit bis zur Progression wenig relevante statistische Durchschnittswerte dar, welche es nicht gestatten, die in den einzelnen Untergruppen optimale Therapie zu definieren.
– Die Tumorrückbildung (Remission) im Einzelfall ist zwar weiterhin Voraussetzung dafür, daß es dem Patienten besser geht und daß er eine Chance hat, länger zu leben. In einem Patientenkollektiv bedeuten aber höhere Remissionsraten in vergleichenden Studien keineswegs, daß der Therapiearm mit der höheren Remissionsrate im Einzelfall oder in verschiedenen Untergruppen die bessere Therapie darstellt und auch optimal für die Überlebenszeit ist. Das Gegenteil kann der Fall sein, wie wir dargelegt haben. Höhere Remissionsraten werden zudem häufig mit mehr Nebenwirkungen erkauft, was sich negativ auf die Lebensqualität auswirken kann.
– Höhere Remissionsraten mit toxischeren Kombinationen kommen, wenn sie für alle Patienten angewendet werden, meistens nur einer kleinen Untergruppe zugute, während eine mehr oder weniger große Zahl von Patienten eine nebenwirkungsreichere Therapie für die Erzielung einer Remission zwecks Palliation und Lebensverlängerung gar nicht benötigt.
– Toxischere Behandlungen sollten daher nur für jene Patientenuntergruppen untersucht und definiert werden, welche mit nebenwirkungsärmeren Behandlungen keine objektive und subjektive Besserung zeigen.

Schwieriger zu erklären ist die häufige Beobachtung, daß höhere Remissionsraten nicht mit einer längeren mittleren Überlebensdauer einhergehen, obwohl immer wieder nachgewiesen werden kann, daß Patienten mit Remission länger überleben als solche mit Progression. Für dieses Phänomen können mehrere Gründe verantwortlich sein:

– Die Teilremission, wie sie heute definiert ist, hat einen so geringen Einfluß auf die mittlere Überlebenszeit des Gesamtkrankengutes, daß dies statistisch gar nicht zum Ausdruck kommen kann. Dies wird durch die Beobachtung gestützt, daß mit zunehmender Zahl von *Vollremissionen* auch die mittlere Überlebenszeit des Gesamtkrankengutes meist signifikant ansteigt. Auf der andern Seite konnte aber auch gezeigt werden, daß Patientinnen mit Teilremission beim metastasierenden Mammakarzinom im Mittel nicht signifikant länger überleben, als solche mit stationärem Tumorverhalten.

– Bei einer so unterschiedlich und häufig lange verlaufenden Krankheit wie dem Mammakarzinom, wirkt sich nicht nur die Erstbehandlung, sondern die Sequenz aller während eines Krankheitsverlaufes durchgeführten Therapien auf die Überlebenszeit aus. Der Einfluß einer einzelnen Behandlung auf die Überlebenszeit kann somit nicht oder nur sehr beschränkt erfaßt werden.

– Günstige Wirkungen einer Therapie in einem Behandlungsarm in bestimmten Untergruppen können durch ungünstige Wirkungen in anderen Untergruppen kompensiert werden, wie wir das am Beispiel der kombinierten Hormon- und Chemotherapie bei „low risk" postmenopausalen Frauen nachgewiesen haben.

Schlußfolgerungen für die künftige therapeutische Forschung beim metastasierenden Mammakarzinom

– Auf die weit verbreitete Unsitte, optimale Therapien beim metastasierenden Mammakarzinom mit randomisierten Studien, die ein paar Dutzend Patientinnen umfassen, definieren zu wollen, sollte im Interesse der weiteren Glaubwürdigkeit der klinischen Forschung verzichtet werden.

– Es gibt nur noch wenige sinnvolle Fragestellungen in der Therapie des metastasierenden Mammakarzinoms, die mit vergleichenden randomisierten Studien beantwortet werden können. Solche Studien müssen entweder in viele Untergruppen stratifiziert werden und somit mehrere hundert Fälle umfassen, damit die Wirkungen in den verschiedenen Untergruppen getrennt ausgewertet werden können, oder sie müssen von vornherein für verschiedene prognostische Untergruppen separat durchgeführt werden. Beides bedeutet, daß sinnvolle Studien, die eine echte Verbesserung der Behandlungsresultate und der Lebensqualität beim metastasierenden Mammakarzinom zum Ziel haben, wesentlich schwieriger und komplizierter geworden sind und höhere Anforderungen stellen. So braucht es wahrscheinlich den Zusammenschluß von kooperativen Gruppen, um zu den notwendigen Patientenzahlen zu gelangen, die eine statistisch sinnvolle Auswertung in verschiedenen prognostischen Untergruppen erlauben.

– Trotzdem wir heute zahlreiche prognostische Faktoren beim metastasierenden Mammakarzinom sowohl für das Ansprechen auf die Therapie als auch für die Überlebenszeit definieren können, ist es noch nicht gelungen, prognostisch eindeutig abgrenzbare Risikogruppen zu bilden, wie das etwa bei den malignen Nicht-Hodgkin-Lymphomen der Fall ist. Es müssen mehrere Faktoren berücksichtigt werden, nämlich einmal die Faktoren des Spontanverlaufs (krankheitsfreies Intervall bis zur Metastasierung, Metastasierungstyp, Metastasierungslokalisation, Rezeptorenstatus, Aktivitätsindex); zum andern Faktoren der Vorbehandlung (keine Vorbehandlung, nur adjuvant vorhandelt, hormonal vorbehandelt, hormonal und zytostatisch vorhandelt etc.). Die SAKK hat 1984 für künftige Studien beim metastasierenden Mammakarzinom die in Tabelle 6 aufgeführten 8 Untergruppen

Tabelle 6. Risikogruppen in SAKK-Studien

	Nicht vorbehandelt	Adjuvant vorbehandelt	Vorbehandelt wegen Metastasen	
			keine Anthrazykline	mit Anthrazyklinen
Low Risk	Gruppe A	Gruppe B	Gruppe C	Gruppe D
High Risk	Gruppe W	Gruppe X	Gruppe Y	Gruppe Z

Low Risk:

1. ER+, ER unbekannt
2. Weichteil allein
   Pleura allein
   Knochen allein
   2 der 3 Orte
   Lunge allein (nodulär)

3. Freies Intervall > 2 Jahre
   (wenn adjuvant: > 1 Jahr)
   nach Abschluß
4. Aktivitätsindex 0–1
   Bei Skelettmetastasen genügen
   1 + 2 + 3

definiert: nämlich die 2 Hauptgruppen „low risk" und „high risk" und in jeder Hauptgruppe die 4 Untergruppen „nicht vorbehandelt", „mit adjuvanter Therapie vorhandelt", „ohne Anthrazykline vorbehandelt" und „mit Anthrazyklinen vorbehandelt". Für jede SAKK-Studie beim metastasierenden Mammakarzinom wird definiert, für welche der 8 Patientengruppen sie zur Anwendung gelangt.

– Anstelle weiterer großer randomisierter Studien mit Stratifikation in Untergruppen wäre auch ein Vorgehen denkbar, bei dem man versucht, jene Patientengruppen zu definieren, die auf bestimmte geläufige Therapien nicht oder unbefriedigend ansprechen. Kontrollierte Studien wären dann auf solche Patientenkategorien zu beschränken, solange nicht grundsätzlich neue Zytostatika oder neue Behandlungsverfahren (Immunmodulatoren, monoklonale Antikörper etc.) in die Behandlung des Mammakarzinoms eingeführt werden.

– Da die optimale Palliation, die im Gesamtverlauf bei einer Patientin mit metastasierendem Mammakarzinom erzielt werden kann, nicht nur von der Ersttherapie, sondern von der Sequenz aller Therapien abhängig ist, wäre es sinnvoll, nicht nur die risikoadaptierte optimale Ersttherapie, sondern die optimale Sequenz verschiedener Therapien in unterschiedlichen Risikogruppen zu untersuchen. Studien über die optimale Sequenz verschiedener Chemotherapien sind methodisch allerdings sehr schwierig und auch in gut organisierten kooperativen Gruppen kaum durchzuführen. Es sind denn auch bisher sehr wenige solche Untersuchungen gemacht worden. So konnten Tormey et al. [38] zeigen, daß die Kombination Adriamycin/Vincristin nach CMF oder CMFP in 41% zur Remission führte, dagegen CMF nach Adriamycin/Vincristin nur in 32%. Ob dies aber auch für alle Untergruppen gilt, muß bezweifelt werden. Eine Untersuchung über die sequentielle Intensitätssteigerung der Chemotherapie wurde in einer nichtrandomisierten Studie des Roswell Park Memorial Institute durchgeführt [32]. Diese methodisch sicher angreifbare, aber doch wertvolle Untersuchung kommt zum Schluß, daß wahrscheinlich bei der Mehrzahl der Patientinnen mit metastasierendem Mammakarzinom eine sequentielle Steigerung der Chemotherapie von einer Zweier- auf eine Dreier- und dann auf eine Fünferkombination und schließlich der Einsatz einer Adriblastinkombination zu einer auffallend langen medianen Überlebenszeit von 30,5 Monaten führt. In einer vergleichbaren historischen Kontrollgruppe betrug die mediane Überlebenszeit nur 19,3 Monate. Daneben gibt es sicher eine Untergruppe von Patientinnen mit aggressivem metastasierendem Mammakarzinom, die wahrscheinlich von Anfang an eine sehr intensive und aggressive Chemotherapie benötigt, damit das Leiden in befriedigender Weise unter Kontrolle gebracht werden kann.

– Neben den sog. objektiven Tumorparametern, wie Remissionsrate, Remissionsdauer, Zeit bis zur Tumorprogression und Überlebenszeit sollten zur Erfolgsbeurteilung palliativer Therapien, bei denen auch die subjektive Lebensqualität eine wichtige Rolle spielt, vermehrt die Wirkungen einer neuen Therapie auf das subjektive Befinden der Patienten für die vergleichende Beurteilung herangezogen werden. Es gibt hierfür zahlreiche Möglichkeiten und Modelle der Fremd- und Selbstbeurteilung subjektiver Therapiewirkungen, auf die wir an dieser Stelle nur hinweisen können [2, 3, 20, 26, 28].

Es besteht kein Zweifel, daß wir mit konventionellen randomisierten Therapiestudien beim Mammakarzinom wie auch bei einigen anderen Tumorarten auf entweder methodisch oder durch die notwendigen Patientenzahlen bedingte Grenzen stoßen, die weitere, dringend notwendige Fortschritte zunehmend erschweren. Die unkritische Fortsetzung solcher Studien birgt die Gefahr eines sinnlosen Leerlaufs in sich. Ein kritisches Überdenken der Situation und eine Ausschau nach neuen Möglichkeiten und Horizonten in der künftigen klinischen Forschung ist daher dringend notwendig.

Literatur

1. Ahmann DL, O'Connell JO, Haan RG et al. (1977) An evaluation of early or delayed adjuvant chemotherapy in premenopausal patients with advanced breast cancer undergoing oophorectomy. New Engl J Med 297:356–360
2. Baum M, Priestman T, Jones EM (1977) A comparison of the quality of life in a controlled trial comparing endocrine with cytotoxic therapy for advanced breast cancer. In: Mouridsen HT, Palshof P (eds) Breast Cancer: Experimental and Clinical Aspects. Pergamon Press, Oxford, pp 51–91
3. Beecher HK (1959) Measurements of subjective responses. Oxford University Press, London
4. Band PR, Tormey DC, Bauer M for the ECOG (1977) Induction chemotherapy and maintenance chemo-hormontherapy in metastatic breast cancer. Proc Am Ass Cancer Res 18:228
5. Blumenschein G, Cardenas J, Freireich E, Gottlieb J (1974) FAC chemotherapy for breast cancer. Proc Am Ass Cancer Res 15:193
6. Brambilla C, Valagussa P, Bonadonna G (1978) Sequential combination chemotherapy in advanced breast cancer. Cancer Chemother Pharmacol 1:35–39
7. Broder LE, Tormey DC (1974) Combination chemotherapy of carcinoma of the breast. Cancer Treat Rev 1:183–203
8. Brunner KW, Sonntag RW, Martz G, Senn HJ, Obrecht P, Alberto P (1975) A controlled study in the use of combined drug therapy for metastatic breast cancer. Cancer 36:1208–1219
9. Brunner KW, Sonntag RW, Alberto P, Senn HJ, Martz G, Obrecht P (1977) Combined chemo- and hormonal therapy in advanced breast cancer. Cancer 39:2923–2933
10. Brunner KW (1978) Present status of combination chemotherapy in advanced breast cancer. In: Application of Cancer Chemotherapy. Antibiotics Chemother. Vol 24, Karger, Basel

11. Brunner KW, Cavalli F (1981) Combination endocrine/cytotoxic therapy in breast cancer. In: Stoll BA (Hrsg) Hormonal management in endocrine-related cancer. Lloyd-Luke Med Books, London

12. Bull JM, Tormey DC, Li SH et al. (1978) A randomized trial of Adriamycin versus Methotrexate in combination drug therapy. Cancer 41:1649–1657

13. Canellos GP, Pocock SJ, Taylor SG et al. (1976) Combination chemotherapy for metastatic breast carcinoma. Cancer 38:1882–1886

14. Carmo-Pereira J, Costa FL, Henriques E (1981) Chemotherapy of advanced breast cancer. A randomized trial of vincristine, adriamycin and cyclophosphamide (VAC) versus cyclophosphamide, Methotrexate, 5-fluorouracil and prednisone (CMFP). Cancer 48:1517–1521

15. Carter SK (1981) The interpretation of trials: combined hormonal therapy and chemotherapy in disseminated breast cancer. Breast Cancer Res Treat 1:43–52

16. Carter SK (1976) Chemotherapy of breast cancer: current status. In: Breast Cancer, trends in research and treatment. Raven Press, New York

17. Cavalli F, Beer M, Martz G, Jung WF, Alberto P, Obrecht JP, Mermillod B, Brunner KW (1982) Gleichzeitige oder sequentielle Hormono-Chemotherapie sowie Vergleich verschiedener Polychemotherapien in der Behandlung des metastasierenden Mammakarzinoms. Schweiz Med Wschr 112:774–783

18. Cavalli F, Pedrazzini A, Martz G et al. (im Druck) Randomized trial of 3 different regimens of combination chemotherapy in patients receiving simultaneously a hormonal treatment for advanced breast cancer. European J Canc

19. Cavalli F, Beer M, Martz G, Jungi WF, Alberto P, Obrecht JP, Mermillod B, Brunner KW (1983) Concurrent or sequential use of cytotoxic chemotherapy and hormone treatment in advanced breast cancer: report of the Swiss Group for Clinical Cancer Research. British Med J 286:5–8

20. Coates A, Abraham S, Kaye SB et al. (1983) European organization for research on treatment of cancer. Proceedings of the EORTC Quality of Life Workshop (May 1981), November 1981, June 1982) Eur J Cancer Clin Onc 19:203–208

21. Cocconi G, Cascinelli E et al. (1983) CMF and tamoxifene versus CMF alone in advanced breast cancer. Cancer, 51, 581

22. Cooper R (1969) Combination chemotherapy in hormone resistant breast cancer. Proc Am Ass Cancer Res 10:15

23. Cummings FJ, Gelman R, Horton J, Calman K (1982) Comparison of CMFP with CAF in patients with metastatic breast cancer. Abstract. Proceedings. 13th International Congress, Seattle

24. De Jager R, Kaufman R, Ochoa M, Krakoff IH (1975) Chemotherapy of advanced breast cancer with a combination of cytoxan, adriamycin and 5-FU (CAF). Proc Am Ass Cancer Res 16:273

25. Falkson G, Falkson HC, Glidewell O, Weinberg V, Leone L, Holland JF (1979) Improved remission rates and remission duration in young women with metastatic breast cancer following combined oophorectomy and chemotherapy. A study by Cancer and Leukemia Group B. Cancer (Philad.) 43:2215–2222

26. Fayres PM, Jones DR (1983) Measuring and analysing quality of life in cancer clinical trials: a review. Statistics in Medine 2:429

27. Greenspan E (1966) Combination cytotoxic chemotherapy in advanced disseminated breast cancer. J Mt Sinai Hosp 33:1–27

28. Karnofsky D, Burchenal JH (1949) Clinical evaluation of chemotherapy agents in cancer. In: McLeod CM (ed) Evaluation of Chemotherapeutic Agents. Columbia University, New York, pp 199–205

29. Lloyd RE, Jones SE, Salmon SE, Southwest Oncology Group Members (1975) Phase II trial of adriamycin and cyclophosphamide: a Southwest Group Oncology Pilot Study. Proc Am Ass Cancer Res 16:265

30. Manni A, Trujillo JE, Pearson OH (1980) Sequential use of endocrine therapy and chemotherapy for metastatic breast cancer: effects on survival. Cancer Treat Rep 64:111–116

31. Muss HB, White DR, Richards F et al. (1978) Adriamycin versus Methotrexate in five drug combination chemotherapy for advanced breast cancer. Cancer 42:2141–2148

32. Rosner D (1982) Optimal sequential systemic therapy for increased survival in metastatic breast cancer. Abstract. Proceedings 13[13] International Congress, Seattle

33. Rubens RD, Begent RHJ, Knight RK, Sexton SA, Hayward JL (1978) Combined cytotoxic and progestogen therapy for advanced breast cancer. Cancer 42:1680–1686
34. Smalley RV, Murphy S, Chan YK and Huguley CM (1973) Comparison of two five-drug reimens vs. sequential chemotherapy in metastatic breast carcinoma. Cancer Chemother Rep 57:110
35. Smalley R, Bornstein R (1975) C-A-F treatment of metastatic breast carcinoma. Proc Am Ass Cancer Res 16:265
36. Smalley RV, Murphy S, Huguley CM et al. (1976) Combination versus sequential five-drug chemotherapy in metastatic breast cancer. Cancer Res 36:3911–3916
37. Smalley RV, Carpenter J, Bartolucci A et al. (1977) Comparison of cyclophosphamide, methotrexate, 5-fluorouracil (CAF) and cyclophosphamide, methotrexate, 5-fluorouracil, vincristine, prednisone (CMFVP) in patients with metastatic breast cancer. Cancer 40:625–632
38. Tormey DC, Gelman R, Band P, Carbone P (1980): Comparison of single to alternating combination therapy in metastatic breast cancer. Am Ass Cancer Res (Abstract) 171
39. Young RC, Lippman M, DeVita TV, Bull J, Tormey D (1977) Perspectives in the treatment of breast cancer: 1976. Ann intern Med 86:784–798

AIO-Studien zur Behandlung des metastasierenden Mammakarzinoms

K. Possinger, W. Wilmanns

Bei Patientinnen mit metastasiertem Mammakarzinom ist die Therapiestrategie klar auf eine prognoseorientierte, patientenspezifische Behandlung ausgerichtet. Art und Intensität der Chemotherapie müssen jeder Patientin individuell angepaßt werden. Die Therapiestrategien der AIO versuchen zu klären, welche Chemotherapieprotokolle anzuwenden sind, um den Patientinnen möglichst lang eine hohe Lebensqualität zu erhalten und die Chance auf eine Überlebenszeitverlängerung zu bieten.

Drei verschiedene Therapiekonzepte sollen unter diesen Gesichtspunkten (Lebensqualität und Überlebenszeitverlängerung) überprüft werden:

- Der Wert einer kurzdauernden, intensiven, kombinierten Hormon- und Zytostatikatherapie zu einem frühen Zeitpunkt der Tumorausbreitung bei Patientinnen mit günstigen Prognosekriterien.
- Der Wert des Einsatzes einer sofortigen Chemotherapie nach Ausschöpfung hormoneller Therapiemaßnahmen bei Krankheitsprogredienz und fehlenden tumorbedingten Beschwerden im Vergleich zum verzögerten Chemotherapieeinsatz beim Auftreten von tumorspezifischen Beschwerden.
- Der Wert von zytostatischen Monochemotherapien im Vergleich zu Polychemotherapien
  a) bei Patientinnen mit günstigen Prognosekriterien nach abgeschlossener Hormontherapie als „first-line" Therapie und
  b) bei Patientinnen mit ungünstigen Prognosekriterien als zytostatische „second-line" Therapie.

Um den Sinn der Therapiekonzepte näher zu erläutern, soll zunächst beispielhaft auf die Behandlungsergebnisse von Patientinnen mit metastasiertem Mammakarzinom, die von 1978 bis 1985 in unserer Klinik gemäß spezifischer Therapiekontrolle, stratifiziert nach günstigen und ungünstigen Prognosekriterien, behandelt wurden, eingegangen werden.

Als Prognosefaktoren wurden das Zeitintervall zwischen Primäroperation und Fernmetastasierung, die Metastasierungslokalisation, der Steroidrezeptorgehalt der Tumorzellen und die körperliche Leistungsfähigkeit gewertet. Um die Zuordnung zur Gruppe mit günstigen oder ungünstigen Prognosekriterien zu erleichtern, entwickelten wir ein spezielles Punktesystem (Tabelle 1).

Wie erwartet, überleben Patientinnen mit günstigen Prognosekriterien vom Zeitpunkt der systemischen Therapie an gerechnet signifikant ($p < 0,05$) länger, als Patientinnen mit ungünstigen Prognosekriterien (Abb. 1).

Tabelle 1. Therapieabfolge bei Patientinnen mit metastasiertem Mammakarzinom

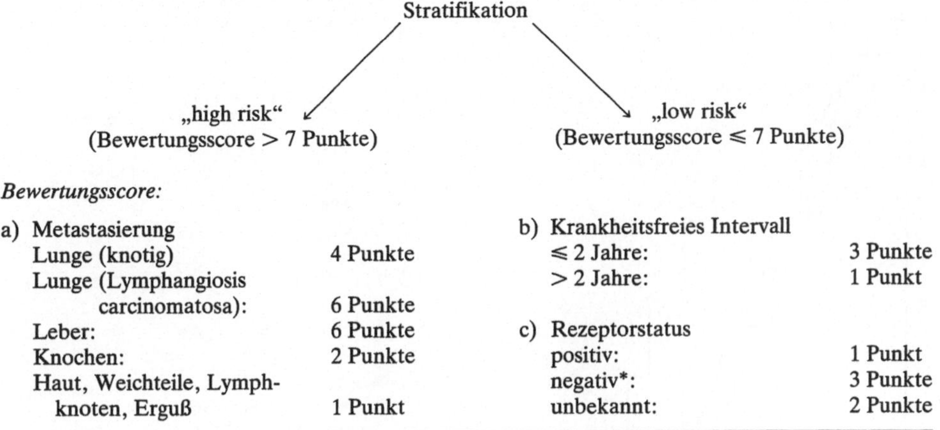

Bewertungsscore:

a) Metastasierung
   Lunge (knotig)   4 Punkte
   Lunge (Lymphangiosis
          carcinomatosa):   6 Punkte
   Leber: 6 Punkte
   Knochen: 2 Punkte
   Haut, Weichteile, Lymph-
          knoten, Erguß   1 Punkt

b) Krankheitsfreies Intervall
   ≤ 2 Jahre: 3 Punkte
   > 2 Jahre: 1 Punkt

c) Rezeptorstatus
   positiv: 1 Punkt
   negativ*:   3 Punkte
   unbekannt: 2 Punkte

* Ein negativer Rezeptorstatus excludiert auf jeden Fall von einer Hormontherapie

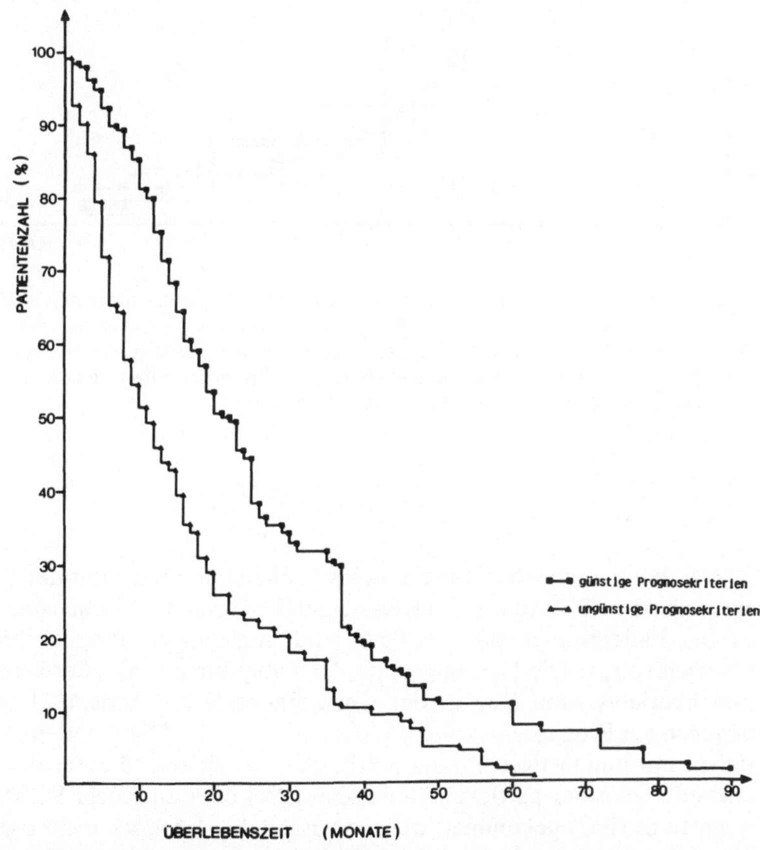

Abb. 1. Überlebenszeit von Patientinnen mit günstigen (n = 237) und ungünstigen (n = 238) Prognosekriterien, gerechnet vom Beginn der Chemotherapie an

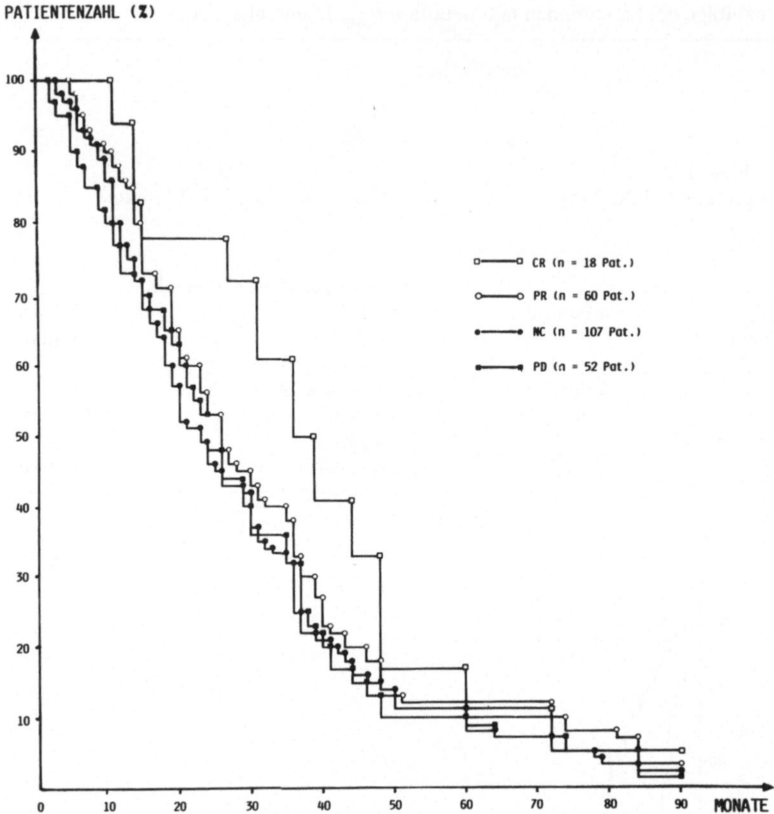

Abb. 2. Überlebenszeit von Patientinnen mit günstigen Prognosekriterien (n = 237), gerechnet vom Beginn der Chemotherapie an in Abhängigkeit vom Ansprechen auf die erste zytostatische Therapiemaßnahme. Patientinnen mit CR überleben signifikant (p < 0,05) länger als Patientinnen mit PR, NC oder PD. CR = komplette Remission, PR = partielle Remission, NC = Tumorwachstumsstillstand, PD = fortschreitendes Tumorwachstum

Von den systemischen Behandlungsmaßnahmen zeigte nur der Erfolg der ersten zytostatischen Therapie einen Einfluß auf die Gesamtüberlebenszeit. Dieser Einfluß ist bei Patientinnen mit günstigen und ungünstigen Prognosekriterien deutlich unterschiedlich: Die Gesamtgruppe der Patientinnen mit günstigen Prognosekriterien überlebte vom Beginn der Chemotherapie an median 24 Monate, die mit ungünstigen Prognosekriterien 15 Monate (Abb. 2). Die Überlebenszeit der Patientinnen mit ungünstigen Prognosekriterien, bei denen es unter der Chemotherapie entweder zu einer partiellen Remission (PR) oder zu einem Stillstand des Tumorwachstums (NC) gekommen war, unterschied sich jedoch nicht signifikant von der Überlebenszeit der Patientinnen, bei denen die primäre Chemotherapie keine Beeinflussung der Tumorausbreitung (PD) bewirkte (PR: mediane Überlebenszeit

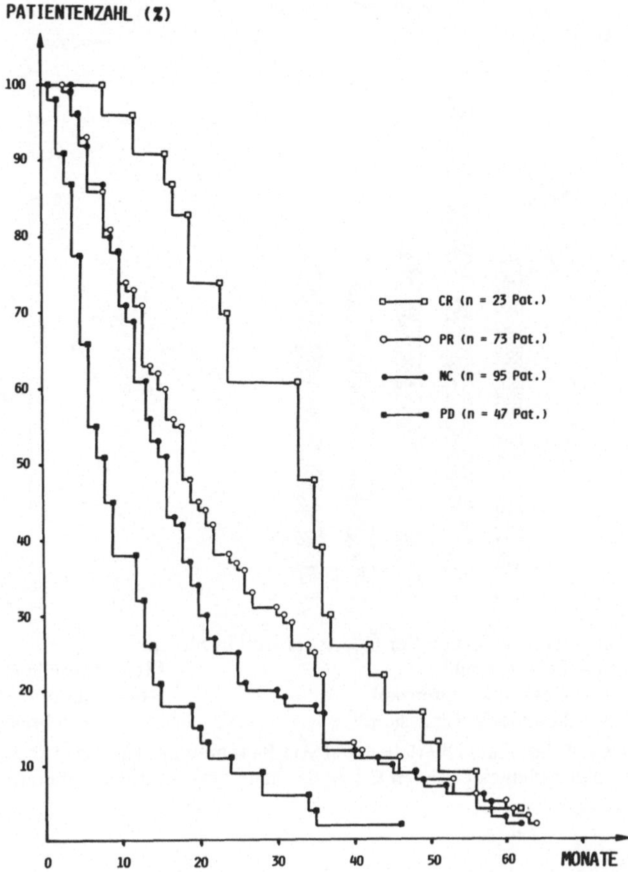

Abb. 3. Überlebenszeit von Patientinnen mit ungünstigen Prognosekriterien (n = 238), gerechnet vom Beginn der Chemotherapie an in Abhängigkeit vom Ansprechen auf die erste zytostatische Therapiemaßnahme. Die Überlebenszeiten von Patientinnen mit PR und NC unterscheiden sich nicht signifikant voneinander. Patientinnen mit PD überleben signifikant kürzer (p < 0,05) als Patientinnen mit PR und NC; Patientinnen mit CR überleben signifikant länger als Patientinnen mit PR oder NC (p < 0,05). CR = komplette Remission, PR = partielle Remission, NC = Tumorwachstumsstillstand, PD = fortschreitendes Tumorwachstum

(mÜLZ) = 26 Monate, NC: mÜLZ = 23 Monate, PD: mÜLZ = 24 Monate); lediglich Patientinnen, die eine komplette Remission erreichten, überlebten signifikant (p < 0,05) länger (CR: mÜLZ = 37,5 Monate); allerdings war die Anzahl der Patientinnen, die durch eine konventionelle Polychemotherapie in eine komplette Remission gebracht wurden, relativ gering (18 von 237 Patientinnen). Aufgrund dieser Ergebnisse scheint die konventionelle zytostatische Therapie bei dieser Patientengruppe quod ad vitam keine wesentliche Beeinflussung zu bedingen.

Anders ist die Situation bei Patientinnen mit ungünstigen Prognosekriterien (Abb. 3): Patientinnen mit primärer Tumorprogression überleben signifikant (p < 0,05) kürzer (mÜLZ = 8 Monate) als Patientinnen, die eine partielle Remission oder einen

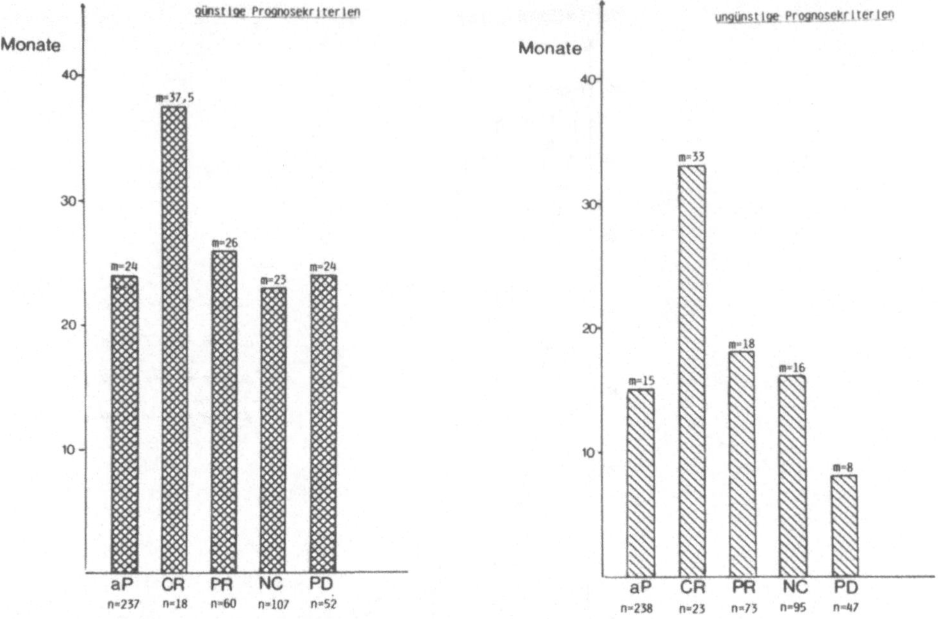

m = mediane Dauer der Überlebenszeit in Monaten
n = Patientenzahl
aP = Gesamtpatientenzahl
CR = komplette Remission

PR = partielle Remission
NC = Tumorwachstumsstillstand
PD = fortschreitendes Tumorwachstum

Abb. 4. Mediane Überlebenszeit von Patienten mit günstigen ▨ und ungünstigen ▨ Prognosekriterien in Abhängigkeit vom Erfolg der ersten zytostatischen Therapiemaßnahme (WHO-Kriterien)

Tumorwachstumsstillstand erreichen (mÜLZ = 18 Monate resp. 16 Monate); Patientinnen mit kompletter Remission überleben am längsten (mÜLZ = 33 Monate). Die Abb. 4 gibt noch einmal die medianen Überlebenszeiten und Patientenzahlen auf einen Blick wieder.

<u>Fazit</u>: Bei Patientinnen mit günstigen Prognosekriterien scheinen lediglich die Patienten, die eine komplette Remission unter Chemotherapie erreichen, von der Behandlung quod ad vitam zu profitieren. Da die Möglichkeit, eine komplette Remission zu erzielen, um so größer ist, je geringer die Tumormasse ist, muß die Therapie zum frühesten Zeitpunkt des Nachweises von lokal nicht mehr beherrschbaren Fernmetastasen einsetzen. Da weiterhin komplette Remissionen in der Regel bereits nach kurzer Behandlungsdauer, d. h. nach 2- oder 3monatiger Chemotherapie auftreten, ist beabsichtigt, die intensive zytostatische Therapie zeitlich zu limitieren. Die höchsten kompletten Remissionsraten, die in jüngster Zeit bei Patientinnen mit metastasiertem Mammakarzinom berichtet wurden, konnten durch eine leukozytennadiradaptierte zytostatische Induktionstherapie mit Vindesin, 4'-Epidoxorubicin und Cyclophosphamid kombiniert mit Medroxyprogesteronazetat, erzielt werden. Die hohe Zahl an komplexen Remissionen war allerdings nur bei solchen Patientinnen zu erreichen, die nicht zytostatisch vorbehandelt waren und somit auch keine adjuvante zytostatische Therapie erhalten hatten.

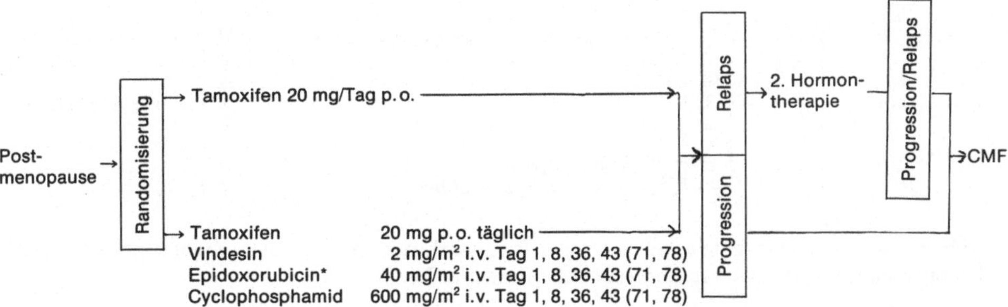

* Kurzinfusion (20')

Abb. 5. Behandlungsstrategie: low risk. Rezeptorstatus positiv/unbekannt

Es soll jetzt überprüft werden, inwieweit eine frühzeitige, zeitlich limitierte, intensive zytostatische und hormonelle Kombinationschemotherapie, bestehend aus Vindesin, 4'-Epidoxorubicin, Cyclophosphamid und Tamoxifen, bei postmenopausalen Patientinnen mit günstigen Prognosekriterien die Überlebenszeit zu verlängern vermag und wie die Lebensqualität während des gesamten Krankheitsablaufs durch diese primäre Therapiemaßnahme beeinflußt wird (Abb. 5). Postmenopausale Patientinnen mit günstigen Prognosekriterien und positivem oder unbekanntem Hormonrezeptorstatus sollen in zwei Gruppen randomisiert werden: Die eine Gruppe erhält eine konventionelle Antiöstrogentherapie mit 2 × 10 mg Tamoxifen/ Tag p.o. bis zum Zeitpunkt der Tumorprogression oder des Tumorrelapses; die andere Patientinnengruppe erhält zusätzlich zur Tamoxifentherapie (2 × 10 mg Tag/ p.o.) eine intensive leukozytennadiradadptierte Chemotherapie mit 3 mg/m² Vindesin i.v. an den Tagen 1, 8, 36 und 43, 40 mg/m² 4'-Epidoxorubicin ebenfalls an den Tagen 1, 8, 36, 43, und 600 mg/m² Cyclophosphamid i.v., wiederum an den Tagen 1, 8, 36 und 43. Ein dritter Therapiezyklus soll an den Tagen 71 und 78 angeschlossen werden, sofern noch Karzinomgewebe vorhanden ist, das sich allerdings gegenüber der Ausgangssituation um mehr als 70% verringert haben muß. Die Tamoxifentherapie wird zusammen mit der zytostatischen Therapie eingeleitet und schließlich bis zur Tumorprogression oder bis zum Relaps fortgeführt. Die Stratifikation der Patientinnen soll nach Art und Anzahl der karzinomatös infiltrierten Organe und nach dem Leistungsindex vor Therapie erfolgen. Die weitere Behandlungsabfolge beinhaltet bei primärer Progression das Umsetzen auf eine CMF-Therapie und bei einem Relaps den Versuch einer zweiten hormonellen Therapiemaßnahme. Studienziel ist die Evaluierung der Überlebenszeiten der Patientinnen in beiden Behandlungsarmen und die Ermittlung der Lebensqualität.

Das zweite Behandlungskonzept, das im Rahmen der AIO überprüft werden soll, bezieht sich ebenfalls auf die Patientinnengruppe mit günstigen Prognosekriterien (Abb. 6). Nach Abschluß hormontherapeutischer Maßnahmen soll bei Patientinnen ohne tumorspezifische Beschwerden folgendermaßen vorgegangen werden: Durch Randomisation werden zwei Gruppen gebildet: Die eine Patientengruppe wird dann sofort zytostatisch (CMF- oder AC-Schema) therapiert, während die andere Gruppe erst dann behandelt wird, wenn tumorspezifische Symptome (z.B. Schmerzen,

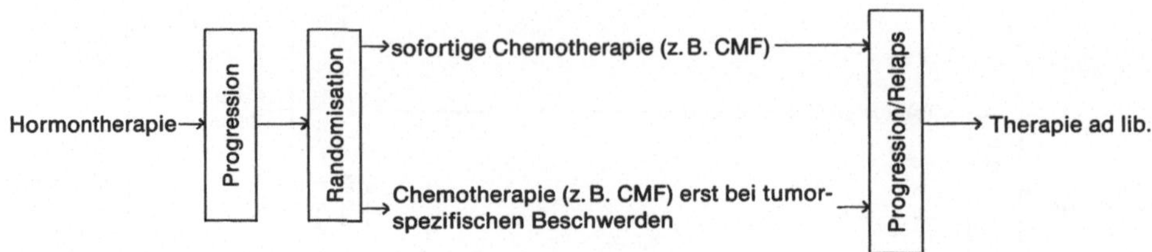

Abb. 6. Behandlungsstrategie bei günstigen Prognosekriterien, nach Ausschöpfung hormoneller Therapiemaßnahmen, ohne tumorspezifische Beschwerden

Atemnot, Leberinfiltration) dazu zwingen. Die Stratifikation der Patientinnen erfolgt nach Art und Zahl der karzinomatös infiltrierten Organe, nach der vorangegangenen Therapie und nach dem Leistungsindex. Studienziel ist die Ermittlung der Überlebenszeiten und der Überlebensqualität der Patientinnen in den einzelnen Behandlungsarmen.

Das dritte Behandlungskonzept (Abb. 7) überprüft den Wert von zytostatischen Monotherapien und Polychemotherapien einerseits bei postmenopausalen Patientinnen und günstigen Prognosekriterien als erste zytostatische Behandlungsmaßnahme nach Ausschöpfen hormoneller Therapiemaßnahmen und andererseits bei Patientinnen mit ungünstigen Prognosekriterien als zweite zytostatische Therapiemaßnahme. Auch hierbei wird wiederum der Aspekt der Überlebenszeitbeeinflussung und der Lebensqualität überprüft. Da Zytostatika der Anthrachinongruppe die höchsten Remissionsquoten induzieren, sollen folgende Therapiemodalitäten randomisiert verglichen werden: die wöchentliche Gabe von 20 mg Doxorubicin i.v. im Vergleich zur Kombination von 40 mg/m^2 Doxorubicin i.v. am Tag 1 und 200 mg/m^2 Cyclophosphamid p.o. an den Tagen 3–6 mit Wiederholung der Therapie in 3wöchentlichen

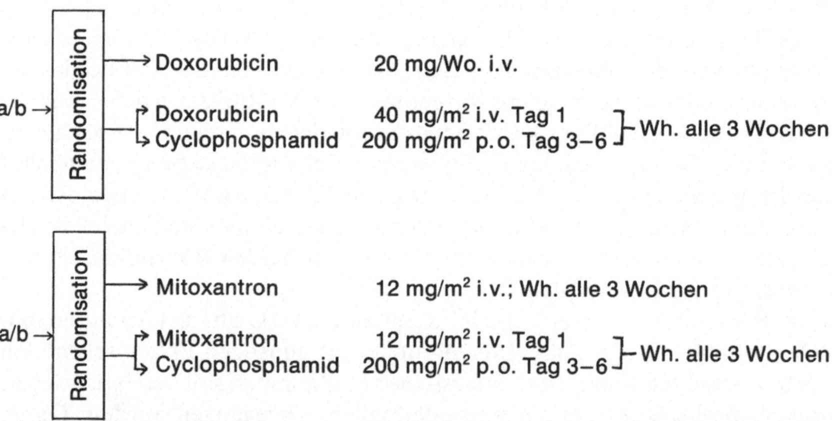

Abb. 7. Monotherapie versus Kombinationschemotherapie. a) Günstige Prognosekriterien, nach Ausschöpfung hormoneller Therapiemaßnahmen; b) als zweite zytostatische Behandlungsmaßnahme

Abständen oder die 3wöchentliche Gabe von 12 mg/m^2 Mitoxantron i.v. im Vergleich zur kombinierten Gabe von 12 mg/m^2 Mitoxantron i.v. am Tag 1 und 200 mg/m^2 Cyclophosphamid p.o. an den Tagen 3–6. Die Stratifikation der Patienten soll wiederum nach Art und Anzahl der infiltrierten Organsysteme, nach der vorangegangenen Therapie und nach dem Performance-Status erfolgen.

Insgesamt zielen die dargelegten Behandlungsstrategien darauf ab, bei einem Tumor, der im fortgeschrittenen, metastasierten Stadium derzeit keine Heilungschance bietet, durch eine prognoseorientierte, patientenadaptierte Therapie eine Ausgewogenheit zwischen möglicher Lebenszeitverlängerung und Lebensqualität herzustellen. Die zitierten Strategien sollen insbesondere einen Beitrag dazu leisten von der „remissionsquotenorientierten" Chemotherapie wegzuführen und hinzuleiten zu einer „überlebenszeitorientierten" Behandlungsführung.

Zur Frage der Erhaltungstherapie bei Patientinnen mit metastasierendem Mammakarzinom in Remission

G. A. Nagel, H.-E. Wander, H.-H. Bartsch, J.-H. Beyer, W. Holtkamp, D. Meyer, P. Schuff-Werner, C. Unger

Fragestellung

Obwohl sich bei der Behandlung von Patientinnen mit fortgeschrittenem metastasierendem Mammakarzinom die Frage, wie therapeutisch bei Erreichen einer stabilen Remission verfahren werden soll, immer wieder stellt, gibt es bis heute keine systematischen Untersuchungen zum Thema der Erhaltungstherapie.

Dabei wäre es für die Erhaltung einer guten Lebensqualität in der Remission bedeutungsvoll, wenn bei Beschwerdefreiheit auf eine aggressive, nebenwirkungsreiche Chemotherapie verzichtet werden könnte.

Die AIO* hat deswegen beschlossen, diesem Problem in einer prospektiven multizentrischen Studie nachzugehen (AIO-Protokoll MC 2/85). Hier sollen Grundlagen und Aufbau dieser Studie, Literaturdaten und eigene Erfahrungen zum Thema dargestellt werden. In das Protokoll werden aus Gründen der Auswertbarkeit nur Patientinnen mit zytostatisch induzierter Vollremission (CR) aufgenommen.

Grundlagen

Metastasierende Mammakarzinome sind nicht kurabel. Dennoch gehören sie zu den soliden Tumoren mit hoher Chemosensibilität. Zytostatikakombinationen sind wirksamer als Einzelsubstanzen [17]. Am häufigsten eingesetzt werden die nicht kreuzresistenten CMF- und anthrazyklinhaltigen Kombinationen. Das CMF-Schema führt in ca. 50% zu objektiven Remissionen, während mit anthrazyklinhaltigen Kombinationen, wie VAC oder FAC, bei zytostatisch unvorbehandelten Patientinnen objektive Remissionen bis zu 70% erreicht werden können [8, 40].

Als komplett werden Remissionen (CR) bezeichnet, wenn im Abstand von wenigstens vier Wochen zweimal keine Krankheitszeichen nachzuweisen sind [43]. Unabhängig von der Zytostatikakombination werden CR durchschnittlich zu 10–15% erreicht [7, 17, 22]. Einzelne Studienergebnisse lassen vermuten, daß sich die Remissionsrate mit aggressiveren Zytostatikakombinationen auf 25–30% anheben läßt [18, 41].

---

* Arbeitsgemeinschaft für Internistische Onkologie der Deutschen Krebsgesellschaft

Den Tabellen 1 und 2 sind genauere Angaben zu Remissionsziffern und Remissionsdauern bei verschiedenen Therapieschemata zu entnehmen.

Als Dauer einer kompletten Remission gilt der Zeitraum vom Eintritt der Remission bis zum nachgewiesenen Rezidiv [43]. Komplette Remissionen können wenige Wochen bis über zwei Jahre hinaus andauern. Im Durchschnitt hält die CR 12 Monate an [4, 13, 17].

Tabelle 1. Remissionsraten und Remissionsdauern von kompletten Remissionen in Sammelstatistiken

Autor/Jahr	Total Patientinnen	CR %	MRD Monate	Erhaltung
Fischer et al., 1982	647	4,2	< 24	Variabel, meist Dauertherapie
Decker et al., 1979	438	11,0	13,5–19	Meist 2 Jahre volle Dosis
Legha et al., 1979	619	19,0	17	Meist 2 Jahre volle Dosis
Henderson et al., 1980	1258	14,0	8–10	?

CR = komplette Remission; MRD = mittlere Remissionsdauer; ADR = Adriamycin

Tabelle 2. Remissionen, Remissionsdauer und Erhaltungstherapie bei verschiedenen Chemotherapiestudien

Autor/Jahr	CT	Total Patientinnen	CR %	MRD Monate	Erhaltung
Henderson et al., 1981	Super-CMF-CF-ADR	55 (66)	27	24,5 CR	Volldosis 15 Monate
Falkson et al., 1985	FAC	162	23	11,4 PR+CR	Volldosis bis PD
Brambilla et al., 1976	CMF	53	11	8 CR	Volldosis bis PD
	AV	52	15,3	8,5 CR	CMF bis PD
Salmon et al., 1979	CMF	186	10	7 PR+CR	Volldosis bis PD
	FAC	44	14	9 PR+CR	CMF bis PD
	AC	51	20	12 PR+CR	FOMM bis PD
	VAC	32	28	22 PR+CR	CMF bis PD
Cocconie et al., 1983	CMF	71	9	11 PR+CR	Volldosis bis PD
	CMF+T	62	13	12 PR+CR	Volldosis bis PD
Muss et al., 1978	CMFVP	72	11	16 CR	cross over, Volldosis
	CAFVP	76	13	21,7 CR	bis PD
Mattson et al., 1979	VAC	31	23	18+ CR	alle 6 Wochen bis
	VACM-CF	33	27	13+ CR	max. 2 Jahre
Bull et al., 1978	CMF	40	7,5	8 PR+CR	Volldosis bis PD
	CAF	38	18	10 PR+CR	Volldosis bis PD (cross over)

CMF = Cyclophosphamid/Methotrexat/5-Fluorouracil; CF = Citrovorum Faktor; FAC = 5-Fluorouracil/Adriamycin/Cyclophosphamid; AV = Adriamycin/Vincristin; VAC = Vincristin/Adriamycin/Cyclophosphamid; T = Tamoxifen; CMFVP = Cyclophosphamid/Methotrexat/5-Fluorouracil/Vincristin/Prednison; PR = Partielle Remission; PD = Progressive Disease, Rezidiv; FOMM = 5-Fluorouracil/Oncovin/Methotrexat/Mitomycin

Das Erreichen einer CR scheint unabhängig von Alter, Menopausenstatus, Metastasierungstyp, Hormonrezeptorstatus, krankheitsfreiem Intervall oder hormoneller Vorbehandlung zu sein. Die Rate von CR ist jedoch höher für die Kombinations- als Monochemotherapie. Eine Überlegenheit eines der gängigen Therapieschemata (CMF, VAC, FAC, CA) bezüglich CR-Raten und -Dauern konnte bisher nicht belegt werden [13, 17, 20, 21, 22, 38]. Eine CR wird in der Regel nur beim ersten Chemotherapieversuch und nicht bei primärer Chemotherapieresistenz mit Substanzkombination zweiter oder dritter Wahl erreicht [17].

Rezidive, die sich in den meisten Fällen zuerst wieder an den bereits zuvor befallenen Organen manifestieren [7, 13, 22], treten früher bei hormonrezeptornegativen, rasch proliferierenden Tumoren mit bevorzugt viszeraler Metastasierung auf, während ein positiver Hormonrezeptorstatus, kutane und ossäre Metastasierung sowie ein niedriger Thymidin-labeling-Index auf eine längere Remissionsdauer hinweisen [3, 26, 33, 34].

In gleicher Weise scheinen sich die genannten Parameter auf die Überlebenszeit auszuwirken [14, 20, 23, 36, 37, 38]. Responder leben signifikant länger als Nonresponder [1, 4, 14, 38, 39]. Dennoch ist umstritten, ob die längere Überlebenszeit der Responder auf Therapieeffekte zurückzuführen ist. Es finden sich sowohl Hinweise, daß die Überlebenszeit von Patientinnen mit metastasierendm Mammakarzinom trotz erfolgreicher temporärer Metastasenrückbildung unter Chemotherapie nicht beeinflußt wird [28], wie solche auf verbesserte Überlebenszeit unter Kombinations- (nicht Mono-)chemotherapie [29].

Rossof [30] berichtete über eine randomisierte Studie, in der prämenopausale Patientinnen, die auf eine Ovarektomie angesprochen hatten, entweder mit dem CMF-Schema weiterbehandelt wurden oder keine Therapie erhielten. Eine Progression war zwar in der Kontrollgruppe signifikant eher nachzuweisen (6.1 versus 17.5 Monate), die Überlebenszeit unterschied sich jedoch nicht (40.4 versus 41.3 Monate). Dennoch gibt es Hinweise, daß zumindest Patienten mit schlechter Prognose von der Chemotherapie profitieren. So wurde beschrieben, daß sich die Überlebenszeit von Respondern und Nonrespondern mit viszeraler Metastasierung um 14 Monate im Gegensatz zu 5 Monaten bei ossärer Manifestation unterschied [12]. Auch bestehen Unterschiede von mehreren Monaten in der Überlebenszeit zugunsten von Patienten, die mit einer Zytostatikakombination behandelt wurden im Gegensatz zur Monotherapie [16].

Bisher nicht untersucht wurde, in welcher Weise nach Eintritt einer CR verfahren werden soll. In der Regel wird bis zur Progression, wenigstens aber 2 bis 3 Jahre, unverändert weiterbehandelt [1, 2, 15, 19, 27, 31, 32], wie dies auch aus den Tabellen 1 und 2 hervorgeht. Bezeichnend ist, daß häufig überhaupt keine Angaben gemacht werden [6, 9, 22, 24, 39].

Nach heutiger Auffassung bestehen Mammakarzinome aus Zellpopulationen [35, 42], die – z. B. aufgrund unterschiedlicher Hormonsensibilität – auch unterschiedlich auf hormonelle oder zytostatische Therapieformen ansprechen. Wenn komplette Remissionen induziert werden können, treten sie in der Regel innerhalb weniger Therapiemonate auf. Ist nach spätestens sechs Monaten keine CR erreicht worden, ist mit ihr kaum noch zu rechnen [11, 41]. Daraus kann gefolgert werden, daß im weiteren Verlauf der Therapie nur noch resistente Zellinien behandelt werden. Sinnvoll wäre demnach eine Therapieunterbrechung oder ein Wechsel auf eine nicht kreuzresistente Zytostatikakombination. Für ein Absetzen sprechen auch Ergebnisse einer Phase-II-Studie, innerhalb der nach Erreichen einer CR mittels aggressiver Induktionsbehandlung die Therapie ersatzlos abgesetzt wurde. Die Remissionsdauern unterschieden sich nicht von den bisher mitgeteilten unter kontinuierlicher Behandlung [41].

Aufgrund der oben beschriebenen Situation darf in Analogie zur Behandlung von akuten Leukämien und Hodgkin-Lymphomen davon ausgegangen werden, daß eine Chemotherapie abgesetzt werden darf, wenn eine CR eingetreten ist, zumal dies eine verbesserte Lebensqualität der Patientin im therapiefreien Intervall zur Folge hätte.

Eigene Erfahrungen

Da, wie oben ausgeführt, bisher keine Daten vorliegen, die das Weiterführen der Chemotherapie in der Vollremission notwendig erscheinen lassen, haben wir seit einigen Jahren auf eine Erhaltungstherapie verzichtet, die Patientinnen bis zum Rezidiv engmaschig kontrolliert und dann in der Regel wieder mit der initial verwendeten Chemotherapie den Versuch einer Re-Induktion gemacht.

In der Tabelle 3 finden sich die zur Beurteilung von Prognose und Therapieergebnis wichtigsten Angaben über 28 Patientinnen, die im Rahmen von vier von uns durchgeführten prospektiven Phase-II-Studien eine CR erlebten. Alle Patientinnen waren zytostatisch nicht vorbehandelt worden. In den Studien VAC und MMM wurde nach Absetzen der Chemotherapie keine, in den Studien VAC-MPA, VEC-MPA (Doublette) eine Erhaltungstherapie mit MPA 1000 mg während 12 Monaten durchgeführt. Wegen der zu kurzen Laufzeit der VEC-MPA-Studien können für sie noch keine mittleren Remissionsdauern angegeben werden. Für die restlichen 19 Patientinnen beträgt die mittlere 17 und die mediane Remissionsdauer 16 Monate, was im Bereich dessen liegt, was, wie oben angegeben, in anderen Studien mit Erhaltungstherapie erzielt wurde. Bei allem Vorbehalt gegenüber einem Vergleich der eigenen mit historischen Daten dürfte der fehlende Unterschied zusätzlicher Rechtfertigungsgrund sein, die prospektive vergleichende Studie durchzuführen.

Prospektive Studie

Den Aufbau der zur Zeit laufenden AIO-Studie gibt die Abb. 1 wieder. Patientinnen ungünstiger Prognose, bei denen die Indikation zu einer Zytostatikabehandlung gestellt wird, werden bis zum Eintritt der kompletten Remission mit Zytostatika behandelt. Es steht dann zur Wahl, ob die Patientin im Therapiearm A mit Zytostatika weiterbehandelt oder im Therapiearm B ohne Gabe einer Erhaltungstherapie bis zum Rezidiv weiter beobachtet wird. Im Rezidiv würde im Fall B die Induktionsbehandlung wieder aufgenommen, im Fall A auf eine alternative Chemotherapie umgestellt werden. Die Folgetherapie bei weiteren Rezidiven wird dann freigestellt. Weiterhin registriert werden jedoch die Remissionsdauern unter weiteren Behandlungsformen sowie die relevanten Lebensdaten bis zum Tod. Mit dieser Studie hoffen wir, folgende Fragen beantworten zu können:

Tabelle 3. Charakteristika von 28 Patientinnen in kompletter Remission aus vier Phase-II-Studien

Alter	Metast. Typ	DFI Monate	Rezeptor-status	Therapie	Zahl Zyklen	Response Dauer Monate	Erhaltungstherapie Bemerkungen	Monate ohne Erhaltungs-therapie
43	3	20	−	VAC	4	16	−	11
46	6	26	+	Tam, PR, VAC, MPA	5	22	MPA 12 Mon.	18
57	3/4	17	?	VAC	6	18	−	12
61	1/2	32	?	Tam, P, VAC	4	14	−	11
62	2/3	0	−	VAC	3	8	+ in CR, Hirnmetast.	5
29	1/3	6	−	MMM	4	16	− (Bio)	9
35	1/4	4	−	VAC × 2, PR	7	18	−	8
48	6	30	+	Tam, PR, MMM	5	10	− (Bio) + Hirnmetast.	3
53	1/3	6	−	MMM	6	14	− (Bio)	6
38	1/2	12	−	VAC MPA „Doublette"	3 DZ	26	−	22
49	1/2/3	0	−	"	"	18	(−) 6 Mon. Tam 20 mg	15
25	3	6	−	"	"	33+	−	30
69	6	31	−	"	"	14	6 × LMF, dann CMM	−
39	6	1	−	"	"	5	MPA 1000	−
60	1	41	−	"	"	8	„ (inflamm.)	−
41	6	20	−	"	"	34	„	−
42	6	9	−	"	"	6	„ (inflamm.)	−
46	6	14	−	"	"	39+	„	−
47	3	14	−	"	"	10	„	−
46	6	17	+	VEC MPA „Doublette"	2,5	14+	−	12
44	2	8	−	"	3	9+	MPA 1000	−
47	1	46	+	"	"	8+	„ (inflamm.), LK	−
49	6	17	?	"	"	6	„ (Hirnmetast.)	−
42	3	16	+	"	"	11+	„	−
45	6	5	−	"	"	10+	„	−
47	4	68	?	"	"	14+	„	−
46	6	2	+	"	"	8	„ (Hirnmetast.)	−
52	1	0	+	"	"	6+	„	−

DFI = Postoperatives krankheitsfreies Intervall; Tam = Tamoxifen; MPA = Medroxyprogesteronazetat; MMM = „Triple-M" = Mitomycin/Mitoxantron/Methotrexat; Bio = Biologische Krebstherapie; VAC/MPA Doublette = übliches VAC-MPA-Schema, appliziert am Tag 1 und am Tag 12 (leukozytennadira-daptierte Therapie) eines jeden Doppelzyklus (DZ; drei Wochen Intervall zwischen jedem DZ

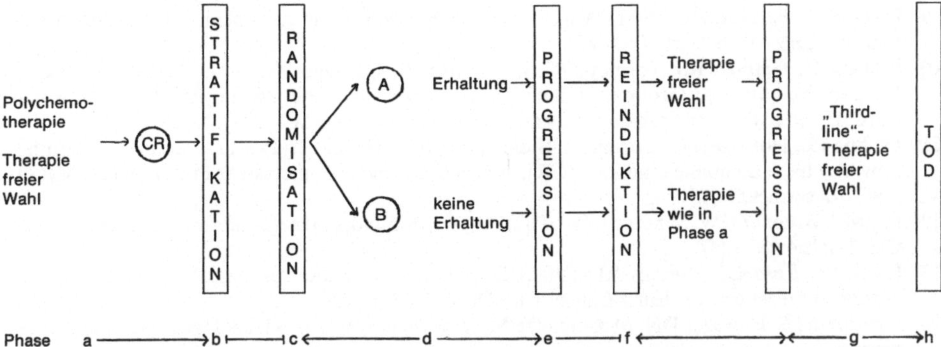

Abb. 1. Therapieplan AIO-Protokoll MC 2/85 „Komplette Remissionen beim metastasierenden Mammakarzinom: Erhaltungstherapie versus Beobachtung. Eine prospektive randomisierte Studie."

– Wirkt sich die Erhaltungstherapie auf die Remissionsdauer aus?
– Unterscheiden sich die Remissionsraten im Rezidiv nach durchgeführter bzw. unterlassener Remissionserhaltung?
– Unterscheiden sich die Überlebenszeiten der Therapiegruppen vom Rezidiv bis zum Tod?
– Unterscheiden sich die Überlebenszeiten ab Beginn der Induktionstherapie?
– Unterscheidet sich die Lebensqualität der Therapiegruppe A und B zu irgendeinem Zeitpunkt der Untersuchung?

Literatur

1. Brambilla C, Delena M, Rossi A, Valagussa P, Bonadonna G (1976) Response and survival in advanced breast cancer after two non-cross-resistant combinations. Br Med J 1:801–804
2. Bull JM, Tormey DC, Li SH, Carbone PP, Falkson G, et al. (1978) A Randomized Comparative Trial of Adriamycin versus Methotrexate in Combination Drug Therapy. Cancer 41:1649–1657
3. Campbell FC, Blamey RW, Elston CW, Nicholson RI, Griffiths K, et al. (1979) Oestrogen-receptor status and sites of metastasis in breast cancer. Cancer 44:665–670
4. Carbone PP, Bauer M, Band P, Tormey D (1977) Chemotherapy of disseminated breast cancer. Cancer 39:2916–2922
5. Cocconi G, De Lisi V, Boni C, Mori P, Malacarne P, et al. (1983) Chemotherapy versus combination of chemotherapy and endocrine therapy in advanced breast cancer. Cancer 51:581–588
6. Creech RH, Catalano RB, Harris DT, Engstrom PF, Grotzinger PR (1979) Low Dose Chemotherapy of Metastatic Breast Cancer with Cyclophosphamide, Adriamycin, Methotrexate, 5-Fluorouracil (CAMF) versus sequential Cyclophosphamide, Methotrexate, 5-Fluorouracil (CMF) and Adriamycin. Cancer 43:51–59
7. Decker DA, Ahmann DL, Bisel HF, Edmonson JH, Hahn RG, et al. (1979) Complete responders to chemotherapy in metastatic breast cancer. J Amer med Assoc 242:2075–2079
8. Engelsman E (1983) Therapy of advanced breast cancer: a review. Eur J Cancer Clin Oncol 19:1775–1778

9. Falkson G, Falkson HC (1981) A five-drug combination in the treatment of metastatic breast cancer. Cancer Clin Trials 4:81–85

10. Falkson G, Gelman RS, Tormey DC, Cummings FJ, Carbone PP, et al. (1985) The Eastern Cooperative Oncology Group experience with cyclophosphamide, adriamycin, and 5-fluorouracil (CAF) in patients with metastatic breast cancer. Cancer 56:219–224

11. Feldman L, Hortogayi G, Buzdar A, Blumenschein G, Haynie T (1984) Duration of chemotherapy to achieve complete remission (CR). A prognostic factor in metastatic breast cancer (MBC). ASCO-Abstract C-475

12. Fey MF, Brunner KW, Sonntag RW (1981) Prognostic factors in metastatic breast cancer. Cancer Clin Trials 4:237–247

13. Fischer J, Rose CJ, Rubens RD (1982) Duration of complete response to chemotherapy in advanced breast cancer. Eur J Cancer Clin Oncol 18:747–754

14. Freedman LS, Edwards DN, McConnell EM, Downham DY (1979) Histological grade and other prognostic factors in relation to survival of patients with breast cancer. Br J Cancer 40:44–55

15. Gewirtz AM, Cadman E (1981) Preliminary Report on the Efficacy of Sequentiel Methotrexate and 5-Fluorouracil in Advanced Breast Cancer. Cancer 47:2552–2555

16. Henderson C (1983) Chemotherapy of breast cancer. Cancer 51:2553–2559

17. Henderson C, Canellos GP (1980) Cancer of the breast. The past decade (second of two parts). N Engl J Med 302:78–90

18. Henderson C, Gelman R, Canellos GP, Frei E III Prolonged disease-free survival in advanced breast cancer treated with „super-CMF" Adriamycin: an alternating regimen employing high-dose Methotrexate with citrovorum factor rescue. Cancer Treat Rep 65 (Suppl 1):65–75

19. Hirshaut Y, Kesselheim H (1983) Prolonged remissions of metastatic breast cancer achieved with a six-drug regimen of relatively low toxicity. Cancer 51:1998–2004

20. Howell A, Barnes DM, Harland RNL, Redford J, Bramwell VHC, et al. (1984) Steroid-hormone receptors and survival after first relapse in breast cancer. Lancet 1:588–591

21. Karabali-Dalamaga S, Souhami RL, Ottiggins NJ, Soumilas A, Clark CG (1978) Natural history and prognosis of recurrent breast cancer. Br Med J 2:730–733

22. Legha SS, Buzdar AU, Smith TL, Hortobagyi GN, Swenerton KD, et al. (1979) Complete remissions in metastatic breast cancer treated with combination drug therapy. Ann Int Med 91:847–852

23. Manni A, Trujillo JE, Pearson OH (1980) Sequential use of endocrine therapy and chemotherapy for metastatic breast cancer: Effects on survival. Cancer Treat Rep 64:111–116

24. Mattson W, Eyben FV, Hallstein L, Bjelkengren G (1982) A phase II study of combined 5-Fluorouracil and Mitomycin C in advanced breast cancer. Cancer 49:217–220

25. Mattsson W, Arwidi A, von Eyben F, Lindholm CE (1979) Combination chemotherapy in advanced postmenopausal mammary carcinoma. Acta Radiol Oncol 18:431–444

26. Meyer JS, Rao BR, Stevens SC, White WL (1977) Low indicence of estrogen receptor in breast carcinoma with rapid rates of cellular replications. Cancer 40:2290–2298

27. Muss HB, White DR, Richards F, Cooper MR, Stuart JJ, et al. (1978) Adriamycin versus Methotrexate in Five-Drug Combination Chemotherapy for Advanced Breast Cancer. Cancer 42:2141–2148

28. Powles TJ, Smith IE, Ford HT, Coombes RC, Jones JM, et al. (1980) Failure of chemotherapy to prolong survival in a group of patients with metastatic breast cancer. Lancet I:580–582

29. Ross MB, Buzdar AU, Smith TL, Eckles N, Hortobagyi GN, et al. (1985) Improved survival of patients with metastatic breast cancer receiving combination chemotherapy. Cancer 55:541–546

30. Rossof AH, Gelman R, Creech RH (1982) Randomized evaluation of combination chemotherapy vs. observation alone following response or stabilization after oophorectomy for metastatic breast cancer in premenopausal women. Amer J Clin Oncol 5:253–259

31. Rubens RD, Begent RHJ, Knight RK, Sexton SA, Hayward JL (1978) Combined cytotoxic and progestogen therapy for advanced breast cancer. Cancer 42:1680–1686

32. Salmon SE, Jones SE (1979) Untersuchungen der Kombination Adriamycin und Cyclophosphamid (allein oder mit anderen Substanzen) zur Behandlung des Mammakarzinoms. Onkologie 2:2

33. Samaan NA, Buzdar AU, Aldinger KA, Schultz PN, Yang KP, et al. (1981) Estrogen receptor: a prognostic factor in breast cancer. Cancer 47:554–560

34. Silverstrini R, Daidone MG, DiFronzo G (1979) Relationship between proliferative activity and estrogen receptors in breast cancer. Cancer 44:665–670

35. Spremulli EN, Dexter DL (1983) Human tumor cell heterogeneity and metastasis. J Clin Oncol 1:496–509
36. Stewart JF, Rubens RD, Millis RR, King RJB, Hayward JL (1983) Steroid receptors and prognosis in operable (stage I and II) breast cancer. Eur J Cancer Clin Oncol 19:1381–1387
37. Straus MJ, Moran RE (1980) The cell cycle kinetics of human breast cancer. Cancer 46:2634–2639
38. Swenerton KD, Legha SS, Smith T, Hortogagyi GN, Gehan EA, et al. (1979) Prognostic factors in metastatic breast cancer treated with combination chemotherapy. Cancer Res 39:1552–1562
39. Valagussa P, Brambilla C, Bonadonna G (1979) Advanced breast cancer: are the traditional stratification parameters still of value when patients are treated with combination chemotherapy. Eur J Cancer 15:565–571
40. Wander HE (1981) Indikationen von Adriamycin beim metastasierenden Mammakarzinom. Beitr Onkol 9:140–149
41. Wander HE, Nagel GA (1984) Nadir-adapted polychemotherapy of metastatic breast cancer (mbc). Verh Dt KrebsGes 5:595
42. Weigand RA (1984) Cellular heterogeneity in human breast cancer. AACR Abstract 214
43. WHO Handbook for reporting results of cancer treatment (1979). SHO Offset Publication No. 48 Geneva

Stand der Behandlung des metastasierten Mammakarzinoms: Bilanz und Perspektiven – Rezidivtherapie des metastasierten Mammakarzinoms

J. H. Hartlapp, H. J. Illiger

Einleitung

Die Entwicklung von weiteren nichtkreuzresistenten Chemotherapiekombinationen, die bei primärem Therapieversagen oder bei erneutem Progreß sequentiell eingesetzt werden können, sind beim Mammakarzinom von großer praktisch-klinischer Bedeutung. Denn bei allen Patientinnen mit einem metastasierten Mammakarzinom tritt ein Progreß ein. Bereits Mitte/Ende der 70er Jahre war bezüglich bei den durch Chemotherapie induzierten Remissionsraten ein Plateau erreicht, das bis heute nicht weiter angehoben werden konnte, so daß nur der sequentielle Einsatz verschiedener effektiver Verfahren die Überlebenszeit verbessern kann. Gestützt auf Ergebnisse, die unter anderem am Roswell-Park-Memorial Institute erarbeitet wurden [1], wird vielfach so vorgegangen, daß nach hormonellen Manipulationen zunächst Cyclophosphamid-, Methotrexat-, Fluorouracil- (CMF) ± Vincristin- (V) ± Prednison- (P) Kombinationen und dann Adriamycin-Endoxan- (AC) ± V- ± F-Kombination eingesetzt werden. Nur bei ungünstigen Prognosekriterien wie negativem Rezeptorstatus, raschem Tumorprogreß, gleichzeitiger Metastasenmanifestation in mehreren Organen, insbesondere bei Lebermitbeteiligung sowie bei Gewichtsverlust und schlechtem Allgemeinzustand wird die Therapie primär mit aggressiven Kombinationen begonnen [2].

Die Erarbeitung einer optimalen sequentiellen Anwendung verschiedener Chemotherapien ist jedoch sehr schwierig. Unterschiedliche Prognosefaktoren, vor allem die Metastasenlokalisation beeinflussen die jeweiligen Therapieergebnisse erheblich und die Kriterien, wann ein Wechsel von einer Therapie auf die andere zu erfolgen hat, sind noch wenig erarbeitet. Einen qualitativen Überblick über sog. second-line-Chemotherapien beim metastasierten Mammakarzinom gibt Tabelle 1. Dazu sind die Studien aufgelistet, die in den letzten 6 Jahren anläßlich des jährlichen Meetings der American Society of Clinical Oncology (ASCO) vorgestellt wurden [3–25]. Die Problematik, die aus dieser Zusammenstellung sichtbar wird, liegt weniger in den unterschiedlich eingesetzten Substanzen – es sind überwiegend Adriamycin, Mitomycin C und die Vincaalkaloide –, sondern vielmehr in der eingeschränkten Aussagekraft, die durch die kleine Fallzahl, die sehr unterschiedlichen Remissionsraten, die unterschiedlichen Vortherapien sowie die im allgemeinen nur kurz andauernden Remissionen gegeben ist. Die gesamte Patientenzahl, die aus 25 Studien aufaddiert werden konnte, beträgt 779, das sind im Mittel 31 Patienten pro Studie. Die mittlere Remissionsrate beträgt 31%, die mittlere Remissionsdauer – soweit angegeben – 6 Monate.

Tabelle 1. Second-line Chemotherapie beim metastasierten Mammakarzinom

Kombination	Patientenzahl	CR/PR %	Dauer (Mon.)
5-FU, ADM, MMC, VCR	46	56	8
ADM, CCNU, VCR	33	36	6,5
MMC, VLB	22	45	—
CYT, MTX, 5-FU, VCR, P	60	10	6
AMSA, MMC	32	31	—
VCR, ADM, MMC	15	73	11
VP, ADM	25	36	6
AMSA, P, CLB	26	0	—
BCNU, VCR, MMC, P	20	10	—
MTX-LC, 5-FU	18	540	5,5
ADM, DBD, MMC	26	53	11
ADM, VLB	49	44	—
ADM, MMC	39	41	—
5-FU, MTX	25	8	4,5
DDP, VP	21	14	5
MMC, DAHD	38	24	6,5
MMC, VLB	14	36	—
DBD, ADM, TAM v.s. MMC, TAM	113	38	—
VBL, ADM	27	29	—
VBL, DHAD	29	7	—
L-PAM, VCR, MMC, P	28	52	6+
5-FU, DDP	14	35	3
MMC, VDS ± MTX	28	18	3
ADM, VLB, MMC	31	32	7

Noch unsicherer sind die Daten, die bisher aus third-line-Chemotherapiestudien abgelesen werden können. Im gleichen Zeitraum von 6 Jahren wurden beim ASCO-Meeting lediglich 2 Studien vorgestellt [26, 27]. Sie sind in Tabelle 2 dargestellt. Die Fallzahlen sind noch kleiner, die Remissionsdauer noch kürzer. Dennoch deuten diese spärlichen Daten an, daß selbst bei erheblich vorbehandelten Patienten Remissionen durchaus erreichbar sind.

Tabelle 2. Third-line-Chemotherapie beim metastasierten Mammakarzinom

Kombination	Patientenzahl	CR/PR (%)	Dauer (Mon.)
VM26, MMC	21	33	—
MTX-LC, 5-FU, DDP, MMC, CYT, DXM	14	50	> 4

Tabelle 3. Therapiekombinationen vor MMC-VDS-P

Substanzkombinationen				Patientenzahl
		CMF ± V ± P	AC ± V ± F	12
		CMF VFP	AC ± V ± F	8
TAM		CMF ± V ± P	AC ± V ± F	11
TAM	MPA	CMF ± V ± P	AC ± V ± F	5
	MPA	CMF ± V ± P	AC ± V ± F	2
TAM	AMG	CMF ± V ± P	AC ± V ± F	2

Material und Methode

Im Rahmen einer prospektiven Phase-II-Studie sollten Wirksamkeit und Verträglichkeit der Kombination Vindesin – Mitomycin C – Prednison bei als „ausbehandelt" geltenden Patienten mit metastasiertem Mammakarzinom untersucht werden, unter besonderer Berücksichtigung der Lebensqualität und möglichst ambulanter Durchführung. Erfolgskriterien waren dabei Remissionsfrequenz-, Remissionsdauer und subjektive Verträglichkeit. Folgende Überlegungen hatten uns zur Auswahl der oben aufgeführten Chemotherapiekombination veranlaßt. Vindesin als Monosubstanz hatte bei 381 vorbehandelten Patienten Remissionsraten von 22% erbracht.

Dabei zeigte sich Wirksamkeit von Vindesin auch bei mit Vincristin und Vinblastin vorhandelten Patienten [28, 29]. Untersuchungen, in denen Vindesin nicht als Bolus, sondern als Dauerinfusion oder als gesplittete Dosis über mehrere Tage appliziert wurde, zeigten noch eine günstigere Remissionsrate, nämlich 31% [30].

Die Kombination von Vindesin und Mitomycin C hatte bei chemotherapeutisch vorbehandelten Patienten Remissionsraten von 19 bzw. 35% ergeben [31, 32].

Prednison wurde als weiterer Kombinationspartner gewählt, wegen des zytotoxischen Effekts der Steroide beim Mammakarzinom. Darüber hinaus sollte bei diesen erheblich vorhandelten Patienten ihr allgemein roborierender Effekt ausgenützt und mögliche toxische Nebenwirkungen des Mitomycin C verhindert werden [31, 34].

40 Patienten mit metastasierten, rezidivierenden Mammakarzinomen, die einen erneuten Progreß zeigten, gingen in die Untersuchung ein. Alle waren mindestens mit 2 Chemotherapiekombinationen vorbehandelt. In den meisten Fällen handelte es sich um CMF ± V ± P, gefolgt von AC ± V ± F. 20 der 40 Patienten waren darüber hinaus hormonell mit Antiöstrogenen ± Gestagenen ± Aminoglutethimid vorbehandelt (Tabelle 3). Dabei war die Reihenfolge der Chemotherapien und hormonellen Maßnahmen unterschiedlich. Ein Teil der Patienten war darüber hinaus zusätzlich postoperativ adjuvant oder gezielt wegen aufgetretener Metastasierung nachbestrahlt. Ein Therapiezyklus bestand aus einer 5tägigen Chemotherapie und einer anschließenden Pause bis zum 43. Tag. Am ersten Tag wurden nach antiemetischer Vortherapie 15 mg/m^2 Mitomycin C und 1,2 mg/m^2 Vindesin als Bolus appliziert. Die Vindesindosen wurden an den folgenden 4 Tagen wiederholt. In der Regel war eine antiemetische Therapie dann nicht mehr erforderlich. Während der 5tägigen Therapiedauer erhielten die Patienten zusätzlich 60 mg Prednison oral in einer morgendlichen Dosis. Therapieplan siehe Tabelle 4.

Tabelle 4. Therapieplan MMC-VDS-P

VDS i.v. Bolus Wiederholung Tag 43	$1,2 \text{ mg/m}^2/\text{Tag}$	Tag 1–5
MMC i.v. Bolus Wiederholung Tag 43 Dosis nadiradaptiert	$15 \text{ mg/m}^2/\text{Tag}$	Tag 1
Prednison p.o. 1 morgendliche Dosis täglich Wiederholung Tag 43	60 mg (absolut)	Tag 1–5

Ergebnisse

Alle 40 Patienten gingen in die Auswertung ein. Bei 11 Patienten ließ sich der progrediente Krankheitsverlauf durch diese erneut eingesetzte Chemotherapie nicht beeinflussen. Bei 6 Patienten trat bei zuvor nachgewiesenem Progreß eine Stabilisierung der Erkrankung ein, die mindestens über 2 Therapiezyklen – entsprechend 3 Monaten – anhielt. Bei 8 Patienten wurde eine objektivierbare Tumorrückbildung mit subjektiver Besserung erreicht. Bei 13 Patienten ergab die meßbare Tumorrückbildung 50% und mehr des Ausgangsparameters, so daß die Kriterien einer partiellen Remission erreicht wurden. Bei 2 Patienten konnte eine Vollremission induziert werden, die in einem Fall 19 Monate anhielt. Die mittlere Remissionsdauer des Gesamtkollektivs betrug 6 Monate (Tabelle 5). Die Nebenwirkungen sind in Tabelle 6 zusammengestellt. Trotz der ausgedehnten chemotherapeutischen Vorerfahrung mit den zu befürchtenden subjektiven Erwartungsängsten von Übelkeit und Erbrechen gaben nur 30 Patienten Übelkeit an und bei 18 Patienten kam es mindestens einmal zum Erbrechen. Ausgedehntes Erbrechen mit 4 und mehr Brechperioden traten bei keinem Patienten auf. Im Vordergrund der Nebenwirkungen stand die Knochenmarkstoxizität bei diesen Patienten. Ausgeprägte Leuko- und Thrombopenien traten in 90 bzw. 78% auf. Ebenso wurde die bei vielen Patienten schon vorbeschriebene Anämie weiter verstärkt, so daß bei einem Großteil der Patienten wiederholte Bluttransfusionen erforderlich wurden. Als Grenzwert wurde ein Hb von 8 g% gewählt. Bei älteren Patienten wurden Transfusionen auch schon bei einem Hb-Wert von unter 10 g% durchgeführt. Dies insbesondere dann, wenn die Anämie Symptome hervorrief.

Die ursprünglich im Protokoll vorgesehene Dosisintensivierung bei minimaler hämatologischer Toxizität konnte in keinem Fall erfolgen.

Tabelle 5. Therapieergebnisse unter MMC-VDS-P als Third-line-Therapie

	Anzahl	%
Progress	11	28
No change	6	15
Objective improvement	8	20
Partial remission	13	32
Complete remission	2	5

Tabelle 6. Nebenwirkungen von MMC-VDS-P als Third-line-Therapie beim Mammakarzinom

		Anzahl	%
Übelkeit		30	75
Erbrechen		18	45
Anämie		36	90
Leukopenie	− 2500	36	90
	− 1000	28	75
	< 1000	16	40
Fieber/Sepsis		8	20
Thrombopenie	− 50000	31	78
	− 25000	18	45
	− 10000	11	28
	< 10000	6	15
Transaminasenanstieg		4	10
Kreatinenanstieg		6	15
Mucositis/Soor		4	12
Neurotoxizität		16	47
Pneumonitis		1	

Während der leukopenischen Phase, die teilweise bis 4 Wochen anhielt, trat bei 8 Patienten Fieber auf, so daß eine antibiotische Therapie unter der Annahme eines bakteriellen Infektes erforderlich wurde. In 4 Fällen konnten Keime gesichert werden, davon 2 durch positive Blutkulturen. An Infektkomplikationen verstarb jedoch kein Patient.

Bei 7 Patienten traten Blutungen auf; in 5 Fällen lediglich symptomlose petichiale Blutungen. In einem Fall traten Teerstühle auf, als deren Ursache eine hämorrhagische errosive Gastritis gastroskopisch gesichert wurde. In einem anderen Fall mußte bei heftigem Nasenbluten eine Nasentamponade gelegt werden. Bei 6 Patienten trat ein passagerer Kreatininanstieg über 1,2 mg% auf. Bei 4 dieser 6 Patienten kam es zu einer Transaminasenerhöhung auf mindestens das Doppelte des Ausgangswertes.

Mit 47% gehörten Paraesthesien zu den häufigen Nebenwirkungen, die eine Dosisreduktion von Vindesin erforderlich machten.

Ein Patient verstarb nach dem ersten Therapiezyklus an einer rasch progredienten diffusen Alveolitis. Wegen der erheblichen Knochenmarkstoxizität waren Intervallverlängerungen nach dem dritten Therapiezyklus die Regel. Ebenso wurde die Mitomycindosis auf 10 mg/m^2 und Vindesin auf 1 mg/m^2 reduziert.

Diskussion

Bereits in den 40er Jahren wurden systemische Therapien beim Mammakarzinom eingesetzt. So wurde früh erkannt, daß das Mammakarzinom zu den hormon- und chemotherapiesensiblen Tumoren gehört. Nach der Phase der Monotherapien waren die Erfolge der Polychemotherapie so überzeugend, daß die noch älteren hormonellen Therapien in den Hintergrund traten. Bereits Mitte der 70er Jahre war jedoch bezüglich der durch Chemotherapie erreichbaren Remissionen ein Plateau erreicht, das bisher nicht weiter angehoben werden konnte. In dieser Zeit erlebte – insbesondere durch die Einführung der Antiöstrogene, später dann der Gestagene und neuerdings der Aromatasehemmer – die hormonellen Therapien eine Renaissance. Durch den sequentiellen Einsatz der verschiedenen Therapieverfahren lernte man insbesondere bei Erhaltung der Lebensqualität die Überlebenszeit zu verlängern, auch ohne Erhöhung und weiteren Verbesserung der Rate der kompletten und partiellen Remissionen. Die weitere Entwicklung zur CMF $\pm$ V $\pm$ P und AC nicht kreuzresistenten Kombinationen ist aber noch in der Anfangsphase wie Tabelle 1 zeigt. In einer eigenen Untersuchung konnten wir zeigen, daß durch den Einsatz von Mitomycin-C-Vindesin und Prednison bei als „ausbehandelt" geltenden Patienten mit metastasiertem Mammakarzinom und Rezidiv Remissionsraten von 37% in unserem Kollektiv möglich waren. Dabei war insbesondere die subjektive Toxizität gering. Erheblich war dagegen die hämatologische Toxizität, die Dosisreduktion und Verlängerung der Therapieintervalle zur Regel machte. Unter Einbeziehung der Patienten jedoch, bei denen eine objektivierbare Tumorrückbildung eintrat, kam es in 57% zu einem meßbaren Gewinn. Im Einzelfall fiel das Therapieergebnis so günstig aus, daß es bei äußerst schmerzhafter ausgedehnter Skelettmetastasierung, bei der eine Schmerztherapie nur durch Liegen in einer Gipsschale möglich wurde, durch weitgehende Rekalzifizierung von ausgedehnten Osteolysen Schmerzfreiheit und volle Beweglichkeit wieder erlangt werden konnte.

Mit den zur Zeit zur Verfügung stehenden Therapieverfahren wie Operationen, Radiotherapien, hormonelle Therapien und Chemotherapien läßt sich nur durch sinnvolle Kombination und möglichst sequentiellen Einsatz die mittlere Überlebenszeit beim metastasierten Mammakarzinom verbessern [35].

Literatur

1. Rosner D (1982) Optimal sequential systemic therapy for increased survival in metastatic breast cancer. Abstr Proc 13th Inter Cancer Congress, Seattle 1627:285
2. Swenerton KP, Legha SS, Smith T, Blumenschein GR, Freireich ED (1979) Prognostic factors in metastatic breast cancer treatment with combination chemotherapy. Cancer Res 39:1552–1560
3. Marcus FS, Friedman MA, Resser KJ, Cassidey MJ, Carter SK (1980) 5-FU + Oncovin + Adriamycin + Mithomycin C (FOAM): An effective therapy for metastatic breast cancer in patients that have failed prior chemotherapy. Proc ASCO 16:368,412
4. Chlebowski R, Pugh R, Weiner J, Block J, Batman J (1980) Treatment of refractory advanced breast carcinoma with adriamycin, CCNU $\pm$ vincristine. Proc ASCO 16:346,411
5. Konits PH, Aisner J, van Echo WA, Lichtenfeld K, Wiernik PH (1980) Mitomycin-C and Vinblastine chemotherapy for advanced breast cancer. Proc ASCO 16:362,410
6. Rizel S, Biran S (1980) Cyclophosphamide (C), Methotrexate (M), 5-Fluorouracil (F), Vincristine (V) and Prednisone (P) as second line chemotherapy in breast carcinoma patients (pts) failing CMF. Proc ASCO:16 360,410
7. Van Oesterom AG, Smith IE, Muggia FM, Engelsman E, Powles TJ (1980) Refractory breast cancer: Phase-II-study of m-AMSA and Mitomycin C (MMC). Proc ASCO 16:359,409

8. Oster MW, Park Y, Grossbard L (1980) Vincristine (V), Adriamycin (A) and Mitomycin (M) therapy for previously treated breast cancer. Proc ASCO 17:453,448
9. Khelanani P, Vaugh CB, Maniscalco-Greb E, Groshko GA, Dixon D (1981) Treatment of advanced adenocarcinoma of the breast with the combination of VP-16 and adriamycin. Proc ASCO 17:420,440
10. Markus FS, Friedman MA, Bresser KJ, Carter SK, Kohler M (1981) Treatment of resistant breast cancer by combination chemotherapy with AMSA, Prednisone and Chlorambucil (APC). Proc ASCO 17:413,438
11. Garfield D, DiBella N, Fink K, Anderson P, Speer J (1981) Combination chemotherapy with BCNU, Vincristine, Mitomycin C and Prednisone for patients with adenocarcinoma of the breast refractory to conventional agents. Proc ASCO 17:408,437
12. Herrmann R, Westerhausen M, Bruntsch, Jungi F, Manegold C, Fritze D (1982) Sequential methotrexate (MTX) and 5-fluorouracil (FU) is effective in extensively pretreated breast cancer. Proc ASCO 18:334,86
13. Pinnamaneni K, Blumenschein GR, DiStefano A, Buzdar AU, Yap HY (1982) Update of doxorubicin, dibromodulcitol and mitomycin C (ADM) therapy of metastatic breast cancer resistant to cyclophosphamide, methotrexate, 5-fluorouracil, vincristine, prednisone (CMFVP). Proc ASCO 18:304,79
14. Yap HY, Blumenschein GR, Barnes B, Schell F, Buzdar A, Hortogbagyi G, Benjamin RS (1982) Sequential combinations of continuous infusion adriamycin and vinblastine in patients with metastatic breast cancer. Proc ASCO 18:300,78
15. Creeck RH, Catalano RB, Shah MK (1983) An effective regimen of doxorubicin and mitomycin in hormone and CMF-refractory metastatic breast cancer patients. Proc ASCO 19:418,107
16. Perrault DJ, Erlichman C, Hasselback L, Tannock E, Boyd N (1983) Sequenced methotrexate (MTX) and 5-fluorouracil (5-FU) in refractory metastatic breast cancer: A phase-II-study. Proc ASCO 19:389,100
17. Cococcuni G, Ceci G, Lottici R, Buzzi R, Di Costanzo F, Tonato M, Belsanti V, Rodino C (1984) Platinum (P) and VP16 in chemotherapy-refractory metastatic breast cancer (W.C.). Proc ASCO 20:507,129
18. Bishop J, Hellcoat B, Raghavan D, Jeal P, Coates A, Woods R, Snyder R (1984) Mitomycin C, mitoxantrone (MX) in previously treated patients with advanced breast cancer. Proc ASCO 20:452,116
19. Radford JA, Rubens RD (1984) Mitomycin C (M) and vinblastine (V) in the treatment of advanced breast cancer. Proc ASCO 20:444,114
20. Falkson G, Gelman RS, Tormey DC, Taylor SE, Carbone PP (1984) Dibromodulcitol, adriamycin and tamoxifen (DAT) versus mitomycin and tamoxifen (MT) in advanced breast cancer. Proc ASCO 20:439,112
21. Latreille J, Paterson A, Geggie P, Bodurtta A, Perreault D, Gryfe-Becker BM (1985) Vinblastine-adriamycine (VA) vs. vinblastine-mitoxantrone (VM) as second line therapy in cyclophosphamide-methotrexate-fluorouracil (CMF) resistant metastatic breast carcinoma. Proc ASCO 21:237,62
22. Lopez M, Reynolds R, Khojasteh A, Mitchell E, Anson N, Walter J, Doyle M, Robbins S, Dogan L (1985) Momas combination chemotherapy in prior treated advanced breast cancer. Proc ASCO 21:248,64
23. Jacobs SA, Stoller RG, Earl MF, Pronetti M (1985) 96-hour 5-fluorouracil (5-FU) infustion plus cis-platinum (DDP) in advanced breast cancer. Proc ASCO 21:274,71
24. Sledge G, Einhorn L, Williams S, Loehrer P (1985) Vindesine and mitomycin C ± methotrexate as second line chemotherapy for metastatic breast cancer. Proc ASCO 21:228,59
25. Sulkes A, Isacson R, Pfeffer MR, Gez E, Catane R, Biran S (1985) Second-line chemotherapy with adriamycin (adria), vinblastine (velb) and mitomycine C (MMC) – (AVM) in metastatic breast cancer. Proc ASCO 21:208
26. Blumenschein GR (1985) High density chemotherapy in metastatic breast cancer following relapse on first and second line treatment programs. Proc ASCO 21:281,73
27. Estevez RA, Cazap EL, Chiesa G, Paris A (1985) Tenoposide (VM26) plus mitomycine C (M) in multitreated breast cancer adriamycin resistant patients. Proc ASCO 21:287,74
28. Cobleigh MA (1981) Phase-II-study of vindesine in patients with metastatic breast cancer. Cancer Treat Rep 65:659–663

29. Yao JC, Yap YY, Buztar AU, Hortobagyi GN, Bodey GB, Blumenschein GR (1985) A comparative randomized trial of vinca-alcaloids in patients with metastatic breast carcinoma. Cancer 55:337–340

30. Fleishman GW, Yap HY, Bodey GP, Chuang VP, Blumenschein GR (1982) Comparability in therapeutic index with continuous 5-day infusion and 5-day bolus vindesine in the treatment of refractory breast cancer. Proc ASCO 18:316,82

31. Di Constanzo F, Gori S, Buzzi F, Crino L, Falchi R, Pucciatti MA, Tonota M, Gregnani F (1983) Treatment of advanced breast cancer with vindesina-mitomycin regimen. Proc Sec Euro Conference on Clin Oncol and Canc, Nursing

32. Garegal HS, Grookes RJ, Jones SG, Miller TP (1983) Treatment of advanced breast cancer with Mitomycin C combined with vinblastine or vindesine. J Clin Oncol 1, 12:772–775

33. Gockerman JP (1982) Drug-induced interstitial lung diseases. Clin Chest Med 3, 3:521–536

34. Lyman NW, Michalson R, Biscuso RL, Winn R, Mulgaonka S, Jacobs MW Mitomycin-induced haemolitic-uremic syndrome. Successfull treatment with corticosteroids and intense plasma exchange. Arch Intern Med 143:1617

35. Brunner KW (1984) Stand der Chemotherapie beim metastasierten Mammakarzinom. In: Kubli F, Nagel GA, Kadach U, Kaufmann M (Hrsg) Aktuelle Onkologie, Bd 8. Neue Wege in der Brustkrebsbehandlung. W. Zuckschwerdt, München Bern Wien

Chemotherapieresistenz beim Mammakarzinom

S. Seeber

Lange Zeit war man geneigt, das Mammakarzinom zu den besonders chemotherapie-sensiblen Tumoren zu rechnen. Es schien nur eine Frage der Zeit zu sein, bis auch bei diesem Tumor im Stadium der Dissemination ähnliche Langzeitergebnisse wie etwa bei malignen Lymphomen erzielbar sein würden.

Das Problem der Chemotherapieresistenz beim metastasierten Mammakarzinom kann aus klinischer Sicht zunächst durch die Umkehr der heute allseits akzeptierten Eckdaten der Chemotherapie definiert werden. Diese beinhalten folgende Kenntnisse:

- Die primären Remissionsraten liegen insgesamt zwischen 40 und 80%.
- Die mittlere Remissionsdauer beträgt etwa 8–10 Monate, das mediane Überleben nach Chemotherapiebeginn etwa 14–18 Monate, bei ansprechenden Patientinnen 20–28 Monate.
- Vollremissionen sind nur bei weniger als 20% der Patientinnen zu erwarten.
- Allenfalls sporadisch ist mit dauerhaften Remissionen zu rechnen.

Offenbar trägt die Chemotherapie des Mammakarzinoms nach wie vor selbst in Fällen früh entdeckter Metastasierung palliativen Charakter, wobei eine primäre, intrinsische Resistenz wohl für die beschränkten Remissionsquoten, eine sekundäre, erworbene oder induzierte Resistenz wohl zumindest teilweise für die beschränkte Remissionsdauer verantwortlich zu machen ist.

Als Basis der Chemotherapie können einmal die CMF-Kombination, zum anderen Kombinationen auf der Basis von Adriamycin und Cyclophosphamid gelten. Die Ansprechquoten adriamycinhaltiger Protokolle werden generell als etwas höher eingestuft; dieser Vorteil hat jedoch für die Gesamtheit der Patientinnen hinsichtlich der Überlebenszeit wenig Bedeutung, legt allenfalls nahe, adriamycinhaltige Protokolle bei Patientinnen des sog. „hohen Risikos" primär einzusetzen. Das hohe Risiko stellt eine klinische Erfahrung dar. Es ist nicht ganz klar, welche Schlüsse bezüglich des Problems der Chemotherapieresistenz aus den bekannten ungünstigen Prognosefaktoren abgeleitet werden können. Einen Bezug zum Resistenzproblem hat sicher die chemische oder radiologische Vorbehandlung, auch ein schlechter Allgemeinzustand, wobei, was diesen letzteren Gesichtspunkt angeht, auch die moderne Immunologie noch nicht hat zeigen können, weshalb eine vergleichbare Patientengruppe mit ähnlicher Tumorausbreitung, aber reduziertem Zustand, auf dieselben zytotoxischen Maßnahmen schlechter anspricht.

Tabelle 1. Abhängigkeit der Wirkung doxorubicinhaltiger Chemotherapie vom Östrogenrezeptor (ER) (nach Livingston, 1982)

Chemotherapieregime	Definition ER+ (fmol/mg)	Ansprechrate** (CR + PR)	
		ER+	ER−
Mit ADR	> 3–7	30–40%	60–70%
Ohne ADR	> 3–7	70%	50%

  * Retrospektive Analysen ohne statistischen Vergleich
** Ansprechdauer bei ER+ >> ER−

Die Beziehungen zwischen Rezeptorstatus und Chemotherapiesensitivität sind seit den ersten Berichten von Lippmann et al. [15] und Kiang [12] kontrovers diskutiert worden. Lippmann et al. hatten gefunden, daß östrogenrezeptornegative Patientinnen mit größerer Wahrscheinlichkeit auf Chemotherapie ansprechen, die Daten von Kiang ergaben hingegen keine sichere Beziehung zwischen Rezeptorstatus per se und Chemotherapieerfolg. Nach einer kumulativen Analyse von Livingston ergab sich jedoch der folgende interessante Gesichtspunkt (Tabelle 1). Eine adriamycinhaltige Chemotherapie war bei Rezeptornegativität in praktisch allen, retrospektiv durchgeführten Analysen den Chemotherapieformen ohne ADM (z. B. CMF, CMFVP) überlegen und ein umgekehrter, wenn auch weniger deutlicher Trend – d. h. bessere Ergebnisse durch CMF – ergab sich bei positivem Östrogenrezeptor. Wenn in prospektiver Analyse tatsächlich der Beweis gelänge, das ER-negative Patientinnen primär mit Anthracyclinkombinationen, ER-positive eher mit CMF zu behandeln wären, so müßte dies die Gesamtergebnisse der Chemotherapie bei diesem Tumor infolge Erhöhung der Spezifität verbessern und hätte auch für die Therapieplanung im adjuvanten Bereich eine gewisse Bedeutung. Die erhöhte Anthracylinempfindlichkeit ER-negativer Mammakarzinomzellen im Vergleich mit ebenfalls in vitro kultivierten ER-positiven Linien konnte in verschiedenen Analysen gezeigt werden [9, 11].

Es ist davon auszugehen, daß bei Notwendigkeit zur Chemotherapie der größte Teil der Patientinnen derzeit mit einer CMF-ähnlichen Kombination, ein anderer Teil primär auf der Basis von Anthracyclinen oder verwandten Substanzen (z. B. Anthrachinonderivate) behandelt wird, wobei die Selektion für die Erstbehandlung noch weitgehend empirisch erfolgt. Für die längerfristige Prognose ist nicht nur die primäre Ansprechquote und die Ansprechdauer von Bedeutung, sondern auch die Möglichkeit alternativer Therapien im Falle der Resistenz.

Die Untersuchungen der Mailänder Gruppe müssen hier als wegweisend gelten [1]. Es handelt sich um den prospektiven Vergleich von CMF mit Adriamycin/Vincristin und einem geplanten „cross-over" bei Resistenz bzw. Rückfall. Diese Studie zeigte frühzeitig, wie schwierig es beim Mammakarzinom ist, Zweitremissionen von klinisch bedeutsamer Dauer und Qualität zu induzieren. Im einzelnen ergab sich (Tabelle 2), daß jeweils nur noch 20% der Patientinnen kurzfristig auf die jeweilige Alternative ansprachen. Darüber hinaus war es für das Überleben der Patientinnen unerheblich,

110   S. Seeber

Tabelle 2. „Salvage"-Chemotherapie bei fortgeschrittenem Mammakarzinom (Brambilla et al., 1976; Bonadonna und Valagussa, 1983)

Erstbehandlung	Zweitbehandlung	Erfolg der Zweitbehandlung	
		CR + PR	Mediane Dauer (Monate)
CMF	AV	22%	4,5
AV	CMF	20%	7,5

mit welcher der beiden Chemotherapiemodalitäten begonnen wurde. Eine Interpretation der Ergebnisse dieser frühen Studie sollte jedoch in Anbetracht der großen Heterogenität der Erkrankungsformen und der deshalb zu kleinen Gruppen nur mit Vorbehalt erfolgen. Nach inzwischen vorliegenden Berichten und Sammelstatistiken sind die Ergebnisse adriamycinhaltiger Kombinationen bei Resistenz gegenüber CMF ± Vincristin ± Prednison etwas günstiger einzustufen (Tabelle 3). Die objektiven Remissionsraten dieser einfach zu handhabenden Zweierkombinationen betragen nach Ausschöpfen von CMF etwa 30–40%, wobei diese Daten durch größere Patientenzahlen gesichert sind. Die günstigsten Kombinationspartner für Adriamycin stellen hiernach Vincaalkaloide, Etoposid, Mitomycin oder – nicht dargestellt – Dibromodulcitol dar. Die neueren Substanzen wie 4′-epi-Adriaamycin, Vindesin, Mitoxantrone, Bisantren und Prednimustin sind noch nicht berücksichtigt. Das Problem der klinischen Resistenz läßt sich experimentell zwar nachvollziehen, die phämotypischen Merkmale der Resistenz im Tumormodell müssen jedoch nicht denjenigen des menschlichen Mammakarzinoms entsprechen. Die Ausprägung der Resistenz auf zellulärer Ebene wird einmal durch den Tumor, zum anderen durch das Zytostatikum geprägt. Mit welchen Veränderungen ist beim CMF- und anthracyclinvorbehandelten Mammakarzinom – und eben diese ungünstige Situation stellt sich immer häufiger für die onkologischen Zentren – zu rechnen? Resistenzen gegenüber Cyclophosphamid sind beim Mammakarzinom bisher molekularbiologisch wenig definiert.

Tabelle 3. Ergebnisse alternativer Chemotherapie bei Versagen von CMF ± VCR ± Pred. (Sammelstatistik)

Chemotherapie	Studien-zahl	Patienten-zahl	CR + PR	Mediane Remissions-dauer	Referenz
Adriamycin/Vincristin	4	226	69 (31%)	4–7	Cummings et al., 1981 Harris et al., 1982 Tormey et al., 1982
Adriamycin/Vinblastin	1	49	21 (43%)	—	Yap et al., 1982
Adriamycin/Etoposid	2	58	22 (38%)	5–7	Konits et al., 1982 Vaughn et al., 1982
Adriamycin/Mitomycin	2	66	23 (35%)	—	Harris et al., 1982 Creech et al., 1983

Zu erwarten sind [6, 7]

- ein verminderter Cyclophosphamidtransport, der wegen der Spezifität der Transportsysteme nicht die anderen Alkylantien betreffen muß,
- eine vermehrte Inaktivierung durch erhöhte intrazelluläre Glutathion-SH-Spiegel,
- ein gesteigerter DNA-Repair, vor allem durch erhöhte Aktivität von Exzisionsenzymen.

Im Falle des Methotrexats sind ebenfalls verschiedene Resistenzmechanismen beschrieben worden:

- veränderter Transport,
- verändertes „Target"-Protein,
- Genamplifikation mit abundanter Vermehrung der Dihydrofolatreduktase,
- gestörter Metabolismus zu den Polyglutamatspezies,
- „salvage pathways" des Intermediärstoffwechsels (die den Block umgehen).

Beim menschlichen Mammakarzinom sind die für die MTX-Resistenz klassischen Veränderungen des Transports und der Genamplifikation – letztere werden ja zytogenetisch u. a. durch sog. „double minute"-Chromosomen oder durch homogen gefärbte Regionen auf einem Normalchromosom sichtbar – möglicherweise ohne Bedeutung. Dafür würde auch die klinische Erfahrung sprechen, daß die hochdosierte MTX-Therapie im wesentlichen keine positiven Ergebnisse bei diesem Tumor erbracht hat. Umgekehrt konnte kürzlich an isolierten menschlichen Mammakarzinomzellen (ZR-75B) mit definierter MTX-Resistenz gezeigt werden, daß als einzige Störung (im Vergleich mit der sensiblen Mutterlinie) die Metabolisierung von MTX zu seinen Polyglutamatformen betroffen war [3]. Auch beim menschlichen kleinzelligen Bronchialkarzinom wurde die MTX-Resistenz kürzlich fast ausschließlich diesem Mechanismus zugeordnet. Therapeutische Schlüsse konnten aus dieser Beobachtung bisher noch nicht gezogen werden.

Die Resistenzmechanismen gegenüber 5-Fluorouracil sind besonders komplexer Natur und haben wegen der Schwierigkeit der Analyse der Einzelfaktoren an menschlichem Material bisher nur vereinzelt zu klinisch verwertbaren Erkenntnissen geführt. Diesbezüglich sei an die möglichen Synergismen zwischen MTX und FU sowie an die mögliche Wirkungsverstärkung von FU durch Leukovorin (durch Erhöhung der Stabilität des F-FdUMP-TS-Komplexes) erinnert; die klinischen Ergebnisse dieser beiden Prinzipien versprechen bisher leider keine neue therapeutische Dimension.

Die Resistenz gegenüber Anthracyclinen ist häufig mit reduzierter intrazellulärer Aufnahme und mit vermehrter aktiver Elimination verbunden. In anderen Zellen ist die Bindung an den Membranrezeptor und nicht die intrazelluläre Wirkung für die Zytotoxizität entscheidend. Resistenz kann aber auch verbunden sein mit vermehrter Degradation der Substanz oder vermehrter Inaktivierung der zytotoxisch wirksamen Radikale, ferner kann es zu einer verminderten Radikalbildung durch Reduktasemangel kommen [6, 7].

Die sowohl experimentelle als auch klinische Beobachtung, daß die Exposition gegenüber einer Einzelsubstanz zu einem Sensitivitätsverlust gegenüber strukturell nicht verwandten Substanzen führen kann, hat zum Begriff der „pleiotropic drug resistance" geführt. Diese Resistenz beruht vor allem auf veränderter Permeabilität, möglicherweise in direktem Zusammenhang mit der Expression des „P"-Glykoproteins und einer energieabhängigen Extrusion, wobei diese Art von Resistenz u. a. durch Kalziumantagonisten durchbrochen werden kann.

Das Phänomen der „pleiotropic drug resistance" wurde inzwischen auch an der menschlichen Mammakarzinomlinie MCF-7 nachvollzogen, wobei eine Exposition mit Colchicin zu Resistenzen gegenüber Vincaalkaloiden, Adriamycin und Act-D führte [6, 7]. Interessanterweise war zwar die Substanzinkorporation gestört, die Membranglykoproteine nicht verändert und – was vielleicht klinisch wichtig ist – die Resistenz war unter Verapamil nicht reversibel.

Nach neueren eigenen Untersuchungen an einem In-vivo-Resistenzmodell (Ehrlich-Tumor; ip-ip) verhält sich Mitomycin weitgehend kreuzresistent mit den Anthracyclinen und Alkaloiden, während interessanterweise Mitoxantrone bei gesicherter Anthracyclinresistenz noch partiell wirksam zu sein scheint (Seeber, unveröffentlicht).

Lassen sich zellulär gebundene Zytostatikaresistenzen beim Mammakarzinom erkennen? Nach den Daten der Arbeitsgruppe von Hoff an über 200 Proben ergab sich, daß sich nur bei etwa 50% der Proben, egal, ob aus Primärtumor oder aus Metastasen, genügend Kolonien (z. B. über 30 Kolonien auf 500000 ausgesäte Zellen) für eine sinnvolle Testung bildeten. Die Sensitivität in vitro war bei Proben aus nicht vorbehandelten Tumoren zwar deutlich günstiger als bei vorbehandelten, lag aber niedriger als die klinisch berichteten monotherapeutischen Aktivitäten für diese Substanzen [20]. Die eingeschränkte Aussagekraft der In-vitro-Tests mag aus diesen Zahlen hervorgehen. Wichtig ist in diesem Zusammenhang sicher auch der beim AACR-Meeting 1984 vorgetragene Befund, daß aus einer einzigen Lymphknotenmetastase eines Mammakarzinoms drei nach ihrem Wachstumsverhalten und ihrer Zytogenetik völlig verschiedene Klone isoliert werden konnten. Das Problem der Stammzellheterogenität ist beim Mammakarzinom offenbar besonders ausgeprägt [19].

Die derzeitige Stagnation auf dem chemotherapeutischen Sektor stellt eine große Herausforderung dar. Schrittweise Verbesserungen wären denkbar

– durch die logistische Verbesserung von Prädiktivtests (Übersicht bei Mattern und Volm, 1982),
– durch die Entwicklung von Analogen mit erhöhtem therapeutischen Index (z. B. Ifosfamid für Cyclophosphamid) bzw. geringerer kumulativer Toxizität (z. B. Mitoxantrone, Bisantren oder Epi-Adriamycin anstelle von Adriamycin),
– durch Erhöhung der Spezifität von Zytostatika, z. B. durch Kopplung an Carrier mit spezifischer Gewebsbindung.

Gerade in dieser Hinsicht sind derzeit einige interessante Entwicklungen im Gange, z. B. das Konzept östrophiler Platinkomplexe, wie sie von der Regensburger Arbeitsgruppe synthetisiert werden [21] und über die in diesem Buch an anderer Stelle berichtet wird.

Eine zweite Möglichkeit zur Erhöhung der Chemotherapiespezifität über das hormonabhängige System scheint sich dadurch abzuzeichnen, daß inzwischen der Nachweis erbracht werden konnte, daß sowohl Tamoxifen als auch Östrogene die

Zellzykluskinetik von menschlichen Mammakarzinomzellen zumindest in der Kultur erheblich beeinflussen können: Mit Tamoxifen gelingt eine Synchronisation hormonabhängiger Zellen in G1, mit kurzzeitiger Östrogenexposition eine Synchronisation in S, wodurch anschließende chemotherapeutische Eingriffe, z. B. mit G1-Substanzen nach Tamoxifen oder S-Blockern nach Östrogen eine synergistische Wirkungsverstärkung erfahren könnten [18]. Erste, zum Teil erfolgversprechende, klinische Berichte zu einer solchen hormonellen Synchronisation bzw. Stimulation von Chemotherapie liegen bereits vor [15].

Zusammenfassung

Nach wie vor stellt die Chemotherapieresistenz beim Mammakarzinom ein therapeutisches Problem besonderer Art dar. Klinische Untersuchungen des bisherigen Musters werden nur marginale Verbesserungen schaffen, wenn nicht durch neue Substanzen mit höherer Spezifität oder durch Ausnützung spezifischer hormonchemotherapeutischer Interaktionen die prognostisch wichtige Rate kompletter Remissionen erhöht werden kann. Blumenschein et al. [2] haben kürzlich mitgeteilt, daß 17/ 619 Patientinnen bzw. 15% von 116 Patientinnen in Vollremission nach doxorubicinhaltiger Chemotherapie länger als 7 Jahre krankheitsfrei überlebten, wobei ein Teil nach prognostischen Faktoren definierten perimenopausalen Gruppe zusätzlich oophorektomiert wurde. Es bleibt die Hoffnung, daß ein solches Ergebnis, welches ja eine gewisse kurative Chance im Stadium IV nahelegt, durch die sich abzeichnenden neuen Entwicklungen untermauert und verbessert werden kann.

Untersuchungen zur Resistenzentwicklung auf zellulärer Ebene haben möglicherweise nur bedingten Bezug zum klinischen Problem, könnten aber zum besseren Verständnis der häufigen Wirkungslosigkeit chemotherapeutischer Bemühungen und zur sinnvollen Planung alternativer Therapien unter Beachtung der individuell unterschiedlichen Vorbehandlung beitragen.

Literatur

1. Brambilla C, DeLana M, Rossi A, Valagussa P, Bondadonna G (1976) Response and survival in advanced breast cancer. Br Med J I:801–804
2. Blumenschein GR, Buzdar AU, Yap HY, Hortobagyi GN (1983) Seven years follow-up of stage IV patients entering complete remission from FAC. 13th International Congress of Chemotherapy, Vienna, 28.8.–2.9.1983, Proceedings part 244:9–11
3. Cowan KH, Jolivet J (1983) A novel mechanism of resistant to methotrexate in human breast cancer cells: lack of methotrexate polyglutamate formation. Clin Res 31:508A
4. Creech RH, Catalano RB, Shah MK (1983) An effective regimen of doxorubicin and mitomycin in hormone and CMF-refractory metastatic breast cancer patients. Proc Am Soc Clin Oncol 2:107 Abstr C-418
5. Cummings FJ, Gelman R, Tormey DC, DeWys W, Glick J (1981) Adriamycin plus vincristine alone or with dibromodulcitol or ICRF-159 in metastatic breast cancer. Cancer Clin Trials 4:253–260
6. Curt GA, Clendeninn NJ, Chabner BA (1984) Drug resistance in cancer. Cancer Treat Rep 68:87–99
7. Curt GA, Gailey BD, Mujugic H, Bynum BS, Chabner BA: Pleiotropic drug resistance (PDR) in human MCF-7 breast cancer cell. Proc Am Ass Cancer Res 25:337

114   S. Seeber

8. Falkon G, Pretorius L, Falkson HC (1982) Dibromodulcitol in the treatment of breast cancer. Cancer Treat Rev 9:261–266
9. Franco LA, Shafie SM (1981) Estrogen-receptor status, doubling time and sensitivity of breast carcinoma cells to adriamycin in tissue culture. Proc Am Ass Cancer Res & Am Soc Clin Oncol 22:5
10. Harris M, Byrne P, Smith F, Oishi S, Schlesinger C, Carrier D, Smith L, Ueno W, Schein P (1982) Treatment of advanced breast cancer with two adriamycin containing regimens. Proc Am Soc Clin Oncol 1:81 Abstr C-311
11. Kaufmann M, Klinga K, Runnebaum B, Kubli F (1980) In vitro adriamycin sensitivity test and hormonal receptors in primary breast cancer. Eur J Cancer 16:1609–1619
12. Kiang DT, Frenning DH, Gay J, Goldmann AI, Kennedy BJ (1980) Estrogen receptor status and response to chemotherapy in advanced breast cancer. Cancer 46:2814–2817
13. Konits PH, van Echo DA, Aisner J, Morris D, Wiernik PH (1982) Doxorubicin plus VP 16-213 for the treatment of refractory breast carcinoma. Am J Clin Oncol 5:515–519
14. Lippmann ME, Allegra JC, Thompson EB, Simon R, Barlock A, Green L, Huff KK, Do HMT, Aitken SC, Warren R (1978) The relation between estrogen receptors and response rate to cyctotoxic chemotherapy in metastatic breast cancer. New Engl J Med 298:1223–1228
15. Lippmann M, Cassidy J, Wesley M, Young R (1982) A randomized attempt to increase the efficacy of cytotoxic chemotherapy in metastatic breast cancer by hormonal synchronization. Proc Am Soc Clin Oncol 1:317
16. Livingston RB (1982) Breast cancer and response to chemotherapy: a possible relationship of hormone receptors and doxorubicin. Cancer Treat Rev 9:229–236
17. Mattern J, Volm M (1982) Clinical relevance of predictive tests for cancer chemotherapy. Cancer Treat Rev 9:267–288
18. Osborne CK, Boldt DH, Estrada P (1984) Human breast cancer cell cycle synchronization by estrogens and antiestrogens in culture. Cancer Res 44:1433–1439
19. Ruta C, Natale RB, Edwards J (1984) Direct evidence of heterogeneity in the stem cell population of a breast cancer metastatic. Proc Am Ass Cancer Res 25:30
20. Sandbach J, Von Hoff DD, Clark G, Cruz AB Jr, Obrien M, The South Central Texas Human Tumor Cloning Group (1982) Direct cloning of human breast cancer in soft agar culture. Cancer 50:1315–1321
21. Schönenberger H (1984) Entwicklung selektiv wirkender Platinkomplexe. In: Seeber S, Osieka R, Sack G, Schönenberg H (Hrsg) Beiträge zur Onkologie 18: Das Resistenzproblem bei der Chemo- und Radiotherapie maligner Tumoren – Grundlagen und Klinik, pp 48–58 (Karger, Basel)
22. Tormey DC, Gelma R, Band PR, Sears M, Rosenthal SN, DeWys W, Perlia C, Rice MA (1982) Comparison of induction chemotherapies for metastatic breast cancer. Cancer 50:1235–1244
23. Vaugh CB, Maniscalco-Greb E, Lockhard C, Groshko G (1982) VP-16 and adriamycin in patients with advanced breast cancer. Am J Clin Oncol 5:505–507
24. Yap HY, Blumenschein GR, Barnes B, Schell F, Buzdar A, Hortobagyi G, Benjamin RS: Sequential combination of continuous infusion adriamycin and vinblastine in patients with metastatic breast cancer. Proc Am Soc Clin Oncol 1:78, Abstr C-300

Phospholipide als Antitumormittel – Zytotoxische Prinzipien als Ergebnis von Strukturvariationen

C. Unger und H. Eibl

Phospholipide als funktionelle Bausteine von Biomembranen

Phospholipide stellen neben Cholesterin und Proteinen die quantitativ wichtigsten Bestandteile der biologischen Membran dar. Aufgrund ihrer besonderen physikalischen Eigenschaften sind sie die eigentlichen Strukturbildner planarer Doppelschichten.

In den Phospholipiden ist eine der primären Hydroxylgruppen des Glyzerins mit Phosphorsäure, die beiden anderen Hydroxylgruppen sind mit Fettsäuren verestert. So erhält man für die Phosphatidsäure die systematische Bezeichnung 1,2-Diacyl-sn-glycero-3-phosphat (sn bedeutet „stereospezifisch numeriert"). Zusätzlich ist der Phosphorsäurerest in typischen Membranphospholipiden mit einem weiteren Alkohol verestert, so z. B. mit Cholin zum Phosphatidylcholin oder mit Ethanolamin zum Phosphatidylethanolamin.

Aus dem apolaren Anteil (Kohlenwasserstoffketten) sowie der polaren Gruppe (Phosphat bzw. Phosphorsäureester) im Phospholipidmolekül resultiert das typische amphiphile Verhalten der Lipide in wäßrigen Systemen. Diese Eigenschaft führt in Abhängigkeit vom Hydratisierungsgrad und der Oberflächenladung der Phospholipide sowie weiterer Faktoren (pH-Wert, Ionenmilieu des Mediums) oberhalb einer bestimmten Konzentration, der sog. kritischen Mizellkonzentration (CMC), zur Ausbildung von hochmolekularen und geordneten Strukturen. Typischerweise bilden Phospholipide oberhalb der CMC lamellare Doppelschichten aus, aber auch Mizellbildung (sog. hexagonale I-Phasen, insbesondere bei Lysophospholipiden) und invertierte Mizellbildungen (sog. hexagonale II-Phasen) sind in Abhängigkeit von der Geometrie von polarem und apolarem Anteil der Phospholipide möglich [14] (Abb. 1).

Phospholipide bilden lamellare Doppelschichten aus und stellen damit die Matrix von Biomembranen dar. Neben der strukturellen Bedeutung der Phospholipide für den Aufbau von Zellmembranen wurde aber in den vergangenen Jahren zunehmend der funktionelle Aspekt dieser Stoffgruppe deutlich. Wesentliche Einsichten wurden gewonnen, als man die Phospholipide als Prohormone der Prostaglandine und Leukotriene (Eicosanoide) erkannte, die über die Hydrolyse der Arachidonsäure durch die Phospholipase A_2 generiert werden. Seit einigen Jahren ist bekannt, daß die Methylierung von Phosphatidylethanolamin durch adenosylmethioninabhängige Methyltransferasen in der Zellmembran einen wichtigen Schritt in der Signalübermittlung zur Ausübung unterschiedlicher Zellfunktion darstellt [16]. Eine besondere

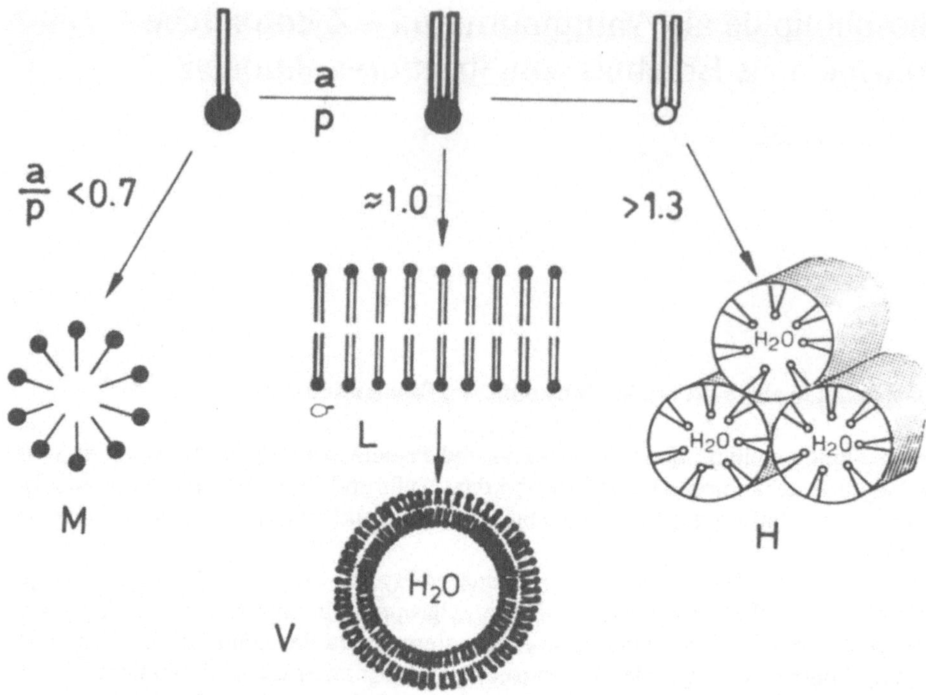

Abb. 1. Überstrukturen von Phospholipiden in Wasser. M = Mizelle; L = Lamellare Doppelschicht; V = Vesikel; H = hexagonale Anordnung; a = apolar; p = polar; a/p = Grenzflächenverhältnis

Bedeutung in der „second-messenger"-Diskussion spielt gegenwärtig der Phosphatidylinositolstoffwechsel, der durch zahlreiche Neurotransmitter und Hormone beeinflußt werden kann und als Folgereaktion zu einer veränderten Durchlässigkeit der Membran für Calziumionen führt [15, 20]. Aus der Gruppe der (Alkyl-)Lysophospholipide wurde unlängst das 1-O-Alkyl-2-acetyl-sn-glycero-3-phosphocholin (PAF) als thrombocytenstimulierender und -aggregierender Faktor beschrieben [6, 7]. Dieser Faktor wird insbesondere von Blutzellen abgegeben und besitzt biologische Wirksamkeit in Konzentrationen von 10^{-10} bis 10^{-11} Mol/L. PAF wirkt darüber hinaus stark blutdrucksenkend [21], wird in vivo während der Entstehung einer IgE-induzierten Schockreaktion abgegeben und scheint bei der Allergie sowie bei der Entzündung als wichtiger Mediator zu wirken [9, 22].

Die besonderen Eigenschaften der Lysophospholipide

Obgleich in der Natur Phospholipide mit einer bis mindestens vier Kohlenwasserstoffketten vorkommen, herrschen Moleküle mit zwei apolaren Ketten vor. Letztere werden wahrscheinlich der Aufgabe als Membranbausteine am ehesten gerecht. Die Hydrolyse einer Fettsäurekette in (Diacyl-)Phospholipiden durch Phospholipasen A führt zu (Monoacyl-)Phospholipiden, den sog. Lysophospholipiden. Die Konzentra-

tion von (Monoacyl-)Phospholipiden in biologischen Membranen wird von der Zelle
aber relativ konstant gehalten und beträgt etwa 2–3 Mol% bezogen auf den
Gesamtphospholipidgehalt der Biomembran. Dieses Verhalten läßt sich u. a.
dadurch erklären, daß Lysophospholipide ausgesprochen grenzflächenaktive Eigenschaften besitzen und oberhalb bestimmter Konzentrationen, ca. 20 Mol%, Zellmembranen lysieren können [18, 23, 29].

Auf die zellzerstörende Aktivität von Lysophospholipiden wurde man im Zusammenhang mit der Untersuchung von Schlangengiften aufmerksam, die aufgrund ihres
Phospholipase-A_2-Gehaltes aus Phosphatidylcholin das entsprechende Lysophos-
phatidylcholin bilden. Das Ausmaß der lytischen Aktivität, das z. B. an der Hämolyse
von Erythrozyten studiert werden kann, hängt dabei ab von der Kettenlänge der
verbleibenden Fettsäure im Lysophospholipidmolekül [23, 29].

Lysophospholipide beeinflussen die Aktivität verschiedener membranassoziierter
Enzyme. Dazu gehören die K^+-Na^+-ATPase [17], Adenylat- und Guanylatzyklasen
[2, 31] sowie verschiedener Transferasen [8]. Auf definierte Membraneffekte wie
Zellfusion, Veränderung von Oberflächenstrukturen oder Wirkungen auf Lipid-
mischsysteme ging Weltzien [29] zusammenfassend ein.

Etheranaloge der (Alkyl-)Lysophospholipide besitzen Antitumoraktivität

Antineoplastische Eigenschaften von (Alkyl-)Lysophospholipiden

Auf die zytotoxischen Eigenschaften von (Alkyl-)Lysophospholipiden wurde man im
Zusammenhang mit Experimenten aufmerksam, in denen die immunmodulierenden
Wirkungen von Lysophospholipiden untersucht wurden, eine zusammenfassende
Darstellung ist in [30] enthalten. Das am besten untersuchte (Alkyl-)Lysophospholi-
pid 1-O-Octadecyl-2-O-methyl-sn-glycero-3-phosphocholin zeigt in vitro und in vivo
ausgeprägt antineoplastische Eigenschaften [6, 30], erste klinische Prüfungen weisen
die Wirksamkeit auch bei menschlichen Neoplasien aus [7].

In unserem Labor wurde ein breites Spektrum von (Alkyl-)Lysophospholipiden
synthetisiert [11, 12, 13] und auf zytotoxische Wirksamkeit an Leukämiezellen
getestet. Beispielhaft dafür werden Dosis-Wirkungs-Kurven an der Raji-Zelle
(humane B-Zell-Leukämie) dargestellt (Abb. 2). Mit Ausnahme des (Acyl-)Lyso-
phospholipids sind alle (Alkyl-)Lysophospholipide in unterschiedlich ausgeprägter
Weise zytotoxisch wirksam. Dieser Befund verdeutlicht, daß der Etherfunktion in
den Lysophospholipiden eine besondere Bedeutung zukommt. Eine mögliche Erklärung dieses Verhaltens könnte in einer ausgeprägteren Grenzflächenaktivität von
Etheranalogen an Zellmembranen gegenüber den Esteranalogen liegen. Tatsächlich
findet man aber keine wesentlichen Unterschiede für beide Substanzgruppen, wie am
Beispiel von Hämolyseexperimenten an menschlichen Erythrozyten gezeigt werden
konnte (Abb. 3).

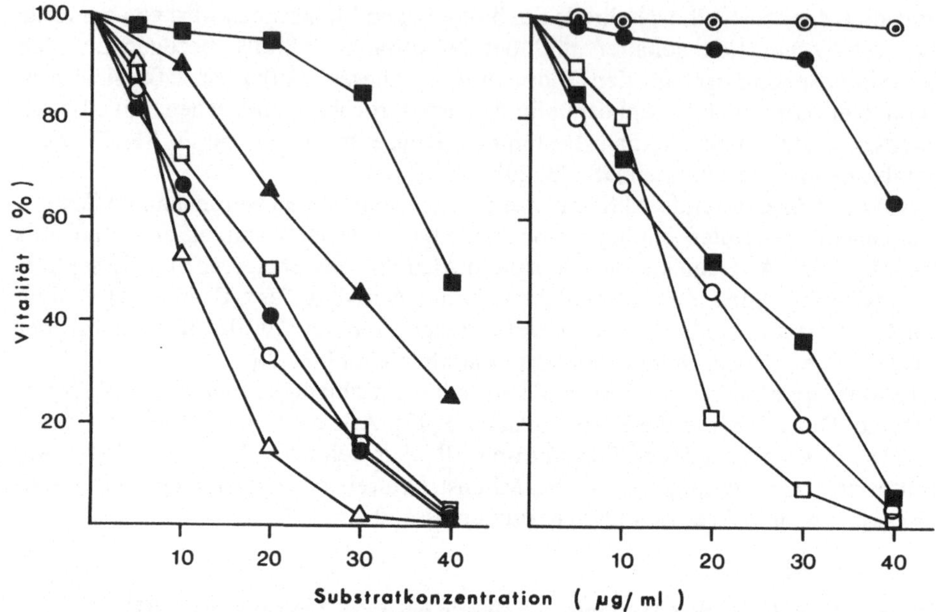

Abb. 2. Dosis-Wirkungs-Kurven unterschiedlicher synthetischer (Alkyl-)Lysophospholipide und von
1-Acyl-sn-glycero-3-phosphocholin an der Raji-Zelle.
Links: Lysophospholipide mit der Kettenlänge C = 18
Rechts: Lysophospholipide mit der Kettenlänge C = 16
o—o   3-Octadecyl-2-methyl-sn-glycero-1-phosphocholin
●—●   1-Octadecyl-2-methyl-sn-glycero-3-phosphocholin
△—△   1-Octadecyl-propandiol-(1,3-)phosphocholin
□—□   3-Octadecyl-sn-glycero-1-phosphocholin
■—■   1-Octadecyl-sn-glycero-3-phosphocholin
▲—▲   1-Octadecyl-propandiol-(1,3-)phosphotrimethylammoniumhexanol
□—□   1-Hexadecyl-propandiol-(1,2-)phosphocholin
●—●   1-Hexadecyl-sn-glycero-3-phosphocholin
o—o   3-Hexadecyl-sn-glycero-1-phosphocholin
■—■   1-Hexadecyl-propandiol-(1,3-)phosphocholin
⊙—⊙   1-Palmitoyl-sn-glycero-3-phosphocholin

Zytotoxizität und Metabolismus von (Alkyl-)Lysophospholipiden

Natürlicherweise vorkommende Lysophospholipide werden in der Zellmembran
durch Lysophospholipasen, Acyltransferasen sowie Phospholipasen C und D meta-
bolisiert. (Alkyl-)Lysophospholipide sind demgegenüber kein Substrat für Lysophospholipasen, die Hydrolyse der Alkyletherbindung wird durch ein O-Alkyl-spaltendes
Enzym katalysiert (Abb. 4) [19, 26, 27].

Struktur-Wirkungs-Beziehungen von (Alkyl-)Lysophospholipiden zeigen generell, daß Strukturmodifikationen zu erheblichen Unterschieden in der zytotoxischen
Wirksamkeit führen (Abb. 2). Da die grenzflächenaktiven Eigenschaften der Substanzen sich nicht wesentlich voneinander unterscheiden, repräsentieren die beob-

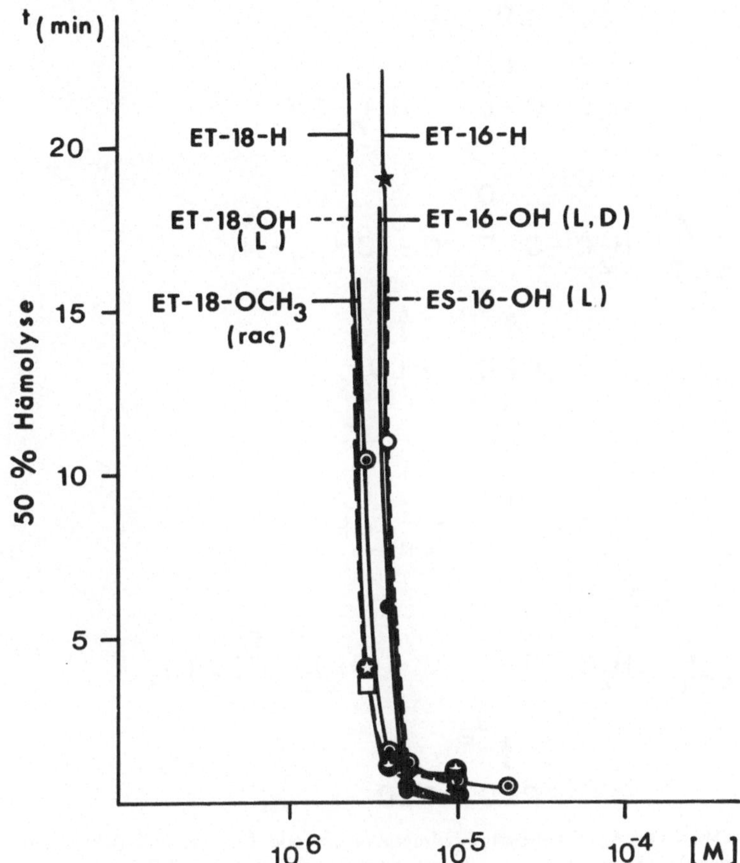

Abb. 3. Hämolyse von Humanerythrocyten in Gegenwart unterschiedlicher Konzentrationen von Lysophospholipiden. ES-16-OH (L) = 1-Palmitoyl-sn-glycero-3-phosphocholin; ET-16-OH (L,D) = 1-Hexadecyl-sn-glycero-3-phosphocholin und 3-Hexadecyl-sn-glycero-1-phosphocholin; ET-16-H = 1-Hexadecyl-propandiol-(1,3-)phosphocholin; ET-18-OCH₃ (rac) = 1-Octadecyl-2-Methyl-rac-glycero-3-phosphocholin; ET-18-OH (L) = 1-Octadecyl-sn-glycero-3-phosphocholin; ET-18-H = 1-Octadecyl-propandiol-(1,3-)phosphocholin

achteten Zytotoxizitätsunterschiede offensichtlich die veränderten Substrateigenschaften gegenüber phospholipidmetabolisierenden Enzymen. Eingeschränkter Metabolismus bedeutet dann Anreicherung der (Alkyl-)Lysophospholipide in Zellmembranen, dieses führt schließlich zu einem Zusammenbrechen der Membranstrukturen und damit zum Zelltod.

O-alkylspaltendes Enzym

Nach den Ergebnissen der Arbeitsgruppe um F. Snyder [24, 25] ist das O-alkylspaltende Enzym in Tumorgeweben im Vergleich zu Normalgeweben nicht oder nur in geringen Mengen vorhanden. Dieses Enzymdefizit wird für die relativ selektive

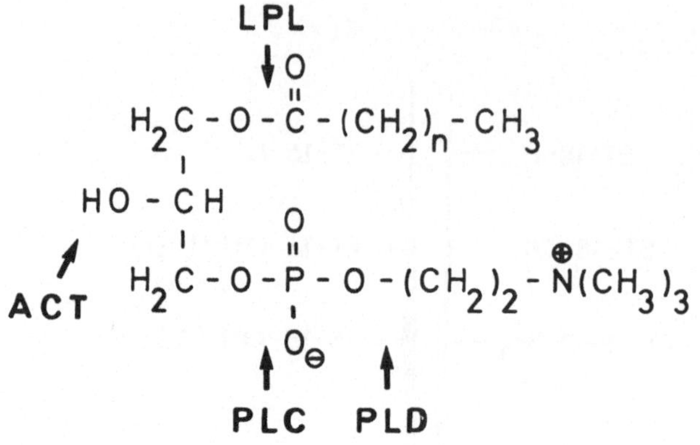

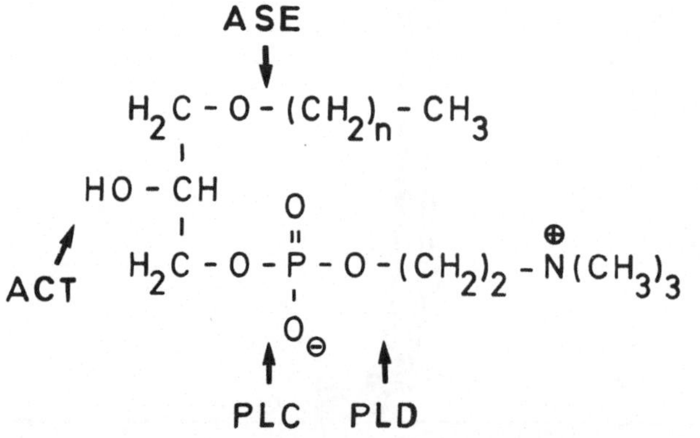

Abb. 4. Der Angriff phospholipidmetabolisierender Enzyme am 1-Alkyl-sn-glycero-3-phosphocholin (oben) und am 1-Acyl-sn-glycero-3-phosphocholin (unten). LPC = Lysophospholipase; ASE = O-alkylspaltendes Enzym; ACT = Acyltransferase; PLC = Phospholipase C; PLD = Phospholipase D

Anreicherung von (Alkyl-)Lysophospholipiden in Tumorgeweben verantwortlich gemacht [1, 24, 25]. Dieses attraktive Hypothese veranlaßte uns, Untersuchungen zur Substratspezifität des Enzyms gegenüber strukturvariierten (Alkyl-)Lysophospholipiden mit Hilfe eines neu entwickelten Testverfahrens [27] vorzunehmen (Tabelle 1).

Überraschenderweise wurde gefunden, daß die bislang wirksamste Substanz 1-O-Octadecyl-2-O-methyl-rac-glycero-3-phosphocholin offensichtlich überhaupt nicht vom O-alkylspaltenden Enzym umgesetzt wird. Dieser Befund könnte erklären, weshalb diese Substanz auch für Normalzellen noch eine deutliche Zytotoxizität besitzt. Bessere Substrate, d. h. in Normalzellen leichter zu entgiften, sind Analoge mit freier Hydroxylgruppe in der sn-2-Position sowie Desoxyalkyllysophospholipide, die anstatt einer freien Hydroxylgruppe einen Wasserstoffrest in der C-2-Position tragen. Aber auch Hexadecylpropandiol-(1,2-)phosphocholin, eine von uns neu entwickelte Substanz mit zytotoxischen Eigenschaften, die den Phosphocholinrest in der C-2-Position trägt, ist noch ein gutes Substrat für das O-alkylspaltende Enzym.

Tabelle 1. Substrateigenschaften strukturvariierter (Alkyl-)Lysophospholipide und von 1-Octadecyl-2-Methyl-rac-glycerin gegenüber dem O-alkylspaltenden Enzym aus Rattenlebermikrosomen

Substrate	Spezifische Aktivität (nmol/min/mg)
3-Octadecyl-2-methyl-sn-G-1-PC	0
1-Octadecyl-2-methyl-sn-G-3-PC	0
1-Octadecyl-2-methyl-rac-G-3-PC	0
1-Octadecyl-prop.(1,3)P-(CH$_2$)$_6$-C	0,5
1-Hexadecyl-sn-G-3-P-(CH$_2$)$_6$-C	0,6
1-Hexadecyl-prop.(1,2)PC	2,5
1-Octadecyl-prop.(1,3)PC	3,6
1-Octadecyl-sn-G-3-PC	4,1
3-Octadecyl-sn-G-1-PC	4,3
1-Hexadecyl-prop.(1,3)PC	5,2
1-Hexadecyl-sn-G-3-PC	6,3
3-Hexadecyl-sn-G-1-PC	6,7
1-Octadecyl-2-methyl-rac-G	11,6

Acyltransferasen

Acyltransferasen übertragen eine aktivierte Fettsäure in die sn-2-Position von Lysophospholipiden. Voraussetzung dafür ist eine freie Hydroxylfunktion im Lysophospholipidmolekül. Durch die Acylierungsreaktion wird Lysolecithin in Lecithin überführt, Lecithin selbst besitzt keine zytolytischen Eigenschaften. Die Enzymreaktion kann durch Substitution der Hydroxylfunktion durch eine Methoxygruppe (z. B. im 1-O-Octadecyl-2-O-methyl-rac-glycero-3-phosphocholin) oder einen Wasserstoffrest (z. B. in Desoxyalkyllysophospholipiden) blockiert werden. Entsprechend können diese Substanzen durch Acyltransferasen in der Zellmembran nicht entgiftet werden. Die zytotoxische Wirksamkeit ist im Vergleich zu (Alkyl-)Lysophospholipiden mit freier Hydroxylfunktion deutlich verstärkt (Abb. 2). In der Tabelle 2 sind die spezifischen Aktivitäten von Acyltransferasen aus Rattenlebermikrosomen für ausgewählte Lysophospholipidsubstrate mit freier Hydroxylfunktion in der sn-2-Position dargestellt. Bemerkenswerterweise finden sich ausgeprägte Unterschiede in den Acylierungsraten zwischen (Acyl-) und (Alkyl-)Lysophospholipiden (in der Tabelle Substrate 1 und 2). Zusätzlich kann eine ausgeprägte Stereoselektivität für Acyltransferasen beobachtet werden, denn 3-Hexadecyl-sn-glycero-1-phosphocholin wird im

Tabelle 2. Der Einfluß von Strukturvariationen in Lysophospholipiden mit freier Hydroxylfunktion in der sn-2-Position auf die Acyltransferaseaktivität (Enzym aus Rattenlebermikrosomen)

Substrate	Spezifische Aktivität (nmol/min/mg)
1-Palmitoyl-sn-G-3-PC	173,0
1-Hexadecyl-sn-G-3-PC	1,5
3-Hexadecyl-sn-G-1-PC	0
1-Hexadecyl-sn-G-3-P-(CH$_2$)$_6$-C	0

Vergleich zum natürlich konfigurierten 1-Hexadecyl-sn-glycero-3-phosphocholin nicht reacyliert [s. auch 28]. In entsprechenden Dosis-Wirkungs-Kurven finden sich ausgeprägte Zytotoxizitätsunterschiede (Abb. 2). Acyltransferasen reagieren sehr sensitiv auf eine Veränderung des Phosphor-Stickstoff-Abstandes im polaren Bereich von Phospholipiden [3, 10]. Eine Erweiterung des Phosphor-Stickstoff-Abstandes von 2 auf 6 C-Atome hemmt die Acyltransferaseaktivität im 1-Hexadecyl-sn-glycero-3-phosphotrimethylammoniumhexanol vollständig.

Phospholipase C

Die Phospholipase C hydrolysiert die Bindung zwischen der Phosphorsäure des polaren Bereiches und dem Kohlenstoffatom des Glyzeringrundgerüstes. Im Vergleich zu (Diacyl-)Phospholipiden sind (Monoacyl-)Phospholipide deutlich schlechtere Substrate für die Phospholipase C. Vergleichende Untersuchungen zur Substratspezifität zeigen, daß z. B. (Dipalmitoyl-)Lecithin gegenüber dem (Palmitoyl-)Lysolecithin ein etwa 250fach besseres Substrat für die Phospholipase C aus *Bacillus cereus* darstellt (Tabelle 3). (Alkyl-)Lysophospholipide sind im Vergleich zu (Acyl-)Lysophospholipiden deutlich schlechtere Substrate. Trotzdem können durch Strukturveränderungen in (Alkyl-)Lysophospholipiden die Substrateigenschaften drastisch verbessert werden. So differieren z. B. 1-O-Alkyl-sn-glycero-3-phosphocholin und 1-O-Alkyl-2-acetyl-sn-glycero-3-phosphocholin in bezug auf die Phospholipase-C-Aktivität um den Faktor 10000. Durch Verlängerung des Phosphor-Stickstoff-Abstandes im polaren Bereich der Lysophospholipide können Phospholipase C, D und Acyltransferasen vollständig ausgeschaltet werden [3, 10, 14], so daß hier eine weitere Möglichkeit besteht, auf Enzyme des Phospholipidstoffwechsels Einfluß zu nehmen.

Tabelle 3. Substrateigenschaften von phospholipidanalogen Substanzen gegenüber Phospholipase C aus Bacillus cereus

Substrate	Spezifische Aktivität (nmol/min/mg)
1-Octadecyl-2-azetyl-sn-G-3-PC	350000
1,2-Dipalmitoyl-sn-G-3-PC	167000
1-Palmitoyl-prop.(1,2)-PC	892
1-Palmitoyl-sn-G-3-PC	660
1-Myristoyl-3-stearoyl-sn-G-3-PC	434
1-Octadecyl-sn-G-3-PC	45
3-Octadecyl-sn-G-1-PC	37
3-Hexadecyl-sn-G-1-PC	33
1-Hexadecyl-sn-G-3-PC	30
1-Octadecyl-2-methyl-rac-G-3-PC	19
1-Hexadecyl-prop.(1,2)-PC	9
1-Octadecyl-prop.(1,3)-PC	8
1-Hexadecl-prop.(1,3)-PC	7
1-Octadecyl-prop.(1,3)-P-$(CH_2)_6$-C	0
1-Palmitoyl-sn-G-3-P-$(CH_2)_6$-C	0
1,2-Dihexadecyl-sn-G-3-PC	0

Untersuchungen zur Substratspezifität von Lysophospholipiden gegenüber phospholipidmetabolisierenden Enzymen zeigen, daß bereits kleinste Strukturmodifikationen zu teilweise drastischen Änderungen der Substrateigenschaften gegenüber dem O-alkylspaltenden Enzym, Acyltransferasen und Phospholipasen C führen können. Veränderungen der Substrateigenschaften dieser Moleküle beinhalten gleichzeitig eine erhebliche Variation zytotoxischer Wirkungen gegenüber neoplastischen Zellen. Ein vertieftes Verständnis des Wirkungsmechanismus zytotoxischer (Alkyl-)Lysophospholipide erwarten wir uns deshalb von der Kenntnis des metabolischen Schicksals der Substanzen in Tumor- und Normalzellen (siehe dazu unseren nachfolgenden Beitrag).

Literatur

1. Arnold B, Reuther R, Weltzien HU (1978) Biochim Biophys Acta 530:47
2. Aunis D, Pescheloche M, Zwiller J, Mandel P (1978) J Neurochem 31:355
3. Bach D, Bursuker I, Eibl H, Miller IR (1978) Biochim Biophys Acta 514:310
4. Beneviste J, Henson PM, Cochrane CG (1972) J Exp Med 136:1356
5. Beneviste J (1974) Nature (London) 249:581
6. Berdel WE (1982) Blut 44:71
7. Berdel WE, Schlehe H, Fink U, Emrich B, Maubach PA, Emslander HP, Daum S, Rastetter J (1982) Cancer 50:2011
8. Choy PD, Vane DE (1978) J Biol Chem 253:5163
9. Cusack NJ (1980) Nature (London) 285:193
10. Dimbeck W, Eibl H (1979) Chem Phys Lipids 24:237
11. Eibl H (1980) Chem Phys Lipids 26:405
12. Eibl H, Westphal O (1967) Liebigs Ann Chem 709:231
13. Eibl H (1981) In: Knight (ed) Liposomes, from Physical Structure to Therapeutic Application. Elsevier, Amsterdam, p 19
14. Eibl H (1984) Angew Chemie 23:257
15. Fisher SK, Agranoff BW (1980) J Neurochem 34 (5):1231
16. Hirata F, Axelrod J (1980) Science 209:1082
17. Karli JN, Karikas GA, Hatzipavlon PK, Levis GM, Monlopoulos SN (1979) Life Sci 24:1869
18. Kim DJ (1985) Med Dissertation, Universität Göttingen
19. Lee TC, Blank ML, Fitzgerald V, Snyder F (1981) Arch Biochem Biophys 208:353
20. Michell RH (1975) Biochem Biophys Acta (Amsterdam) 415:81
21. Muirhead EE, Byers NW, Deridelion JD, Smith KA, Prewett RL, Brooks B (1981) Hypertension 3:1107
22. Pinckard RN, Halonen M, Palmer JD, Butler C, Shaw JO, Henson PM (1977) J Immunol 119:2181
23. Reman FC, Demel RA, Degier J, van Deenen LLA, Eibl H (1969) Chem Phys Lipids 3:221
24. Soodsma JF, Piantadosi C, Snyder F (1970) Cancer Res 30:309
25. Snyder F, Wood R (1969) Cancer Res. 29:251
26. Tietz A, Lindberg M, Kennedy EP (1964) J Biol Chem 239:4081
27. Unger C, Eibl H, von Heyden HW, Nagel GA (1985) Cancer Res 45:616
28. Unger C, Eibl H, von Heyden HW, Nagel GA (1985) In: Schuff-Werner P, Pfizenmaier K (Hrsg): Entwicklung, Prüfung und Anwendung von biologisch aktiven Substanzen in der Tumortherapie, Aktuelle Onkologie 24, Zuckschwerdt Verlag München Bern Wien, S. 205–214
29. Weltzien HU, Arnold B, Reuther R (1977) Biochim Biophys Acta 466:411
30. Weltzien HU, Munder PG (1983) In: Mangold HK, Paltauf F (eds) Etherlipids. Academic Press, New York, p 277
31. Zwiller J, Ciesielski-Treska J, Mandel P (1976) Febs Lett 69:286

Phospholipide als Antitumormittel – Ein neues Konzept

H. Eibl und C. Unger

Einführung

Nach unserem vorangehenden Beitrag möchte ich die Einleitung kurz fassen und lediglich auf die intensiven und sorgfältigen Untersuchungen hinweisen, die in der Vergangenheit unternommen worden sind, um Unterschiede in der Enzymausrüstung und in der Membranzusammensetzung zwischen Tumor- und Normalzelle nachzuweisen. Die teilweise marginalen Unterschiede konnten bisher nicht erfolgreich in eine therapeutische Anwendung umgesetzt werden. Es fällt jedoch auf, daß phospholipidmetabolisierende Enzyme in diese Betrachtungen bisher kaum einbezogen worden sind – sieht man davon ab, daß Snyder et al. in einer grundlegenden Arbeit gezeigt haben, daß offensichtlich 1-O-alkylspaltende Enzyme (Abb. 1) in der Leberzelle vorhanden sind, in der Tumorzelle aber nicht [1].

Die Ergebnisse von Snyder haben dann erwartungsgemäß rasch Eingang in die Diskussion gefunden. Von anderen Arbeitsgruppen wurden jedoch keine Untersuchungen über dieses interessante Enzym aufgenommen. Diese Tatsache war der Einstieg für unsere eigenen Experimente. Wir haben in umfangreichen Untersuchungen über Etherlipide gezeigt, wie die Substrateigenschaften dieser Moleküle gegenüber 1-O-alkylspaltenden Enzymen von chemischen Strukturvariationen abhängig sind. Ein wichtiges Ergebnis unserer Arbeiten ist der Befund, daß das Enzym nicht positionsspezifisch ist, d.h. unabhängig von der Position der Alkylkette erfolgt die Spaltung [2]. Die Bezeichnung 1-O-alkylspaltendes Enzym ist deshalb nicht gerechtfertigt. Man sollte allgemeiner von O-alkylspaltenden Enzymen sprechen.

Die Untersuchungen über die Substrateigenschaften von (Ether)-Lysophospholipiden gegenüber phospholipidmetabolisierenden Enzymen wurden dann auf weitere

$$
\begin{array}{l}
CH_2 - O - (CH_2)_{15} - CH_3 \qquad\qquad CH_2 - OH \\
\quad| \qquad\qquad\qquad\qquad\qquad\qquad\qquad | \qquad\qquad + CHO - (CH_2)_{14} - CH_3 \\
HC - OH \qquad\longrightarrow\qquad HC - OH \\
\quad| \qquad\qquad\qquad\qquad\qquad\qquad\qquad | \\
CH_2 - O - \overset{\ominus}{PO_2} - O - CH_2 - CH_2 - \overset{\oplus}{N}(CH_3)_3 \qquad CH_2 - O - \overset{\ominus}{PO_2} - O - CH_2 - CH_2 - \overset{\oplus}{N}(CH_3)_3
\end{array}
$$

Abb. 1. Hydrolyse von 3-O-Hexadecyl-sn-glycero-1-phosphocholin durch O-alkylspaltende Enzyme in Rattenleber. Produkte der Reaktion sind sn-Glycero-1-phosphocholin und Palmitinaldehyd. Palmitinaldehyd wird in der Zelle zu Palmitinsäure oxidiert

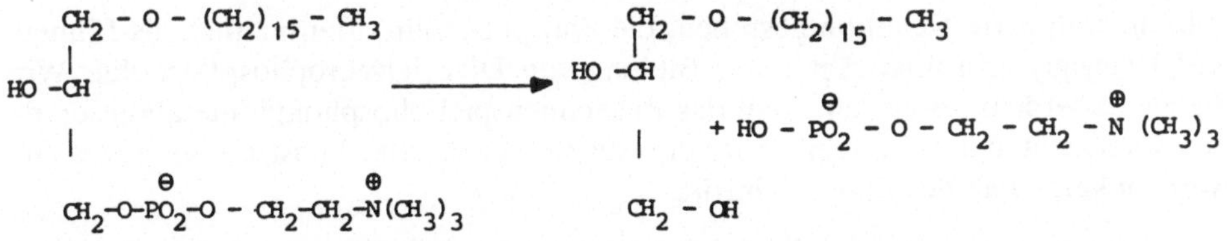

Abb. 2. Hydrolyse von 1-O-Hexadecyl-sn-glycero-3-phosphocholin durch Phospholipase C aus Clostridium welchii. Produkte der Reaktion sind 1-O-Hexadecylglycerin und Phosphocholin

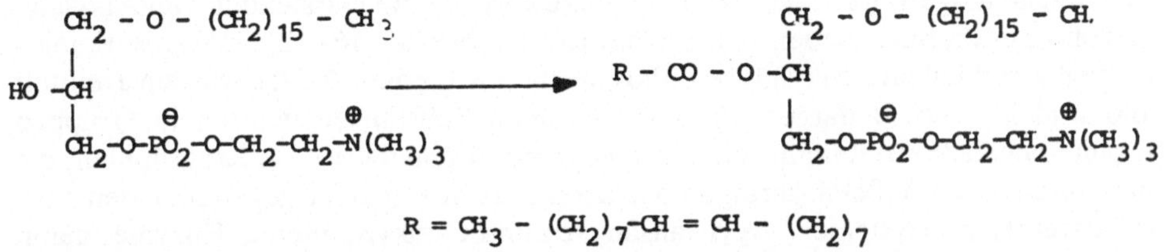

Abb. 3. Acylierung von 1-O-Hexadecyl-sn-glycero-3-phosphocholin durch Acyltransferasen aus Rattenleber. Als Produkt entsteht 1-O-Hexadecyl-2-oleoyl-sn-glycero-3-phosphocholin bei Reacylierung mit Oleoyl-CoA

Enzyme ausgedehnt, besonders auf Phospholipase C [3] (Abb. 2) und Acyltransferasen [4, 5] (Abb. 3). Es wurden überraschende Ergebnisse erhalten, die zeigen, daß oft kleine Strukturvariationen zu großen Änderungen in den Substrateigenschaften führen. Besonders eindrucksvolle Beispiele dafür finden sich für Acyltransferasen beim Austausch Ester gegen Ether (Stearinsäure gegen Octadecyl) und für Phospholipase C beim Austausch Acetyl gegen H (Tabelle 1) in den entsprechenden Lysophospholipiden.

In meinen weiteren Ausführungen möchte ich unsere enzymatischen Ergebnisse ordnen und ein Konzept entwickeln, das unsere Beobachtungen über die zytotoxischen Eigenschaften dieser Verbindungen in Zellkulturen mit möglichen Stoffwechselprodukten in Einklang bringt. Dieses Vorgehen soll an einem typischen Beispiel erläutert werden. Im Rahmen dieser Untersuchungen sind wir bisher auf eine neue,

Tabelle 1. Substrateigenschaften von Lysophospholipiden (Ether, Ester) gegenüber phospholipidmetabolisierenden Enzymen

Substrate	Acyltransferasen	Phospholipase C	O-alkylspaltendes Enzym
1-O-Octadecyl-sn-G-3-PC	+	+	+
1-O-Octadecyl-2-O-Methyl-rac-G-3-PC	–	+	–
1-O-Octadecyl-2-Acetyl-sn-G-3-PC	–	+++++	–
1-Stearoyl-sn-G-3-PC	+++	+	+
1-Stearoyl-sn-G-3-P-C_6-C	–	–	–

enzymkatalysierte Reaktion gestoßen, die Phosphocholin offensichtlich als Einheit auf Diacylglycerin überträgt unter Bildung von Diacylglycerophosphocholin. Wir haben außerdem festgestellt, daß das Zusammenspiel phospholipidmetabolisierender Enzyme in der Tumorzelle über die Auswahl geeigneter Substrate so eingestellt werden kann, daß der Zelltod eintritt.

Wirkung von Alkylglycerophosphocholinen auf Raji-Zellen

Raji-Zellen (humane Leukämie des B-Zelltyps) wurden von uns als Beispiel für eine Tumorzelle ausgewählt. Chemische Synthesewege für die Darstellung von Alkylglycerophosphocholinen haben wir ausführlich beschrieben [6–12]. Dosis-Wirkungs-Kurven verschiedener Alkylglycerophosphocholine für diese Zellen wurden ermittelt und sind in Abb. 4 dargestellt. Die einzelnen Substanzen wurden in Gruppen zusammengefaßt. So umfaßt die Substanzgruppe 1 eine Serie von Etherlipiden, die sich durch einen äußerst geringen Metabolismus auszeichnet gegenüber den zwei zellulären Enzymsystemen, Acyltransferasen und O-alkylspaltende Enzyme, die in diese Betrachtungen einbezogen worden sind. Die Auswahl dieser Enzyme ist begründet, da sie in der Literatur vorrangig diskutiert werden, wenn metabolische Transformationen der Etherlipide in Betracht gezogen werden.

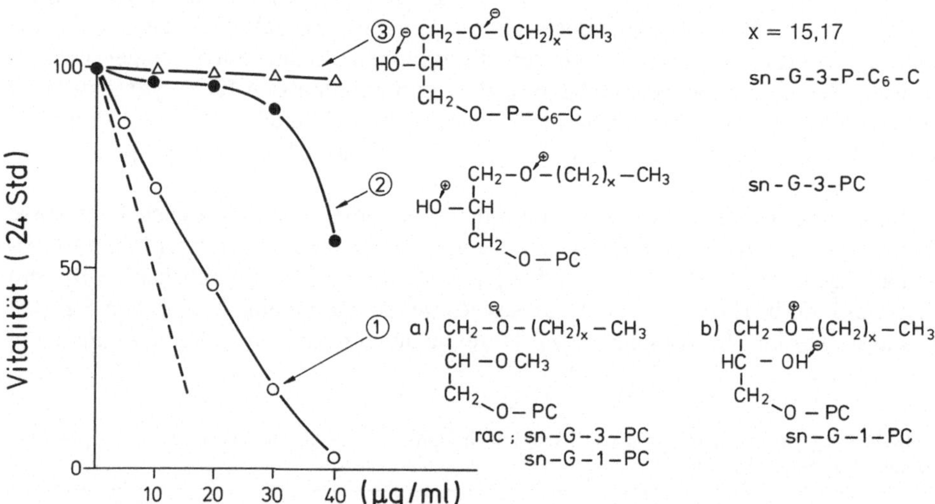

Abb. 4. Dosis-Wirkungs-Kurven von (Alkyl)-Lysolecithinen an Raji-Zellen. Die Substanzen sind in drei Gruppen zusammengefaßt und besitzen ganz ähnliche hämolytische Aktivitäten. Sie unterscheiden sich aber in ihrer Toxizität gegenüber lebenden Zellen.
Substanzgruppe (1):   0% vitale Zellen,
Substanzgruppe (2):   50% vitale Zellen,
Substanzgruppe (3): 100% vitale Zellen,
bei Dosen von 40 µg/ml.
Die gestrichelte Linie zeigt das von uns erwartete Ergebnis für Substanzgruppe (3). Experimentell gefunden wurde jedoch keine Toxizität in den angegebenen Konzentrationen

Bei den in Gruppe 1 zusammengefaßten Substanzen fällt auf, daß sich hier das meist untersuchte Etherlipid, 1-O-Octadecyl-2-O-methyl-rac-glycero-3-phosphocholin, befindet. Es überrascht und steht im Gegensatz zu der häufig diskutierten Auffassung [13], daß dieses für die bisherigen Untersuchungen zentrale Molekül nach unseren Ergebnissen kein Substrat für das O-alkylspaltende Enzym darstellt [2]. Außerdem ist die Hydroxylgruppe in der 2-Position als Methylether abgeschirmt, so daß durch Acyltransferasen eine Reacylierung und Entgiftung ausgeschlossen werden kann. An dieser grundsätzlichen Situation ändert sich nichts, wenn man das Racemat durch die optisch reinen Isomeren ersetzt. 1-O-Octadecyl-2-O-methyl-glycero-3-phosphocholine sind Moleküle, die durch Acyltransferasen und durch O-alkylspaltende Enzyme offensichtlich nicht umgesetzt werden können. Eine entsprechende Aussage kann für 3-O-Hexadecyl-sn-glycero-1-phosphocholin gemacht werden. Hier verhindert die nicht natürliche Konfiguration eine Reacylierung und Entgiftung durch Acyltransferasen, während die Substrateigenschaften gegenüber O-alkylspaltenden Enzymen in der Rajii-Zelle wenig nützen, da diese Enzyme in neoplastischen Geweben nur in vergleichsweise geringen Konzentrationen nachgewiesen worden sind [1, 14].

Die Substanzgruppe 2 beinhaltet Moleküle, die in der natürlicherweise vorkommenden Konfiguration vorliegen. Wie aus der Abbildung hervorgeht, können diese Strukturen rasch entgiftet werden, d. h. Acyltransferasen reacylieren in Position 2 der 1-O-Alkyl-sn-glycero-3-phosphocholine. Es ist deshalb verständlich, daß diese Moleküle im Vergleich zu den Molekülen der Gruppe 1 weniger giftig sind.

In Gruppe 3 sind Moleküle zusammengefaßt, die sich durch einen vergrößerten Abstand zwischen Phosphor und Stickstoffatom auszeichnen [6]. Wie früher gezeigt, führt diese Strukturvariation zu einer drastischen Änderung der Substrateigenschaften gegenüber Acyltransferasen; sie gehen vollständig verloren. Unsere Voraussagen und Erwartungen in Zellexperimenten mit Raji-Zellen waren deshalb eindeutig. Diese Gruppe von Molekülen sollte wieder extrem toxisch sein. Diese Erwartungen sind in Abb. 4 in einer gestrichelten Linie festgehalten, werden jedoch in keiner Weise durch das Experiment bestätigt. Die Verbindungen sind weitgehend untoxisch. Eine mögliche Erklärung für dieses unerwartete Verhalten konnte aus unseren früheren Untersuchungen über die Substrateigenschaften von Phospholipiden mit vergrößertem Phosphor-Stickstoff-Abstand hergeleitet werden. Die dort erzielten Ergebnisse weisen darauf hin, daß die Verbindungen der Gruppe 3 metabolisch stabil sind und mit Phospholipase C nicht gespalten werden können [6]. Diese Fragen gehen jedoch über Antworten hinaus, die man mit der einfachen Erstellung von Dosis-Wirkungs-Diagrammen beantworten kann. Nur direkte Stoffwechseluntersuchungen mit radioaktiv markierten (Ether)-Phospholipiden führen hier weiter.

Metabolismus von 1-O-Octadecyl-2-O-methyl-rac-glycero-3-phosphocholin in Raji-Zellen

Wir haben in den vergangenen Jahren zahlreiche Methoden der einfachen radioaktiven Markierung von Phospholipiden und von Etherphospholipiden entwickelt. Für unsere speziellen Untersuchungen über den Stoffwechsel von 1-O-Octadecyl-2-O-

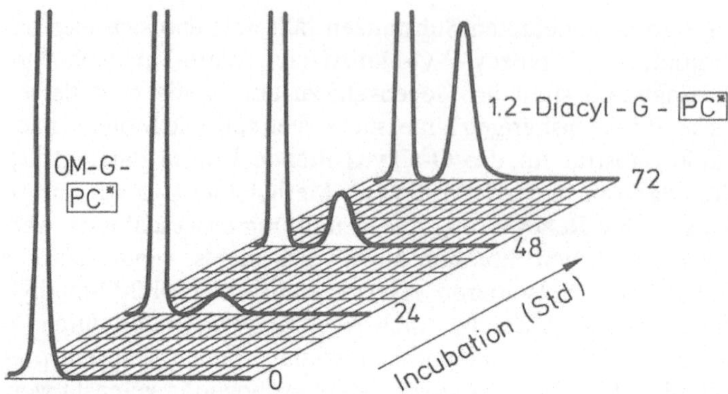

Abb. 5. Stoffwechseluntersuchungen mit 1-O-Octadecyl-2-O-methyl-rac-glycero-3-phospho-(N-³H-methyl-)cholin in Raji-Zellen. Es tritt nach 72 Stunden nur ein Stoffwechselprodukt auf, das radioaktiv markiert ist: Diacyl-glycero-phosphocholin; G, Glycerin; PC, Phosphocholin; sn stereospezifische Numerierung [23, 24]

methyl-rac-glycero-3-phosphocholin wurde diese Verbindung im Cholinteil radioaktiv markiert [15, 16]. Raji-Zellen wurden mit geringen Dosen an ^{14}C-markiertem Etherlipid inkubiert und die Phospholipide nach Bligh- und Dyer-Extraktion [17] auf Dünnschichtplatten in einzelne Lipidklassen aufgetrennt. Es wurde nach 24, 48 und 72 Stunden jeweils das Ausgangslipid als radioaktiv markierte Substanz nachgewiesen. Mit steigender Inkubationszeit konnte jedoch ein neues radioaktiv markiertes Phospholipid beobachtet werden, das in allen Eigenschaften natürlichem 1,2-Diacyl-sn-glycero-3-phosphocholin entsprach (Abb. 5). Aus diesem Experiment ergibt sich also das seltsame Ergebnis, daß mit der Bildung von Phosphatidylcholin, einem normalen Stoffwechselprodukt und essentiellen Bestandteil biologischer Membranen, die Zelle vergiftet wird. Ursache dafür kann jedoch nicht die Biosynthese von Lecithin sein, sondern das bei der Umsetzung ebenfalls gebildete 1-O-Octadecyl-2-O-methyl-rac-glycerin (oder ein metabolisches Folgeprodukt).

Die hier beschriebene Reaktion, ein Austausch des Phosphocholinrestes zwischen 1-O-Octadecyl-2-O-methyl-rac-glycero-3-phosphocholin und 1,2-Diacyl-sn-glycerin katalysiert durch ein intrazelluläres Enzym der Raji-Zelle (Abb. 6), ist von besonderem Interesse, weil diese Übertragungsreaktion neu und noch nicht beschrieben ist. Es kann sich bei dem Enzym nicht um ein Enzym des üblicherweise beschriebenen Phospholipase-C-Typs handeln, da diese Enzyme nach Definition bei der Hydrolyse der Phosphocholingruppe den Phosphorsäurerest auf Wasser unter Bildung von Phosphocholin übertragen (Abb. 2).

Das neue Konzept

Die bisher mit Alkylglycerophosphocholinen erzielten Ergebnisse lassen sich nicht in eine allgemeine Theorie einordnen und erklären [13]. Deshalb möchten wir die Probleme kurz ansprechen und versuchen, unsere neuesten experimentellen Ergeb-

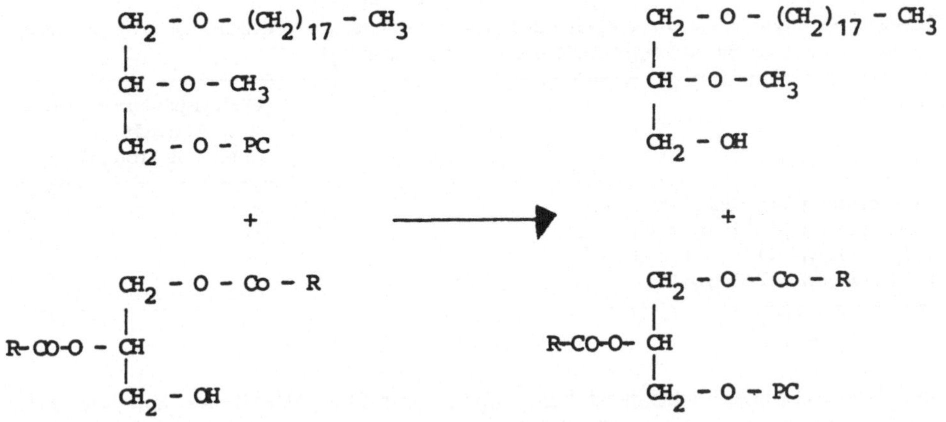

$$CH_2 - O - (CH_2)_{17} - CH_3$$
$$|$$
$$CH - O - CH_3$$
$$|$$
$$CH_2 - O - PC$$

+

$$CH_2 - O - CO - R$$
$$|$$
$$R - CO - O - CH$$
$$|$$
$$CH_2 - OH$$

$$\longrightarrow$$

$$CH_2 - O - (CH_2)_{17} - CH_3$$
$$|$$
$$CH - O - CH_3$$
$$|$$
$$CH_2 - OH$$

+

$$CH_2 - O - CO - R$$
$$|$$
$$R - CO - O - CH$$
$$|$$
$$CH_2 - O - PC$$

Abb. 6. Übertragung des Phosphocholinrestes von 1-O-Octadecyl-2-O-methyl-rac-glycero-3-phosphocholin auf Diacylglycerin unter Bildung von Lecithin und Toxin in Raji-Zellen

nisse zu interpretieren und auf molekularer Ebene zu diskutieren, um ein Verständnis für die unterschiedliche Wirkung verschiedener Strukturen zu entwickeln. In das Zentrum unserer Diskussion muß dabei die zytotoxische Wirkung der Alkylglycerophosphocholine rücken, während eine mögliche und auch beschriebene immunstimulierende oder makrophagenaktivierende Wirkung der Substanzen [13] zu diesem Zeitpunkt von uns nicht berücksichtigt wird.

Untersuchungen über die lytische Wirkung von Alkylglycerophosphocholinen sind seit langem bekannt. Der Name Lysolezithin beruht ja auf der Beobachtung, daß die Verbindungen eine hämolytische [18, 19] oder zytolytische Wirksamkeit besitzen. Es besteht jedoch eine generelle Übereinstimmung, daß die zur Zytolyse notwendigen Konzentrationen bei einer erfolgreichen Tumorbehandlung mit Sicherheit nicht erreicht werden. Ein weiteres Argument gegen eine direkte zytotoxische Wirkung der Alkylglycerophosphocholine ist die Tatsache, daß die in Abb. 4 zusammengestellten Verbindungen eine sehr unterschiedliche Toxizität gegenüber Raji-Zellen besitzen. In ihrem hämolytischen Verhalten und in ihrer Grenzflächenaktivität unterscheiden sie sich jedoch kaum.

Es gibt allerdings Untersuchungen [20], in denen gezeigt wird, daß sich Alkylglycerophosphocholine in Tumorzellen anreichern; d. h. die Halbwertzeit ist länger als in vergleichbaren normalen Organen [21]. Für diese Anreicherung wird teilweise der verzögerte Metabolismus der Substanzen und die besondere Fähigkeit der Tumorzellen, Alkylglycerophosphocholine aufzunehmen und nicht abzubauen, verantwortlich gemacht [22]. Es werden mögliche enzymatische Mechanismen angesprochen, die zum Zelltod führen [13]. Doch fehlen die experimentellen Beweise. Auch eine mögliche zytotoxische Wirkung von 1-O-Octadecyl-2-O-methyl-rac-glycero-3-phosphocholin wird erwähnt. Selektivität gegenüber der Tumorzelle soll dadurch erreicht werden, daß alkylspaltende Enzyme nur in Normalzellen vorkommen und nicht in Tumorzellen. Wir haben diese Vorstellungen aufgenommen und gezeigt, daß sie einer experimentellen Überprüfung nicht standhalten. 1-O-Octadecyl-2-O-methyl-

Tabelle 2. Substrate für das O-alkylspaltende Enzym. Es ist interessant, daß erst nach Abspaltung des Phosphocholinrestes Substrateigenschaften auftreten (s. auch [2])

Substrate	O-alkylspaltendes Enzym spez. Aktivität (n Mol/mg Protein/min)
1-O-Octadecyl-2-O-Methyl-rac-G-3-PC	—
1-O-Octadecyl-2-O-Methyl-sn-G-3-PC	—
3-O-Octadecyl-2-O-Methyl-sn-G-1-PC	—
1-O-Octadecyl-2-O-Methyl-C	11,6

rac-glycero-3-phosphocholin ist kein Substrat für O-alkylspaltende Enzyme. Eine selektive Toxizität ist also nach diesem Prinzip für das genannte (Alkyl-)Lysophospholipid nicht erreichbar.

Damit war weiter offen, wie die toxische Wirkung von 1-O-Octadecyl-2-O-methyl-rac-glycero-3-phosphocholin gegenüber Tumorzellen Erklärung finden kann. Hier haben unsere Stoffwechseluntersuchungen prinzipiell neue Informationen erschlossen, die von allgemeiner Bedeutung sind. Wir haben bewiesen, daß 1-O-Octadecyl-2-O-methyl-rac-glycero-3-phosphocholin kein Substrat für das O-alkylspaltende Enzym aus Rattenlebermikrosomen ist, jedoch durch eine phospholipase-C-ähnliche Enzymaktivität in das zelltoxische 1-O-Octadecyl-2-O-methyl-rac-glycerin umgewandelt werden kann. Mit Hilfe eines neu entwickelten optischen Tests für das O-alkylspaltende Enzym waren wir dann in der Lage zu zeigen, daß dieser Metabolit das beste Substrat für das O-alkylspaltende Enzym ist, das bisher von uns analysiert wurde (Tabelle 2).

Aus den von uns erstellten umfangreichen experimentellen Ergebnissen über die Substrateigenschaften von (Ether)-Lipiden und (Ether)-Phospholipiden gegenüber phospholipidmetabolisierenden Enzymen haben wir ein Konzept entwickelt, das eine selektive Vernichtung von Tumorzellen in Gegenwart von Normalzellen erlaubt. Dieses Konzept ist in Abb. 7 schematisch dargestellt. Im ersten Schritt erfolgt eine generelle Giftung in normalen und in neoplastischen Zellen durch die Einwirkung eines phospholipase-C-ähnlichen Enzyms auf 1-O-Octadecyl-2-O-methyl-rac-glycero-3-phosphocholin. Das gebildete Zelltoxin, 1-O-Octadecyl-2-O-methyl-rac-glycerin, akkumuliert in der Tumorzelle und führt zum Zelltod. Im Unterschied dazu erfolgt in der Leberzelle eine Entgiftung über O-alkylspaltende Enzyme.

Das Konzept der allgemeinen Giftung und selektiven Entgiftung in Normalzellen ist einleuchtend. In der Praxis stellt sich aber die Frage, weshalb 1-O-Octadecyl-2-O-methyl-rac-glycero-3-phosphocholin trotzdem für normale Zellen toxisch ist und damit eine recht geringe therapeutische Breite für eine Tumorbehandlung besitzt. Aus unserer Sicht ist das ein kinetisches Problem. Mit 1-O-Octadecyl-2-O-methyl-rac-glycero-3-phosphocholin erfolgt die Giftung zu rasch, so daß die Entgiftungsmechanismen der Normalzelle nicht zum Tragen kommen. Wir haben deshalb Substrate verwendet, die langsamer gegiftet werden, so daß die Entgiftungsmechanismen das entstehende Toxin kontinuierlich abbauen können. Das ist möglich durch eine Vergrößerung des Phosphor-Stickstoff-Abstandes oder durch andere Substratmodifikationen, die wir untersucht haben und über die wir in Kürze berichten.

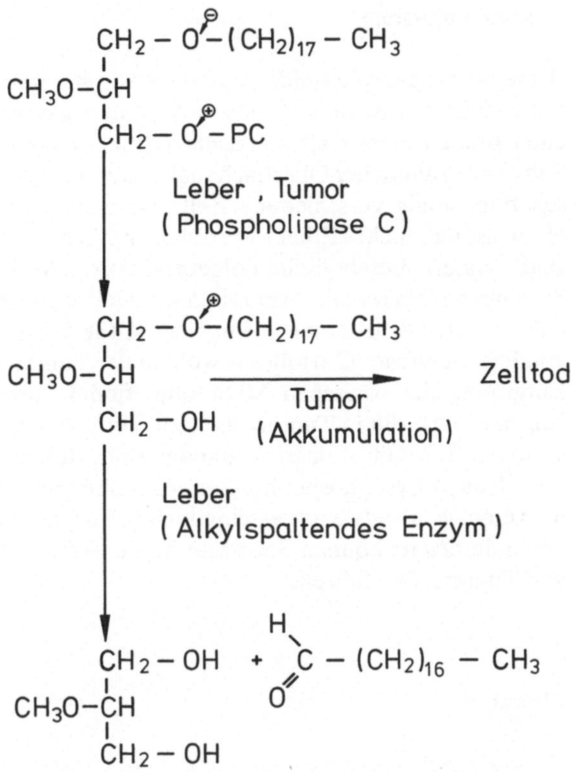

$$CH_2 - O^{\ominus} - (CH_2)_{17} - CH_3$$
$$CH_3O-CH$$
$$CH_2 - O^{\oplus} - PC$$

Leber , Tumor
(Phospholipase C)

$$CH_2 - O^{\oplus} - (CH_2)_{17} - CH_3$$
$$CH_3O-CH \longrightarrow \text{Zelltod}$$
$$CH_2 - OH$$

Tumor
(Akkumulation)

Leber
(Alkylspaltendes Enzym)

$$CH_2 - OH \quad + \quad \overset{H}{\underset{O}{C}} - (CH_2)_{16} - CH_3$$
$$CH_3O-CH$$
$$CH_2 - OH$$

Abb. 7. Konzept einer generellen Giftung von Tumor- und Leberzelle und einer nachfolgenden selektiven Entgiftung in der Leberzelle. Die Tumorzelle stirbt, die Leberzelle überlebt

Wir haben gezeigt, daß durch eine genaue Kenntnis der Substrateigenschaften von (Ether)-Lipiden und von (Ether)-Phospholipiden die Voraussetzungen geschaffen werden, um in einer Zelle selektiv Toxizität zu erzeugen. Die Selektivität entsteht dabei durch enzymatische Transformation und bedingt notwendigerweise, daß Unterschiede in der Enzymausrüstung zwischen neoplastischen und normalen Zellen vorhanden sein müssen. In diesem Sinne haben wir die Wirksamkeit verschiedener Prinzipien nachgewiesen und bereits drei Substanzgruppen gefunden, die in das vorgestellte Konzept eingeordnet werden können. Es ist faszinierend zu beobachten, wie über einfache in vitro Studien von Enzymen anhand der ermittelten Substrateigenschaften von unterschiedlichen Alkylglycerophosphocholinen recht gute Prognosen über das Stoffwechselverhalten erhalten werden können. Über eine Anpassung der molekularen Architektur können dann Alkylglycerophosphocholine entwickelt werden, die bessere Antitumorwirksamkeit besitzen. Die besten Wirkstoffe sind damit nicht unbedingt Strukturen mit extremer Toxizität, sondern Substanzen, die ein ausgewogenes Verhältnis in der Giftungs- und Entgiftungskinetik besitzen.

Nach diesem Konzept besitzt ein ideales Antitumormittel mit (Alkyl)-Lysophospholipid-Struktur folgende Eigenschaften: In der Normalzelle erfolgt die Entgiftung rascher als die Giftung; in der Tumorzelle, vice versa, muß die Geschwindigkeit des Giftungsprozesses überwiegen. Es entsteht Selektivität. Die Tumorzelle stirbt ab, die normale Zelle überlebt.

132   H. Eibl und C. Unger

Zusammenfassung

(Ether)-Lysophospholipide sind zytotoxisch wirksame Substanzen. Ihre zellzerstörende Wirkung ist in vitro und in vivo nachgewiesen. Unsere Untersuchungen mit einer breiten Palette synthetischer (Ether)-Lysophospholipide haben ergeben, daß Substanzen ähnlicher Oberflächenaktivität, also vergleichbarer physikalischer Eigenschaften, völlig verschiedene Zelltoxizitäten besitzen. Das ist ein entscheidender Hinweis, daß nicht (Ether)-Lysophospholipide selbst toxisch gegenüber den Zellen sind, sondern metabolische Folgeprodukte („Prodrug-Prinzip"). Durch ein gezieltes Studium der am Metabolismus beteiligten Enzyme haben wir den Nachweis erbracht, daß im ersten Schritt eine Giftung der (Ether)-Lysophospholipide durch Einwirkung von Phospholipase C erfolgt, sowohl in der Tumor- wie auch in der Normalzelle. Die Entgiftung der toxischen Metabolite findet vornehmlich durch O-alkylspaltende Enzyme statt, die in Tumorzellen im Vergleich zu Normalzellen fehlen oder nur in geringen Konzentrationen vorhanden sind. In Kenntnis der Substrateigenenschaften von (Ether)-Lysophospholipiden gegenüber phospholipidmetabolisierenden Enzymen einerseits und des unterschiedlichen Enzymbesatzes von Tumor- und Normalzellen andererseits können Substrate ausgewählt werden, die selektiv zum Absterben von Tumorzellen führen.

Literatur

1. Soodsma JF, Piantadosi C, Snyder F (1970) Cancer Res 30:309
2. Unger C, Eibl H, von Heyden HW, Nagel GA (1985) Cancer Res 45:616
3. Eibl H, Lands WEM (1970) Biochemistry 9:423
4. Eibl H, Hill EE, Lands WEM (1969) Europ J Biochem 9:250
5. Okuyama H, Eibl H, Lands WEM (1971) Biochim Biophys Acta 248:263
6. Diembeck W, Eibl H (1979) Chem Phys Lipids 24:237
7. Eibl H (1978) Proc Nat Acad Sci 75:4074
8. Jähnig F, Harlos K, Vogel H, Eibl H (1979) Biochem 18:1459
9. Eibl H, Blume A (1979) Biochim Biophys Acta 53:476
10. Eibl H (1980) Chem Phys Lipids 26:405
11. Eibl H (1981) In: Knight CG (ed) Research Monographs in Cell and Tissue Physiology. Elsevier, Amsterdam
12. Eibl H (1984) Angew Chem 96:247
13. Weltzien HU, Munder PG (1983) In: Mangold HK, Paltauf F (eds) Ether Lipids. Academic Press, New York, pp 277–305
14. Soodsma JF, Piantadosi C, Snyder F (1972) J Biol Chem 247:3923
15. Eibl H, Westphal O (1967) Liebigs Ann Chem 709:231
16. Eibl H, McIntyre JO, Fleer EAM, Fleischer S (1983) Meth Enzym 98:623
17. Bligh EG, Dyer WJ (1959) Canad J Biochem Physiol 37:911
18. Arnold D, Weltzien HH (1969) Z Naturforsch 23b:675
19. Reman FC, Demel RA, Van Deenen LLM, Eibl H, Westphal O (1969) J Colloid and Interface Sci 29:381
20. Arnold B, Richter G, Weltzien HH (1978) Biochim Biophys Acta 509:251
21. Arnold B, Reuther R, Weltzien HU (1978) Biochim Biophys Acta 530:47
22. Andreesen R, Modolell M, Weltzien HU, Eibl H, Common HH, Löhr GW, Munder PG (1978) Cancer Res 38:3894
23. Hirschmann H (1960) J Biol Chem 235:2762
24. Nomenclature of Lipids (1977) Eur J Biochem 79:11

Entwicklung von Platinkomplexen mit einer spezifischen Wirkung am hormonabhängigen Mammakarzinom

H. Schönenberger, J. Karl, R. Gust und T. Spruss

Cisplatin (cis-Diammin-dichloro-platin (II)), ein anorganischer Edelmetallkomplex der Formel cis-$(NH_2)_2PtCl_2$, zählt zu den wichtigen Wirkstoffen, die im Rahmen der internistischen Therapie maligner Tumoren Verwendung finden [4, 5]. Die Feststellung, daß Cisplatin nur eine geringe Wirkung am Mammakarzinom aufweist, veranlaßte uns zur Entwicklung neuartiger Platinkomplexe (Abb. 1) [3, 6].

Diese enthalten als Neutralliganden ein Östrogen. Es ist bekannt, daß sich Östrogene in hormonabhängigen Mammatumorzellen anreichern und in supraphysiologischer Dosierung Tumorhemmung hervorrufen [2]. Wir nehmen daher an, daß auch östrogene Platinkomplexe in die Kerne hormonabhängiger Mammatumorzellen transloziert werden. Aus diesem Vorgang sollte eine höhere Komplexkonzentration am Wirkort und damit eine spezifische Wirkung gegen östrogenrezeptorpositive Tumorzellen resultieren (Abb. 2).

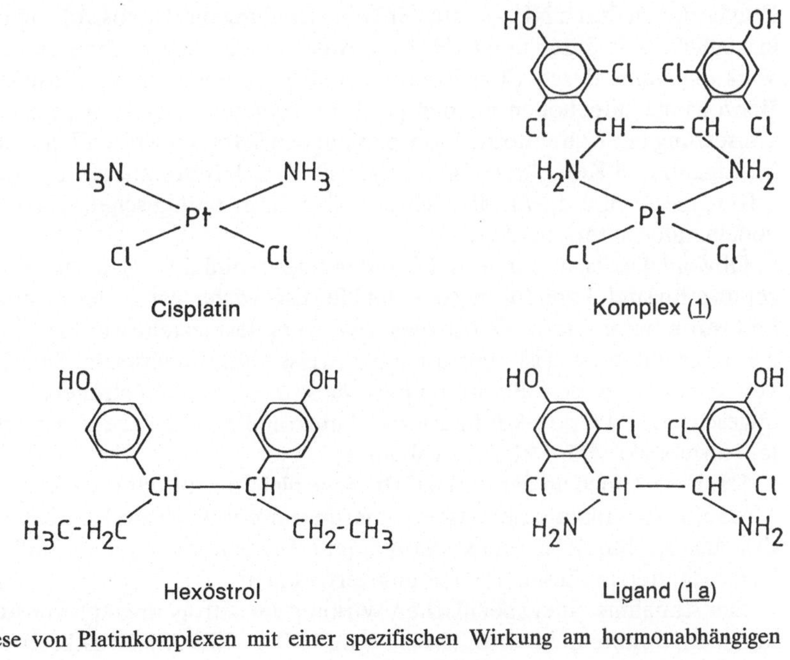

Abb. 1. Synthese von Platinkomplexen mit einer spezifischen Wirkung am hormonabhängigen Brustkrebs

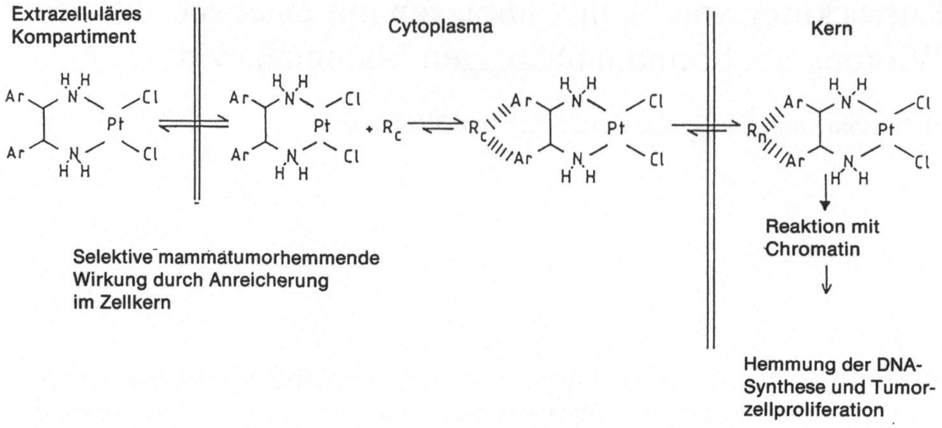

Abb. 2. Wirkungsmechanismus östrogenrezeptoraffiner Platinkomplexe

Die Antitumorwirkung der Platinkomplexe wird durch eine spezifische Hemmung der DNA-Synthese verursacht. Als molekulare Ursache wird die Bindung von 2 Guaninmolekülen in einer DNA-Kette an das zentrale Platinatom des Wirkstoffs diskutiert (Interstrand-Cross-Linking [4]. Dieser Vorgang ist von einer Abspaltung der beiden platinständigen Chloridionen (Leaving Groups) begleitet.

Ausgangspunkt bei der Entwicklung des neuen östrogenen Platinkomplexes *1* war das synthetische, nichtsteroidale Östrogen Hexöstrol. Durch Ersatz der beiden Ethylgruppen durch NH_2-Reste wird eine Bindung des Hexöstrolfragments an Platin ermöglicht. Die durch den C_2H_5/NH_2-Austausch bedingte Abnahme der östrogenen Wirkung kann durch Substitution von Chloratomen in 2,6-Position der beiden Benzolringe aufgehoben werden [1, 3, 6]. Aus dem Liganden *1a* erhält man durch Umsetzung mit Kaliumtetrachloroplatinat den östrogen wirkenden Komplex *1* (Abb. 1). Ligand und Komplex existieren jeweils in 2 diastereomeren Formen (meso- und d,l-*1a*; meso- und d,l-*1*), die sich bezüglich ihrer biologischen Eigenschaften völlig voneinander unterscheiden.

Obwohl die diastereomeren Liganden (meso- und d,l-*1a*) nur schwach östrogenrezeptoraffin sind, kann für meso-*1a* im Uterusgewichtstest an der juvenilen Maus eine an Östron heranreichende östrogene Wirkung festgestellt werden. Der d,l-konfigurierte Ligand (d,l-*1a*) ist überraschenderweise völlig unwirksam. Durch Überführung von meso-*1a* in den Platinkomplex meso-*1* wird die östrogene Wirkung etwas abgeschwächt. Der d,l-konfigurierte Platinkomplex (d,l-*1*) zeigt wie erwartet keinerlei Hormonaktivität (Abb. 3, Tabelle 1).

Da meso-*1* auch an der durch Östrogene nicht beeinflußbaren Leukämie P 388 der Maus eine signifikante Lebensverlängerung im Vergleich zur Kontrolle hervorruft, ist das angestrebte Ziel eines Platinkomplexes mit östrogenen und zytotoxischen Eigenschaften in dieser Verbindung verwirklicht.

Die Annahme einer spezifischen Wirkung am östrogenrezeptorpositiven Mammakarzinom konnte in in vitro- (MCF 7- und MDA-MB 231-Brustkrebszellinie) und in vivo-Experimenten bestätigt werden [3]. So zeigt der Platinkomplex meso-*1* am

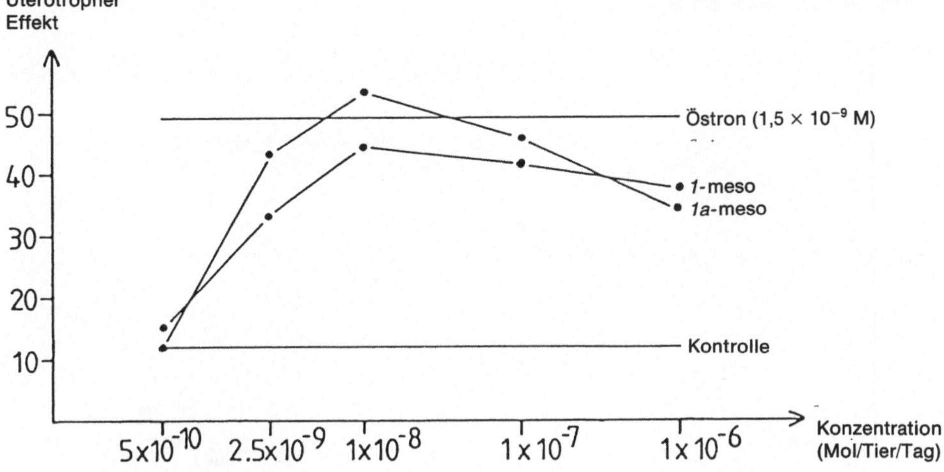

Abb. 3. Bestimmung der östrogenen Wirkung im Uterusgewichtstest an der juvenilen Maus

Tabelle 1. Östrogenrezeptoraffinität

	Konfiguration	Ligand (1a)	Platinkomplex (1)
RBA-Wert*	meso	0,6	0,2
	d,l	0,3	0,1

* Relative Bindungsaffinität (Östradiol = 100); Kalbsuteruscytosol

Tabelle 2. Wirkung von *1*-meso und *1a*-meso am hormonabhängigen MXT-Mammakarzinom der BD2F$_1$-Maus

	Einzeldosis	Konz. (Mol/kg)	Uterotrophe Wirkung	% T/C (Tumorgewicht)
Kontrolle	—	—	85 ± 23	100
1a-meso	0,6	$1,5 \times 10^{-6}$	134 ± 15	19
	1,8	$4,6 \times 10^{-6}$	201 ± 14	11
	5,3	$1,4 \times 10^{-5}$	—	11
1-meso	1,0	$1,5 \times 10^{-6}$	116 ± 16	22
	3,0	$4,6 \times 10^{-6}$	135 ± 13	13
	9,0	$1,4 \times 10^{-5}$	194 ± 31	11
Tamoxifen	8,0	$2,0 \times 10^{-5}$	90 ± 9	5

* Applikation 3 × pro Woche subkutan, Therapiedauer 6 Wochen

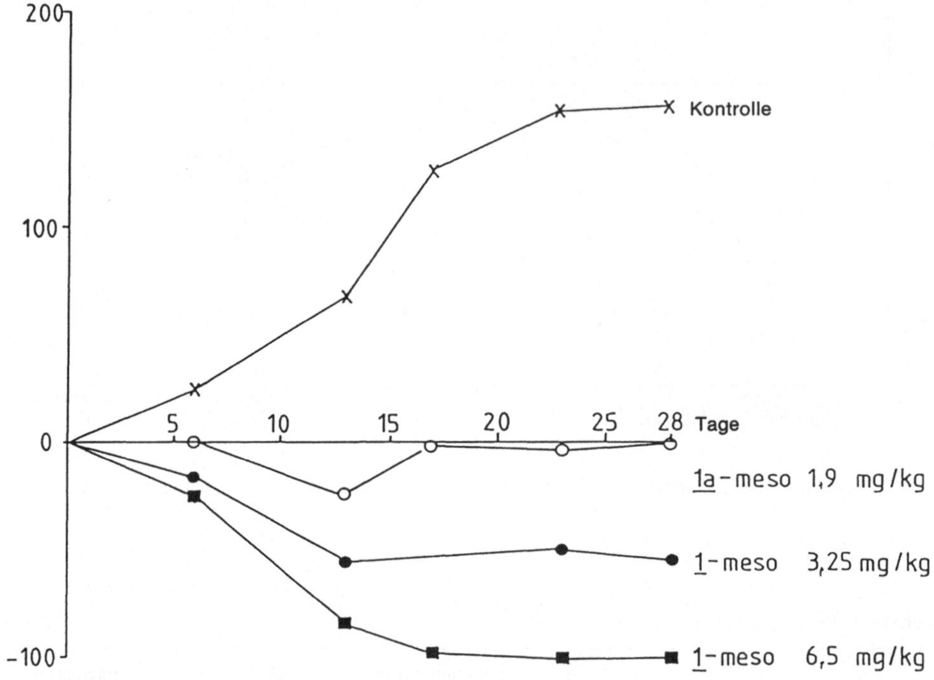

Applikation 3 × pro Woche subkutan; Polyethylenglykol/H_2O-Lösung 1:1, Therapiedauer: 4 Wochen

Abb. 4. Wirkung von *1*-meso und *1a*-meso am DMBA-induzierten, hormonabhängigen Mammakarzinom der SD-Ratte

hormonabhängigen MXT-Mammakarzinom der Maus bereits in der niedrigsten Dosierung (1,0 mg/kg) eine starke Antitumorwirkung (Tabelle 2). Zur Erzielung eines vergleichbaren Effekts ist das 10fache der äquimolaren Dosis von Tamoxifen erforderlich. Die östrogenen Nebenwirkungen, bestimmt durch Messen der Uterusgewichte der Tumortiere bei Versuchsende, sind im Falle von meso-*1* nur schwach ausgeprägt. Der Ligand meso-*1a*, der am MXT-Modell vergleichbar antitumoraktiv ist, besitzt deutlich stärkere Nebenwirkungen (Tabelle 2).

Die im Vergleich zum Ligand meso-*1a* bessere Antitumorwirkung des Platinkomplexes meso-*1* konnte bei der Testung am DMBA-induzierten, hormonabhängigen Mammakarzinom der Ratte nachgewiesen werden (Abb. 4, Tabelle 3). Das ergibt sich aus dem Vergleich der Tumorflächenänderung und der %-Anteile der Tumoren in den Gruppen „Complete Remission", „Partial Remission", „No Change" und „Progressive" von meso-*1* und meso-*1a*. Nach einer vierwöchigen Behandlung mit meso-*1* in der Dosierung 3 × 6,5 mg/kg/Woche waren die Versuchstiere weitgehend tumorfrei (Complete Remission: 88%).

Als hinderlich für eine therapeutische Verwendung von meso-*1* erweist sich die außerordentlich geringe Wasserlöslichkeit dieses Komplextyps. Durch Verwendung

Tabelle 3. Wirkung von *1*-meso und *1a*-meso am DMBA-induzierten, hormonabhängigen Mammakarzinom der SD-Ratte

Verbin-dung	Dosis (mg/kg) sc	Tierzahl	Anzahl der Tumoren		Wachstumscharakteristik der Tumoren (%)				%-Änderung	
			Therapie-beginn	neu auf-tretende Tumoren	komplette Remission	partielle Remission	unverändert	Progression	Körper-gewicht	Tumorfläche
1a-meso	1,90	8	26	3	24	28	24	24	−1,8	1
1-meso	3,25	6	20	3	65	5	13	17	−6,3	− 55
1-meso	6,50	6	17	–	88	–	12	–	−5,4	−100
Kontrolle	–	7	20	7	11	4	7	78	1,5	154

Versuchsanordnung vgl. Abb. 4

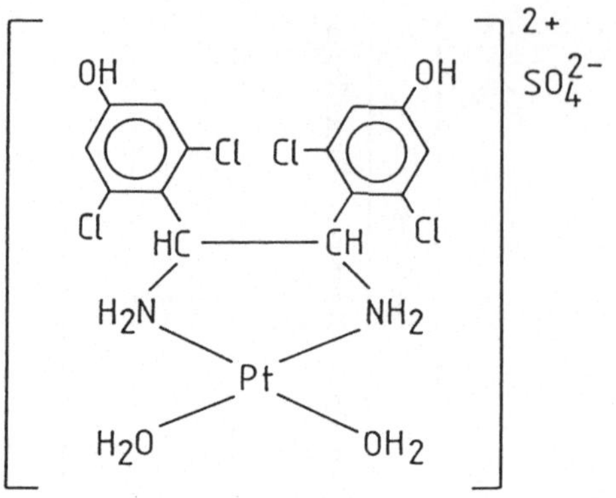

$$\left[\begin{array}{c} \text{OH} \quad\quad \text{OH} \\ \text{Cl} - \text{Cl} \\ \text{Cl} \quad \text{HC} - \text{CH} \quad \text{Cl} \\ H_2N \quad\quad NH_2 \\ Pt \\ H_2O \quad\quad OH_2 \end{array}\right]^{2+} SO_4^{2-}$$

Abb. 5. Wasserlöslich; mit *l*-meso vergleichbare pharmakologische Wirkung; im Vergleich zu *l*-meso erhöhte Antitumorwirkung am MXT-Brustkrebs der Maus; 8/9 Versuchstieren ohne Tumorentwicklung; 1/9 Versuchstieren % T/C 3

geeigneter Lösungsmittelgemische konnten diese Schwierigkeiten teilweise behoben werden (vgl. Abb. 4). Einen wesentlichen Fortschritt brachte die Synthese des ionischen Komplexes meso-1,2-Bis(2,6-dichlor-4-hydroxyphenyl)ethylendiamin-diaquo-platin(II)-sulfat (Abb. 5). Diese Verbindung ist ausreichend wasserlöslich und besitzt trotz ihres Ionencharakters mit meso-*1* vergleichbare pharmakologische Eigenschaften. Am MXT-Mammakarzinom der Maus konnte sogar eine im Vergleich zu meso-*1* gesteigerte Antitumorwirkung festgestellt werden.

Literatur

1. von Angerer E (1982) Effect of N,N'-Diethyl-1,2-bis-(2,6-dichloro-4-hydroxyphenyl)ethylenediamines on the 7,12-Dimethylbenz[a]anthracene-Induced Mammary Carcinoma of the Rat. J Med Chem 25:1374
2. Hartmann RW (1983) Tumor Growth-Stimulating and Inhibiting Effects of Antiestrogens on the DMBA-induced Mammary Carcinoma of the Ovariectomized, Diethylstilbestrol-treated SD Rat. A Study on the Mechanism of Action of Antiestrogens. Eur J Cancer Clin Oncol 19:959
3. Karl J (1985) Dichloro-1,2-bis(2,6-dichor-4-hydroxyphenyl)ethylendiamin-platin(II) – Versuche zur Entwicklung von Platinkomplexen mit einer spezifischen Wirkung am hormonabhängigen Mammacarcinom. Dissertation, Universität Regensburg
4. Lippert B, Beck W (1983) Platin-Komplexe in der Krebstherapie. Chemie in unserer Zeit 17:190
5. Seeber S, Schmidt CG, Nagel G, Achterrath W (1980) Cisplatin: Derzeitiger Stand und neue Entwicklungen in der Chemotherapie maligner Neoplasien. In: Cisplatin-Symposion Frankfurt/Main, November 1979, S. Karger, Basel München Paris London New York Sydney
6. Wappes B, Jennerwein M, von Angerer E, Schönenberger H, Engel J, Berger M, Wrobel KH (1984) Dichloro[1,2-bis-(4-hydroxyphenyl)ethylenediamine]-platinum (II) Complexes: An Approach to Develop Compounds with a Specific Effect on the Hormone-Dependent Mammary Carcinoma. J Med Chem 27:1280

Biologische Erkennung eines Prolaktin-Daunomycin-Liganden in vitro und in vivo

H. C. Blossey, B. Gaier, Y. Zaltsman, F. Kohen

Einleitung

Die Aufnahme eines Peptidhormons in die Zelle ist ein spezifischer Vorgang, der an die Präsenz des entsprechenden Rezeptors an der Zelloberfläche gebunden ist. Nach Erkennung und Komplexbildung werden die Hormonrezeptorkomplexe in Gruppen oder Clustern in Form eines endozytotischen Vesikels in die Zelle aufgenommen. Dieser Vorgang dient der Metabolisierung des Hormons, und bei einigen Hormonen, wie z. B. dem Prolaktin, auch der Metabolisierung des Rezeptors [10].

Tumore, die in endokrin gesteuerten Organen entstehen, behalten zu einem erheblichen Prozentsatz die Fähigkeit, weiterhin Peptidhormonrezeptoren zu synthetisieren. So enthalten z. B. Mammakarzinome Rezeptoren für Prolaktin [14] und epidermal growth factor [9]. In diesem Zusammenhang stellt sich die Frage, inwieweit die rezeptorgesteuerten, spezifischen Internalisationsmechanismen nutzbar sind, um an Hormone gekoppelte zytotoxische Drogen selektiv in die Tumorzelle einzuschleusen [8].

Die rezeptorabhängige Zytotoxizität eines Prolaktin-Daunomycin-Liganden ist kürzlich beschrieben worden [1, 2].

Ähnliche Untersuchungen liegen für einen MSH-Daunomycin-Liganden vor [15]. Bindungsstudien mit dem MSH-Daunomycin-Liganden an hochgereinigter DNA in vitro zeigten dann, daß im Gegensatz zum Daunomycin selbst der Ligand nicht spezifisch an DNA gebunden wurde [17]. Hieraus ergibt sich die Frage nach dem Mechanismus der Toxizität von Peptidhormon-Daunomycin-Liganden. Durch Hemmung lysosomaler Funktionen [6] konnte die Toxizität des MSH-Daunomycin-Liganden deutlich reduziert werden, was als Hinweis gewertet wurde, daß die Toxizität durch Abspaltung des Daunomycins intrazellulär erst entsteht [17].

In der folgenden Untersuchung wurde der intrazelluläre Weg des Prolaktins verfolgt und untersucht, inwieweit die Zelle zwischen Prolaktin selbst und dem Prolaktin-Daunomycin-Liganden diskriminieren kann.

Materialien und Methoden

Die technischen Details für diese Experimente sind kürzlich ausführlich beschrieben worden [3].

Immature weibliche Sprague-Dawley-Ratten, 24–25 Tage alt, wurden über sieben Tage mit 25 μg Oestradiol/Tag und am Tag sechs und sieben mit 20 Einheiten pregnant mare serum gonadotropin vorbehandelt [16].

Die radioaktive Markierung von Schlafprolaktin (oPRL) und dem Schlafprolaktin-Daunomycin-Liganden (oPRL-D) wurde nach der Methode von Rogol und Chrambach [11] durchgeführt. Die spezifische Aktivität des ^{125}I-oPRL lag bei 1–1,5 Ci/ μmol, und die spezifische Aktivität des ^{125}I-oPRL-D-Liganden lag bei 0,1–0,2 Ci/ μmol.

Bindungsassays wurden durchgeführt, wie in den Legenden zu den Abbildungen beschrieben.

Die in vivo Aufnahme radioaktiv markierten Prolaktins sowie des radioaktiv markierten Prolaktin-Daunomycin-Liganden wurde nach der Methode von Josefsberg et al. [7] durchgeführt.

Ergebnisse

Im Kompetitionsbindungsexperiment war die Verdrängung von ^{125}I-oPRL durch den Prolaktin-Daunomycin-Liganden nur geringfügig schwächer als die des Prolaktins selbst (Abb. 1). Ähnliche Ergebnisse wurden mit dem radioaktiv markierten Prolaktin-Daunomycin-Liganden mit der Auswertung nach Scatchard [12] erzielt (Abb. 2 und 3). Die Dissoziationskonstante war etwa eine halbe Größenordnung niedriger als die Prolaktins selbst, so daß insgesamt die Bindung des Prolaktin-Daunomycin-Liganden an Prolaktinrezeptoren in Plasmamembranen von Rattenlebern als spezifisch angesehen werden kann.

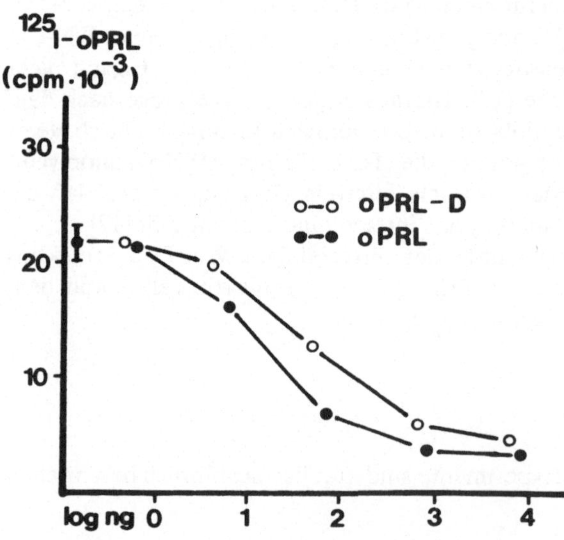

Abb. 1. Kompetitionsexperiment an Plasmamembranen von Rattenlebern mit unmarkiertem oPRL und oPRL-D.
300 μl Assays enthielten Earle's ballanced salt solution (EBSS), Tris-HCl 25 mH pH 7,5, BSA 2%, Plasmamembranfraktion 1 mg, 100000 cpm ^{125}I-oPRL, steigende Mengen unmarkierten oPRL's oder oPRL-D's.
Logarithmus in ng repräsentiert die Konzentration des anwesenden unmarkierten oPRL's bzw. des oPRL-Anteils des Liganden.
Die Inkubation wurde zwei Stunden bei 22 °C durchgeführt. Die Reaktion wurde beendet mit 3 ml eiskaltem EBSS. Die Membranen wurden abzentrifugiert 20 Minuten bei 4000 g. Die Pellets wurden im Gammacounter gezählt.

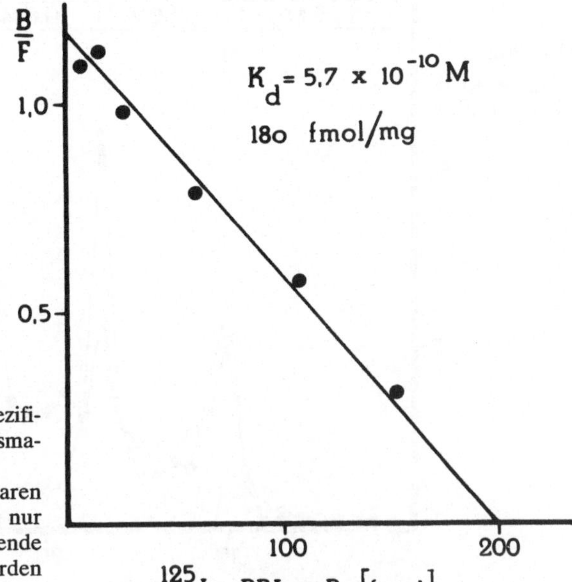

Abb. 2. Scatchard-Analyse der spezifischen Bindung von ^{125}I-oPRL an Plasmamembranen von Rattenlebern.
Die experimentellen Bedingungen waren wie unter Abbildung 1 beschrieben, nur daß in Gegenwart von 5 µg oPRl steigende Mengen von ^{125}I-oPRL zugegeben wurden (20000–200000 cpm)

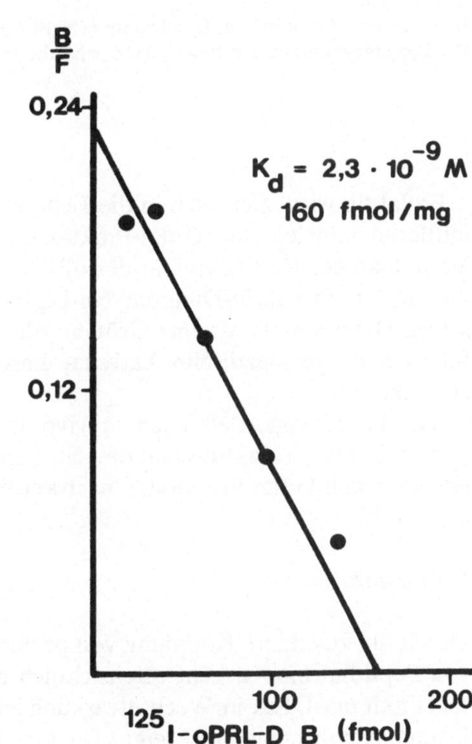

Abb. 3. Scatchard-Analyse der spezifischen Bindung von ^{125}I-oPRL-D. Die Bedingungen waren wie unter Abbildung 1 und 2 beschrieben, nur daß in diesen Experimenten steigende Mengen radioaktiv markierten oPRL-D's zugegeben wurden (zwischen 5000 und 50000 CPM)

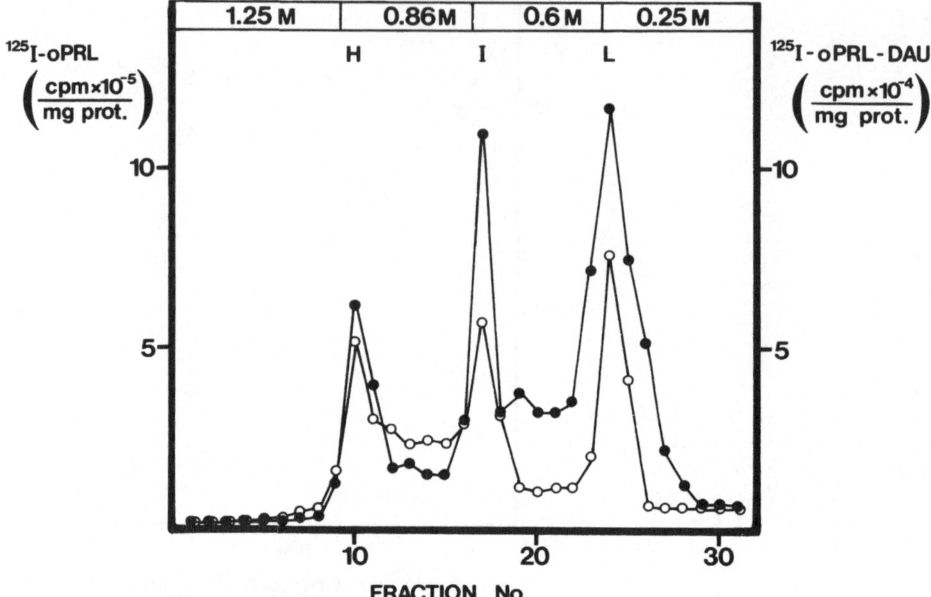

Abb. 4. Verteilung der Radioaktivität in einem diskontinuierlichen Sucrosegradienten 10 Minuten nach in vivo Injektion von ^{125}I-oPRL (● – – ●) bzw. ^{125}I-oPRL-D (○ – – ○).
Die im Kopf der Abbildung angegebenen Molaritäten entsprechen den Sucrosekonzentrationen des Gradienten.
H = schwere, I = mittlere, L = leichte Golgi-Fraktion.
Die Proteinbestimmung erfolgt nach der Methode von Bradford [4]

Prolaktin wird spezifisch in die Leberzellen aufgenommen und in den schweren, mittleren und leichten Golgi-Fraktionen angereichert [7]. Abbildung 4 zeigt die Verteilung der Radioaktivität des oPRL 10 min. p.i. Die Verteilung des radioaktiv markierten Prolaktin-Daunomycin-Liganden entspricht exakt der des Prolaktins selbst. Die um mehr als eine Größenordnung niedrigere Radioaktivität ist durch die relativ niedrige spezifische Aktivität dieser ^{125}I-Prolaktin-Daunomycin-Präparation zu erklären.

Tabelle 1 zeigt, daß nach in vivo Injektionen einer höheren Dosierung des unmarkierten Prolaktin-Daunomycin-Liganden die daunomycinspezifische Fluoreszenz in den Golgi-Fraktionen nachweisbar war.

Diskussion

Durch die kovalente Kopplung von perjodatoxydiertem Daunomycin an Lysinreste von Peptidhormonen geht offensichtlich die Fähigkeit des Daunomycins verloren, spezifisch mit DNA in Wechselwirkung zu treten [17]. Dies wurde an einem MSH-Daunomycin-Liganden gezeigt. Da für die Synthese des Prolaktin-Daunomycin-

Tabelle 1. Semiquantitative Fluoreszenz der Golgi-Fraktionen nach Pelletierung

Golgi-Fraktion	H	I	L	top fraction
Fluoreszenz	+	+	+	−

Nicht markiertes Prolaktin-Daunomycin (Prolaktin: Daunomycin 1:1) wurde in einer Konzentration von 1 mg/ml in vivo injiziert wie beschrieben. Die Gesamtmenge betrug etwa 0,8 mg. Nach 10 Minuten wurden die Tiere durch zervikale Dislokation getötet und die Golgi-Fraktionen präpariert wie beschrieben [6]. Die kurz oberhalb der Interphase zwischen den einzelnen Gradientenschichten sichtbaren Golgi-Fraktionen wurden gesammelt, auf 0,25-M-Succrose verdünnt und 90 Minuten bei 100000 G pelletiert.

Die Pellets wurden auf einen Objektträger ausgestrichen und in einem Fluoreszenzmikroskop der Firma Leitz durchgesehen.

Mit „top fraction" ist eine nicht näher spezifizierte Fraktion gemeint, die als weißliche Bande bis etwa 1 cm unterhalb der Oberfläche des 0,25-M-Gradientenanteils erschien

Liganden dieselbe chemische Technik verwendet wurde, ist anzunehmen, daß auch der Daunomycinanteil im Prolaktin-Daunomycin-Liganden die Fähigkeit zur spezifischen Interaktion mit DNA verloren hat. Da die spezifische Interaktion von Anthracyclinen mit der DNA jedoch als wesentlicher zytostatischer Mechanismus angesehen wird [5], stellt sich die Frage nach dem Mechanismus der Toxizität von Peptidhormon-Daunomycin-Liganden.

Für die hydroxylierte Form des Daunomycins, Adriamycin, wurde ein Mechanismus der Toxizität beschrieben, der ausschließlich auf der Interaktion des Adriamycins mit der Zellmembran beruht [13]. Inwieweit die Toxizität des MSH- und Prolaktin-Daunomycin-Liganden durch die Zellmembran mediiert wird, ist z. Z. unbekannt. Die Reduktion der Toxizität durch freies MSH bzw. freies Prolaktin zeigt an, daß zumindest ein wesentlicher Teil der Toxizität durch den spezifischen Peptidhormonrezeptor mediiert wird [2, 15]. Sowohl für den MSH- als auch für den Prolaktin-Daunomycin-Liganden konnte gezeigt werden, daß die Hemmung lysosomaler Funktionen durch lysosomotrope Substanzen die Toxizität der Liganden mindert [3, 17]. Dies scheint darauf hinzudeuten, daß möglicherweise das Daunomycin intrazellulär abgespalten wird und somit freies Daunomycin oder ein entsprechend toxischer Metabolit für die in vitro Toxizität verantwortlich ist.

Die vorliegenden Untersuchungen zeigen, daß der Prolaktin-Daunomycin-Ligand mit hoher Spezifität an Rezeptoren von Plasmamembranen weiblicher Ratten gebunden wurde. Durch die chemische Modifikation der Einführung von Daunomycinmolekülen an Lysinreste wurde die Spezifität der Bindung um weniger als eine Größenordnung vermindert, so daß mit einer Dissoziationskonstanten von $2,3 \times 10^{-9}$ M eine genügend hohe Affinität des Prolaktinanteils zum Prolaktinrezeptor vorhanden war.

Nach in vivo Internalisation von Prolaktin in Leberzellen erscheint das Hormonmolekül in der schweren, mittleren und leichten Golgi-Fraktion [7]. Wie vorliegende Untersuchungen zeigen, kann offenbar die Leberzelle zwischen Prolaktin und dem Prolaktin-Daunomycin-Liganden nicht diskriminieren und behandelt den Liganden wie das Prolaktin selbst. Dies ist recht gut an der gleichartigen Verteilung des Prolaktin-Daunomycin-Liganden in den Golgi-Fraktionen abzulesen. Die gleichzeitig mit der Radioaktivität auftretende Fluoreszenz in den Golgi-Fraktionen zeigt, daß ganz zu diesem Zeitpunkt der Prolaktin-Daunomycin-Ligand noch intakt war und somit eine Spaltung offenbar nich nicht stattgefunden hat.

Die Fusion endozytotischer Vesikel, die den Prolaktinrezeptor enthalten, mit Golgi-Vesikeln kann als gesichert angesehen werden [10]. Inwieweit jedoch diese Vesikel mit Lysosomen fusionieren oder zu Lysosomen werden, ist z. Z. noch unklar. In diesem Zusammenhang sind die Experimente kit lysosomotropen Substanzen schwer interpretierbar [6]. Falls Lysosomen bei der weiteren Prozessierung des Prolaktins bzw. des Prolaktin-Daunomycins von bedeutung sind, scheint dieser Schritt nach der Passage durch die Golgi-Vesikel zu liegen.

Im Hinblick auf den Mechanismus der Toxizität konnte mit den vorliegenden Ergebnissen gezeigt werden, daß der Prolaktin-Daunomycin-Ligand in die Zelle aufgenommen wurd und 10 Minuten danach in den Golgi-Fraktionen nachzuweisen ist. Die weitere Verfolgung des intrazellulären Schicksals von Prolaktin-Daunomycin kann weiteren Aufschluß über den Mechanismus der Toxizität geben.

Literatur

1. Blossey HC, Gaier B, Kohen F (1984) Properties of a prolactin-daunomycin (PRL-D) conjugate with intact hormone specificity. Proc. 7th Int Congr Endocrinology. Excerpta Medica, Amsterdam, p 423
2. Blossey HC, Gaier B, Zaltsman Y, Kohen F (1985) Prolactin-daunomycin conjugate inhibits in vitro growth and DNA synthesis in cells carrying the prolactin receptor. In: MacLeod RM, Thorner MO, Scapagnini U (eds) Prolactin. Basic and clinical correlates. Fidia Research Series vol I, Liviana Press, Padova, pp 367–373
3. Blossey HC, Gaier B, Zaltsman Y, Kohen F (to be published) Biologic activity and in vitro toxicity of a prolactin-daunomycin conjugate. Mol Cell Endocrinol
4. Bradford MM (1976) A rapid and sensitive method for the quantification of microgram quantities of protein utilizing the principle of protein dye binding. Analyt Biochem 72:248–254
5. Crooke ST, Duvernay VH, Mong S (1981) Molecular pharmacology of anthacyclines. In: Sartorelli AC, Lazo JS, Bertino JR (eds) Molecular actions and targets for cancer chemotherapeutic agents. Academic Press, New York London Toronto Sydney San Francisco, pp 137–162
6. Djiane J, Kelly PA, Houdebine LM (1980) Effects of lysosomotropic agents, cytochalasin B and colchicine on the „down-regulation" of prolactin receptors in mammary gland explants. Molecular and Cellular Endocrinology 18:87–98
7. Josefsberg Z, Posner BI, Patel B, Bergeron JJM (1979) The uptake of prolactin into female rat liver. Concentration of intact hormone in the Golgi apparatus. The Journal of Biological Chemistry 254:209–214
8. Lindner HR, Kohen F, Amsterdam A (1980) An approach to site-directed chemotherapy of hormone-sensitive cancer. In: Iacobelli S, King RJB, Lippman ME, Lindner HR (eds): Hormones and cancer. Raven Press, New York, pp 541–550
9. Osborne CK, Hamilton B, Nover M (1982) Receptor binding and processing of epidermal growth factor by human breast cancer cells. J Clin Endocrinol Metab 55:86–94
10. Posner BI, Bergeron JJM, Josefsberg Z, Khan MN, Khan RJ, Patel BA, Sikstrom RA, Verma AK (1981) Polypeptide hormones: Intracellular receptors and internalization. Recent Progress in Hormone Research. 37:539–581
11. Rogol AD, Chrambach A (1975) Radioiodinated human pituitary and amniotic fluid prolactin with preserved molecular integrity. Endocrinology 97:406–417
12. Scatchard G (1949) The attraction of proteins for small molecules and ions. Annals of the New York Academy of Sciences 51:660–672
13. Tritton TR, Yee G (1982) The anticancer agent adriamycin can be actively cytotoxic without entering cells. Science 217:248–250

14. Turcot-Lemay L, Kelly PA (1982) Prolactin receptors in human breast tumors. J Natn Cancer Inst 68:381–383
15. Varga JM, Asato N, Lande S, Lerner AB (1977) Melanotropin-daunomycin conjugate shows receptor-mediated cytotoxicity in cultured murine melanoma cells. Nature 267:56–58
16. Wang C, Hsueh AJW, Erickson GF (1979) Induction of functional prolactin receptors by follicle-stimulating hormone in rat granulosa cells in vivo and in vitro. The Journal of Biological Chemistry 254:11330–11336
17. Wiesehahn G, Varga JM, Hearst JE (1981) Interactions of daunomycin and melanotropin-daunomycin with DNA. Nature 292:467–469

Interferonrezeptoren maligner Tumoren und ihre mögliche Bedeutung für die Interferontherapie

H. H. Bartsch, K. Pfizenmaier, U. Ücer und G. A. Nagel

Einleitung

Durch Einführung der recombinanten DNA-Technologie ist es möglich geworden, α-, β- und γ-Interferone standardisiert in ausreichender Menge herzustellen. Mit Hilfe dieser hochgereinigten Proteine (> 98% Reinheit) ist es erstmals möglich geworden, die in vitro erhobenen Befunde der antiviralen sowie antitumoralen Eigenschaften von Interferon in größeren klinischen Studien zu überprüfen.

Im folgenden Text wird im wesentlichen auf die antitumoralen Eigenschaften der Interferone in vitro wie auch in bisher vorliegenden Studienergebnissen eingegangen. Auf die Darstellung der virusstatischen Fähigkeit der Interferone soll in diesem Zusammenhang verzichtet werden.

Die meisten klinischen Erfahrungen liegen heute über die antitumorale Wirkung der α-Interferone (Leukozyten-Interferon) vor. α-Interferone sind Proteine mit einem Molekulargewicht von etwa 19000 D [27]. Man kennt heute ca. 15–20 genotypische Subgruppen, die sich jedoch in den biologischen Eigenschaften nicht sicher unterscheiden [1]. Aufgrund der in vitro und im Tiermodell nachgewiesenen antiproliferativen Eigenschaften [7, 9, 11, 30] wurden seit 1974 erste klinische Studien mit natürlichem α-Interferon (buffy coat) [2] begonnen. Seit 1982 folgten erste Therapieergebnisse mit recombinanten α-Interferonen bei Tumorpatienten [16].

Der antitumorale Wirkmechanismus wird dabei für alle Interferone gleich postuliert. Es sind sowohl direkte zytotoxische Effekte auf Tumorzellen nachweisbar, wie auch die Zunahme unspezifischer zytotoxischer Effektorzellen (NK-Zellen) unter IFN-Behandlung meßbar ist [6, 11, 23, 30]. Immunmodulatorische Eigenschaften im Sinne der Zunahme von Histokompatibilitätsantigenen der Klassen I und II auf Tumorzellen können mit unterschiedlicher Ausprägung für die verschiedenen Interferone ebenfalls nachgewiesen werden. Daraus resultiert eine verstärkte, gegen Tumorantigene gerichtete, spezifische T-Zellantwort [3, 14, 19, 33].

Alle Interferone können i.v., i.m. oder s.c. appliziert werden, wobei unter i.v.-Gabe die höchsten Serumspiegel zu messen sind [16, 20, 34]. Es wurden bei recombinanten α-Interferonen Dosiseskalationen bis 200×10^6 durchgeführt, wobei Inzidenz und Schweregrad der Nebenwirkungen wie Fieber, grippeähnliche Symptome, Kopfschmerzen, Abgeschlagenheit, Anämie sowie psychomotorische Veränderungen, z.T. dosisabhängig, zunahmen [16]. Granulozytopenie und Thrombozytopenie wurden besonders in höherer Dosierung über einen längeren Zeitraum beobachtet. Die biologische Aktivität in vivo kann durch Entwicklung neutralisierender Antikörper vermindert werden [16].

Bisherige Phase-II-Ergebnisse mit α-Interferonen bei malignen Tumoren

Aus den inzwischen zahlreichen Phase-II-Studien hat sich gegenüber den ursprünglichen Erwartungen nur eine kleine Gruppe maligner Erkrankungen herauskristallisiert, für die eine α-Interferontherapie ein erfolgreiches Therapieprinzip darzustellen scheint [18]. So sind für die Patienten mit Haarzelleukämien Remissionsraten bis zu 100% einschließlich 43% kompletter Remissionen berichtet [13, 24]. Neben der Reduktion bzw. Elimination der malignen Haarzellen im peripheren Blut und im Knochenmark war durch langfristige s.c.-Therapie mit α-Interferon ein positiver Einfluß auf die gesamte Hämatopoiese feststellbar. So wurden bei diesen Patienten Anstiege von Hämoglobin, Granulozyten und Thrombozyten auf Normalwerte nachgewiesen [13].

Bei Patienten mit Kaposi-Sarkomen infolge AIDS-Erkrankungen wurden Responseraten zwischen 10% und 89% berichtet, einschließlich kompletter Remissionen [15, 25, 32].

Die Häufigkeit und der Verlauf opportunistischer Infektionen scheint durch die α-Interferontherapie jedoch nicht beeinflußbar [15]. Low-grade Non-Hodgkin-Lymphome zeigen in 25–50% ein Ansprechen, wobei der Vergleich einer hochdosierten (30×10^6 U/10 Tage) i. m.-Applikation keine gesicherten Vorteile gegenüber der niedriger dosierten (5×10^6 U/m^2 3×/Woche) Therapie in einer Studie gezeigt hat [21]. Dagegen liegt die Ansprechrate bei Patienten mit High grade Non-Hodgkin-Lymphom deutlich niedriger, was mit der intensiveren Vortherapie erklärt wird [12, 21, 31]. Nur marginale Effekte konnten mit der α-Interferontherapie bei soliden Tumoren beobachtet werden. In repräsentativen Studien wurden Remissionsraten bis maximal 30% erhalten [5, 19, 27, 36].

Dies gilt auch für eine Reihe von Studien bei Patienten mit Mammakarzinomen [10, 26, 28, 29, 31], wobei nur in wenigen Fällen ein kurzfristiges Ansprechen festgestellt werden konnte. Diese Befunde verdeutlichen um so mehr die Notwendigkeit einer besseren Kenntnis der Wirkmechanismen dieser Substanzen, um ggf. dann aufgrund prädiktiver Parameter gezielter und mit effektiveren Therapiemodalitäten Erfolge zu ermöglichen.

Pharmakokinetische Daten γ-IFN

Die klinischen Erfahrungen für recombinantes γ-Interferon beschränken sich im wesentlichen auf Phase-I-Studien zur Dosisfindung und Erfassung der Toxizität. γ-Interferon ist ein Lymphokin, das nach Antigenkontakt von T-Zellen sezerniert wird. Das Molekulargewicht beträgt ca. 17 500 D für das recombinante, nicht glykosilierte Protein. Recombinantes γ-IFN kann wie alle Interferone i. v., i. m. oder s. c. verabreicht werden, wobei die errechneten Halbwertzeiten für die i. v.-Bolusinjektionen ca. 30 Minuten beträgt, bei i. m.-Gabe dosisunabhängig zwischen 4 und 8 Stunden [20, 35]. Die subjektive Toxizität entspricht derjenigen des γ-Interferons, wobei

Fieber und Mattigkeit dosisunabhängig, dagegen psychomotorischer Veränderungen sowie Leuko-Thrombopenien dosisabhängig dokumentierbar sind [20]. Diese hämatologische Toxizität tritt bei i. m.-Applikation bzw. i. v.-Dauerinfusion deutlicher in den Vordergrund im Vergleich zur i. v.-Bolusinjektion [20]. Die maximal tolerable Dosis beträgt für die i. m.- bzw. s. c.-Applikation 0,5 mg/m^2, für die i. v.-Bolusinjektion 0,25–0,5 mg/m^2/Tag und für die i. v.-Dauerinfusion 0,05 mg/m^2/Tag. Sowohl für natürliches γ-IFN [20] als auch für recombinantes γ-IFN konnten in den Phase-I-Studien keine dramatischen Tumoreffekte gefunden werden [35]. Die bei Patienten mit malignen B-Zellerkrankungen festgestellten Remissionen, z. T. bis 7 Monate, bedürfen der weiteren Absicherung durch Phase-II-Studien [20].

Der antitumorale Wirkmechanismus des γ-Interferon ist als Summationseffekt der zahlreichen biologischen Wirkungen dieser Substanz anzusehen: γ-Interferon greift als physiologisches Lymphokin in die Regulation von Zellwachstum und -differenzierung ein. So können einerseits zelluläre Gene des MHC-Komplexes (HLA-ABC bzw. -DR/DQ) induziert werden bzw. verstärkt transkribiert werden [33], andererseits die verstärkte Expression von zellulären Onkogenen in malignen Zellen, im Vergleich zu Normalzellen, supprimiert werden.

Um sowohl die vielfältigen biologischen in-vitro-Effekte als auch Therapieprinzipien der klinischen Anwendung für γ-IFN definieren zu können, ist eine umfassendere Kenntnis über den Wirkmechanismus dringend erforderlich. So ist zu klären, ob sich prädiktive Parameter finden lassen, die eine in-vitro- und auch in-vivo-Reaktion von Zellen auf γ-Interferonbehandlung zulassen.

Nachweis von Interferonrezeptoren auf Tumorzellen

Eine Voraussetzung für die biologische Wirkung von γ-IFN an Zellen ist die Bindung an spezifische Membranrezeptoren. In ersten Untersuchungen an einigen wenigen etablierten Zellinien konnten spezifische Interferonrezeptoren nachgewiesen werden [4, 22]. Es wurde gezeigt, daß mindestens zwei Rezeptoren für α- und β-Interferon einerseits sowie γ-Interferon andererseits [4] existieren. Stellvertretend soll im folgenden mit Hilfe eigener Untersuchungsergebnisse auf den Nachweis und die mögliche Bedeutung von γ-IFN-Rezeptoren auf malignen Zellen eingegangen werden. Erste Versuche, den γ-Interferonrezeptor zu identifizieren, führten zu keinen einheitlichen Ergebnissen [22]. Die Angaben über eine Größe der Rezeptorproteine variieren zwischen 10^5 und 2×10^5 D. Die bisherigen Befunde über den γ-IFN-Rezeptor an den wenigen untersuchten Zellinien lassen noch keinen Schluß darüber zu, ob IFN-Rezeptoren gewebespezifisch exprimiert werden und ob Zahl und/oder Affinität der Rezeptoren innerhalb einzelner Organsysteme variieren und ob dies für die unterschiedlichen biologischen Wirkungen des Interferons von Bedeutung ist. Auf dem Wege zur Charakterisierung der vielfältigen biologischen Wirkungen des γ-IFN an und in einer Zelle ist daher der Nachweis, die Isolierung und die möglichen Regulationsmechanismen der IFN-Rezeptoren eines der vorrangigen Ziele.

Der Nachweis von γ-Interferonrezeptoren an suspendierten Zellen oder Zellmembranen wird von uns durch Bindung von biologisch aktivem [125]J-markiertem γ-Interferon über 4 Stunden bei 0 °C in einer Sättingskurve und Ermittlung der

Tabelle 1. Nachweis von γ-Interferon-Rezeptoren auf humanen Leukämien

Name	Zelltyp	Anzahl Rezeptoren/Zelle	
HL-60	Promyelozytär	780	
K 562	Erythroleukämie	7950	
HSB2	T-Zelle	11580	
CEM	T-Zelle	0	etablierte Zellinien
U 937	Histiozytär	7300	
Raji	B-Zelle (EBV)	3280	
GL 134	B-Zelle (EBV)	17580	
UF 180	CML	1460	
M 208	AML	7020	frisches
GH 144	CLL	1500	Patientenmaterial
HTb 187	ALL	560	

spezifischen Bindung durchgeführt [37]. Durch Scatchard-plot-Analyse läßt sich damit die Rezeptorzahl pro Zelle berechnen.

Wir konnten zeigen, daß sich auf Zellen der normalen Hämatopoiese (Knochenmark), ruhenden und aktivierten T-Zellen, γ-Interferonrezeptoren befinden. Die Rezeptorzahlen normalen Knochenmarkes liegen bei ca. 1050 pro Zelle mit einer Schwankung von $\pm$ 600 und für T-Zellen ca. 300 pro Zelle. Die Bindungsaffinität wurde mit ca. 10^{-10} ermittelt. In Tabelle 1 sind die Ergebnisse eines Teils der bisher von uns untersuchten etablierten humanen Leukämielinien sowie frisch entnommenen Patientenmaterials dargestellt. Unter insgesamt 8 untersuchten T-Zelleukämien incl. HTLV-I-induzierter Leukämien wurden Rezeptordichten zwischen 0 Rezeptoren pro Zelle (CEM) und 11600 Rezeptoren pro Zelle (HSB2) gemessen. Die Rezeptorzellen der übrigen Zellen lagen in einem Bereich zwischen ca. 800 Rezeptoren pro Zelle (HL-60) und maximal 17600 Rezeptoren pro Zelle an einer EBNA-positiven B-Zellinie (GL 134). Die Untersuchung frischen Patientenmaterials (drei Patienten mit AML, je zwei Patienten mit CML bzw. CLL, drei Patienten mit Haarzelleukämie und ein Patient mit ALL) ergab ebenfalls eine Schwankungsbreite von 0 Rezeptoren pro Zelle bis 7000 Rezeptoren pro Zelle.

Bei Untersuchung der wachstumsbeeinflussenden Wirkung des γ-IFN an den oben genannten Zellen konnten wir feststellen, daß eine deutliche Heterogenität hinsichtlich der Proliferationshemmung vorzufinden ist. Wie in Abb. 1 dargestellt, erwiesen sich K562 und U937 als sensitive Leukämien, während die übrigen Zellen als resistent anzusehen sind.

Aus den erhobenen Befunden ergibt sich, daß bei den von uns untersuchten Leukämien eine direkte Korrelation zwischen Anzahl der Membranrezeptoren für γ-IFN pro Zelle und der als Summationseffekt meßbaren Wachstumsinhibition bisher nicht nachweisbar ist. Diese Befunde fanden wir durch Untersuchung von 7 Zellinien solider humaner Kolonkarzinome bestätigt [30]. Dabei konnten wir zeigen, daß sich die Zellinie WiDR (5200 Rezeptoren/Zelle) als am ausgeprägtesten hemmbar im Wachstum erwies, während Colo 205 ($\sim$ 20000 Rezeptoren/Zelle) praktisch nicht im Wachstum beeinflußbar ist (Tabelle 2 und Abb. 2).

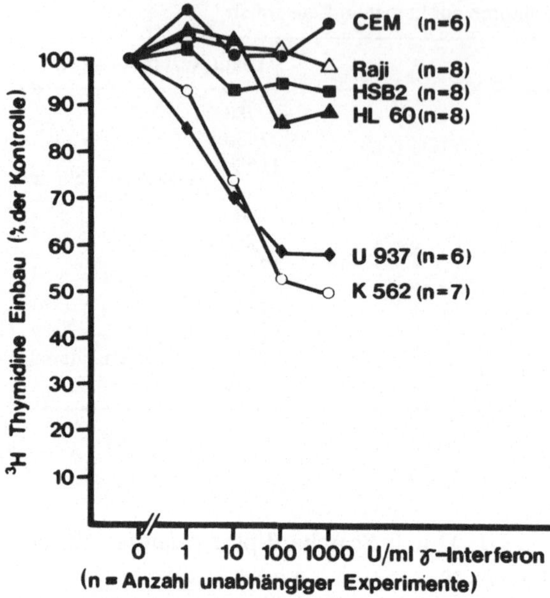

Abb. 1. Proliferationskapazität verschiedener humaner Leukämien nach Inkubation mit unterschiedlichen Dosen γ-IFN für 48 Stunden, gemessen am Einbau von ^{3}H-Thymidin in die DNA (Angaben in % der unbehandelten Kontrolle)

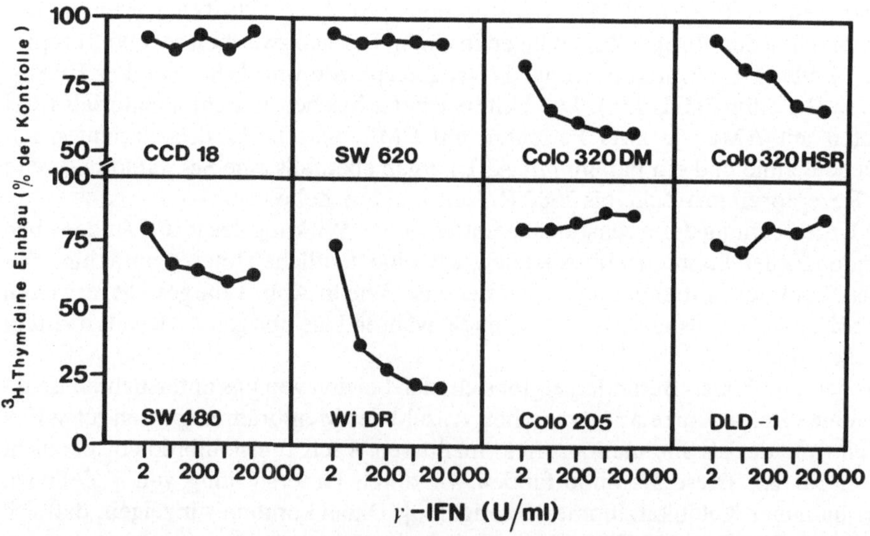

Abb. 2. Proliferationskapazität verschiedener humaner Kolonkarzinome nach Inkubation mit unterschiedlichen Dosen γ-IFN für 48 Stunden, gemessen am Einbau von ^{3}H-Thymidin in die DNA (Angaben in % der unbehandelten Kontrolle)

Tabelle 2. Nachweis von γ-Interferonen auf humanen Kolonkarzinomen

Name	Histologie	Anzahl Rezeptoren/Zelle
Colo 205	Adenokarzinom Kolon	19650
WiDr	Adenokarzinom Rektum/Sigma	5200
DLD-1	Adenokarzinom Kolon	8550
Colo 320 HSR	Adenokarzinom Kolon	1730
Colo 320 DM	Adenokarzinom Kolon	1710
SW 620	Lymphknotenmetastase Adenokarzinom Kolon SW 480	2140
SW 480	Adenokarzinom Kolon	1190

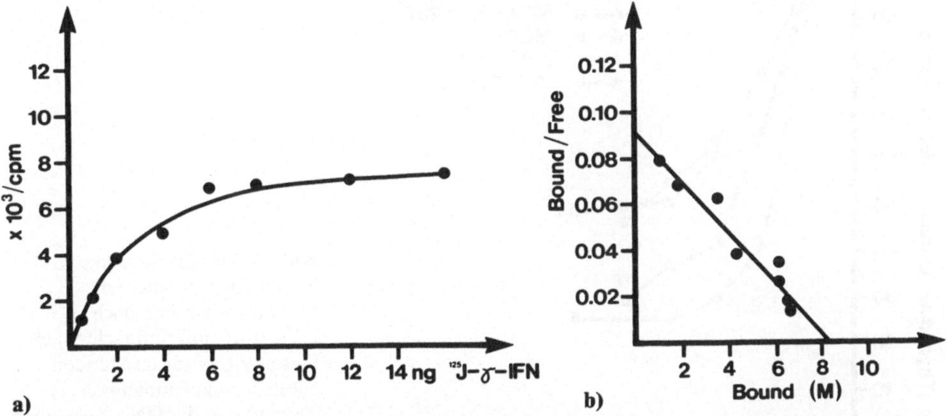

Abb. 3. a) Bindungskurve für ^{125}J-markiertes recombinantes γ-IFN bei verschiedenen Konzentrationen an einer Mammakarzinomzellinie (ZR-75-30). Dargestellt ist die Kurve der spezifischen Bindung (Totalbindung – unspezifische Bindung); **b)** Scatchard-plot-Analyse für die nebenstehende Bindungskurve zur Berechnung der Bindungsaffinität und Rezeptorzahl/Zelle

Im Vergleich zu den bisher untersuchten Tumoren besitzen verschiedene Mammakarzinome Hormonrezeptoren, die bei diesen Zellen für Wachstum und Differenzierung regulative Signale vermitteln. Wir sind daher der Frage nachgegangen, ob sich an solchen Zellen ähnliche Bedingungen wie an den bisher untersuchten malignen Zellen der Hämatopoiese oder des Kolons finden lassen. Wir haben sowohl bereits etablierte humane Mammakarzinomzellinien (MDA-MB-23, ZR-75-1 und ZR-75-30) als auch aus malignen Ergüssen gewonnenes Patientenmaterial untersucht. Dabei zeigte sich, daß alle bisher untersuchten Mammakarzinome γ-IFN-Rezeptoren besitzen. Eine repräsentative Bindungskurve ist in Abb. 3 dargestellt.

In Tabelle 3 sind die bisher erhobenen Befunde zur Bestimmung der γ-IFN-Rezeptorzahl zusammengefaßt. Um die Frage der biologischen Bedeutung von γ-IFN auf Mammakarzinomzellen weiter abzuklären, wurden in vitro Proliferations- und Wachstumskurven erstellt. Wie Abb. 4 zeigt, konnte bei den so getesteten Zellen eine unterschiedliche, dosisabhängige Proliferationsinhibition festgestellt werden. Die Bestimmung der Zellzahl und Vitalität lief mit diesen Befunden parallel.

152   H. H. Bartsch, K. Pfizenmaier, U. Ücer und G. A. Nagel

Tabelle 3. Nachweis von γ-IFN-Rezeptoren auf humanen Mammakarzinomen

Name	Histologie	γ-IFN Rezeptoren/Zelle	
MDA-MB-231	Adenokarzinom	9050	
ZR-75-1	Duktales Karzinom	5110	Etablierte
ZR-75-1	Duktales Karzinom	2890	Zellinien
UB 123	Solides Karzinom	980	
AS 104	Solides Karzinom	15900	Frisches
RG95	Solides Karzinom	10700	Patientenmaterial

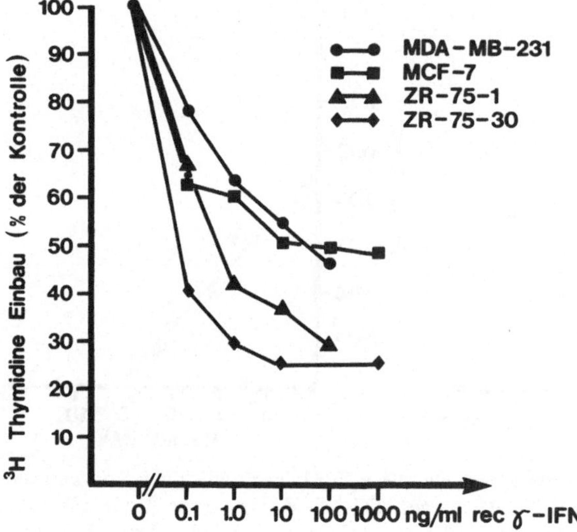

Abb. 4. Proliferationskapazität verschiedener humaner Mammakarzinome nach Inkubation mit unterschiedlichen Dosen γ-IFN für 60 Stunden, gemessen am Einbau von ³H-Thymidin in die DNA (Angaben in % der unbehandelten Kontrolle)

Als weitere biologische Aktivität des γ-Interferons ist neben den antiproliferativen Effekten die Modulation von Oberflächenantigenen des HLA-ABC und auch DR/DQ-Locus bekannt [3, 6, 14, 19, 33]. Wir untersuchten daher die Fragestellung, ob recombinantes γ-IFN an den vorliegenden Mammakarzinomen eine Veränderung im Sinne einer verstärkten Expression oder u. U. de novo-Induktion dieser Antigene bewirken kann. Wir konnten dabei zeigen, daß eine de novo-Induktion von Klasse-II-Oberflächenantigenen im Falle von MDA-MB-231 und ZR-75-30 bereits mit geringen Mengen γ-IFN möglich ist, wobei sich eine Dosisabhängigkeit zwischen Anzahl positiver Zellen und eingesetzter Menge γ-IFN ergibt. An dem Mammakarzinom MCF-7 ist für HLA-DR eine Zunahme der Ag-Expression zu messen, während die Anzahl HLA-DQ-positiver Zellen gering abnimmt (Tabelle 4).

Wenn man diese Ergebnisse mit unseren Daten an den Kolonkarzinomen vergleicht, so bestätigen sich die Befunde, daß bei vorhandenen γ-IFN-Rezeptoren eine dosisabhängige Induktion von Klasse-II-Ag in einigen Fällen möglich ist bzw. eine vermehrte Expression erfolgen kann. Am Beispiel der Kolonkarzinome konnten wir darüber hinaus zeigen, daß diese Effekte zu einem Anstieg der spezifischen zellulären Immunantwort gegen die Tumorzellen in vitro führte [30].

Tabelle 4. Nachweis von Klasse-I- (HLA-ABC) und Klasse-II- (HLA-DR/DQ) Antigenen mittels Immunfluoreszenz im Fluoreszenz-Durchführungscytometer (Epics V) an Mammakarzinomen nach Inkubation mit steigenden Dosen γ-IFN über 60 Stunden (Angabe in % positive Zellen)

Oberflächen-Ag	Dosis γ-IFN (ng/ml)				
in % positive Zellen	0	1	10	100	Name
HLA-ABC	47	45	40	26	
HLA-DR	29	72	70	69	MCF-7
HLA-DQ	34	21	18	24	
HLA-ABC	26	59	45	67	
HLA-DR	57	87	85	83	MDA-MB-231
HLA-DQ	3	44	51	59	
HLA-ABC	37	79	75	68	
HLA-DR	1	94	94	100	ZR-75-30
HLA-DQ	0	55	62	74	

Aufgrund der noch begrenzten Zahl untersuchter Mammakarzinome ist die Frage nach der Beziehung zwischen γ-IFN-Rezeptorzahl und der erforderlichen Dosis γ-IFN, um eine maximale Induktion/Verstärkung von HLA-DR/DQ hervorzurufen, noch nicht endgültig zu beantworten. Die oben erwähnten Ergebnisse an Kolonkarzinomen lassen den Schluß zu, daß zumindest an diesem Tumor eine direkte Beziehung zwischen der Rezeptordichte und der erforderlichen Menge γ-IFN zur Induktion von HLA-DR-Ag besteht. Unsere vordringlichsten Forschungsziele konzentrieren sich daher auf die Isolierung des γ-IFN-Rezeptors, um mit diesem Schlüssel evtl. die Tür zu dem noch weitgehend dunklen Raum der intrazellulären γ-IFN-Wirkungen zu öffnen.

Zusammenfassung

α-, β- und γ-Interferone sind physiologische Proteine mit antiviralen, antitumoralen und immunmodulatorischen Eigenschaften. Ihre biologischen Aktivitäten werden über spezifische Membranrezeptoren vermittelt, von denen sich diejenigen für α-, β-IFN gegenüber solchen für γ-IFN unterscheiden lassen. Eine genaue Charakterisierung ist bisher nicht erfolgt.

Interferonrezeptoren sind auf normalen und malignen Zellen meßbar, wobei aufgrund der vorgestellten Daten am Beispiel des γ-IFN erste Befunde über Rezeptordichten und biologische Effekte für γ-Interferon vorliegen.

Kombinierte in-vitro- und in-vivo-Untersuchungen müssen zeigen, ob mit Hilfe derartiger Verfahren praktische Aussagen über Wirksamkeit oder Versagen einer Interferontherapie getroffen werden können.

Des weiteren erscheinen Fragestellungen interessant, die eine mögliche Interaktion von Interferonen und deren Rezeptoren mit den bei Mammakarzinomen wachstumsbeeinflussenden Hormonen/deren Rezeptoren untersuchen.

Literatur

1. Allen G, Fante KH (1980) A family of structural genes for human lymphoblastoid (leucocyte type) interferon. Nature 287:408–411
2. Ahström L, Dohlwitz A, Strander H, Carlström G, Cantell K (1974) Interferon in acute leucemia in children. Lancet 166–167
3. Ameglio F, Capobianci MR, Dolei A, Tosi R (1983) Differential effects of gamma interferon on expression of HLA class II molecules controlled by the DR and DC Loci. Infection and Immunity 42:122–125
4. Anderson P, Yip YK, Vilcek J (1982) Specific binding of ^{125}J-human interferon-gamma to high affinity receptors on human fibroblasts. J Biol Chem 257:11301–11304
5. Bartsch H-H, Schuff-Werner P, Schreml W, Nagel GA, Seeber S, Queißer W, Freund M (1984) Recombinant alpha-leukocyte interferon for the treatment of patients with soft tissue sarcomas. Cancer Res Clin Oncol 107:3
6. Balkwille FR (1979) Interferons as cell-regulatory molecules. Cancer Immunol Immunother 7:7–14
7. Balkwille FR, Modie EM, Fredman V, Fantes KH (1982) Human interferon inhibits the growth of established human breast tumors in the nude mouse. Int J Cancer 30:231–235
8. Basham TY, Bourgeade MF, Creasey AA, Merigan TC (1982) Interferon increases HLA synthesis in melanoma cells: Interferon-resistant and sensitive cell lines. Proc Natl Acad Sci 79:3265–3269
9. Bekesi JG, Roboz JP, Zimmermann E, Holland JF (1976) Treatment of spontaneous leukemia in AKR mice with chemotherapy, immunotherapy or interferon. Cancer Res 36:631–639
10. Borden EC, Holland JF, Dao TL, Gutterman JU, Wiener L, Chang YC, Datel J (1982) Leukocyte-derived interferon (alpha) in human breast carcinoma. Ann Int Med 97:1–6
11. Chapekar MS, Glazer RI (1984) Effects of human immune interferon on cell viability, (2′,5′) ligo adenylate synthesis and polyamine-dependent protein phosphorylation in human colon carcinoma cells in vitro. Cancer Res 44:2144–2149
12. Foon KA, Sherwin SH, Abrams PG (1984) Treatment of advanced non-Hodgkin's lymphoma with recombinant leucocyte A interferon. N Engl J Med 311:1148–1152
13. Gastl G, Denz H, Abbrederis C, Huber H, Proppmair J, Wiegele J, Niederwieser D, Flener R, Huber C (1985) Treatment with low dose human recombinant interferon alpha-2 ARG induces complete remission in patients with hairy cell leukemia. Onkologie 8:143–144
14. Giacomini P, Agerzzi A, Pstka S, Fischer PB, Ferrone S (1984) Modulation by recombinant DNA leukocyte (alpha) and fibroblast (beta) interferons of the expression and shedding of HLA and tumor associated antigens by human melanoma cells. J Immunol 133:1649–1655
15. Groopman JE, Gottlieb MS, Goodman J (1984) Recombinant alpha-2 interferon therapy for Kaposi's sarcoma associated with the acquired immunodeficiency syndrom. Ann Intern Med 100:671–676
16. Gutterman JU, Fine S, Quesada J, Horning SJ, Levine JF, Alexanian R, Bernhardt L, Kramer M, Spiegel H, Colburn W, Trown P, Merigan T, Dziewanowski Z (1982) Recombinant leucocyte A interferon: pharmacokinetics, singlebone tolerance and biologic effects in cancer patients. Ann Int Med 96:549–556
17. Kirchner H (1984) Interferon gamma. Progress in Clin Biochem Med I:169–203
18. Kirkwood JM, Ernstoff MS (1984) Interferons in the treatment of human cancer. J Clin Oncol 2:336–352
19. Koeffler HD, Ranyard J, Yelton L, Billing R, Bohmann R (1984) Gamma-interferon induces expression of the HLA-D antigens on normal and leukemic human myeloid cells. Proc Natl Acad Sci 81:4080–4084
20. Kurzrock R, Rosenblum MG, Sherwin SA, Rios A, Talpaz M, Quesada JR, Gutterman JU (1985) Pharmacokinetics, single dose tolerance and biological activity of recombinant gamma-interferon in cancer patients. Cancer Res 45:2866–2872
21. Leavitt RD, Kaplan S, Bonnem E, Grimm M, Ozer H, Portlock C, Ratanathanathorn V, Karanes C, Ultmann J, Rudnick S (1985) High and low dose treatment for high and low grade non-Hodgkin's lymphoma. In: Kisner DL, Smyth JF (eds) Interferen alpha-2: pre-clinical and clinical evaluation. Martinus Nijhoff Publishers, Boston Dorchredt Lancester

22. Littmann SJ, Faltyrek CR, Baglioni C (1985) Binding of human recombinant [125]J-interferon to receptors on human cells. J Biol Chem 260:1191–1195
23. Lotzová E, Savary CA, Guttermann JU, Hersh EM (1982) Modulation of natural killer cell-mediated cytotoxicity by partially purified and cloned interferon-alpha. Cancer Res 42:2480–2488
24. Mahmoud HK, Öhl S, Schäfer UW, Beelen D, Grosse-Wilde H, Doxiadis I, Richter HJ, Schmidt CG (1985) Behandlung der Haarzell-Leukämie mit rekombinantem Leukozyten A-Interferon. Onkologie 8:141–142
25. Mitsuyasu R, Volberding P, Jacobs A (1984) High dose alpha-2 recombinant interferon (IFN) in the therapy of epidemic Kaposi's sarcoma (KS) in acquired immune deficiency (AIDS). Proc Am Soc Oncol 3:51
26. Muss HB, Kempf RA, Martino S (1984) A phase II study of recombinant alpha interferon in patients with recurrent or metastatic breast cancer. J Clin Oncol 2:1012–1016
27. Nagata S, Taira H, Hall A, Johsrud L, Streuli M, Ecsödi J, Boll W, Cantell K, Weissmann C (1980) Synthesis in E.coli of a polypeptide with human leukocyte interferon activity. Nature 284:316–320
28. Nethersell A, Smedly H, Katrak M (1984) Recombinant interferon in advanced breast cancer. Brit J Cancer 49:615–620
29. Padmanabhan N, Balkwill FR, Bodmer J (1984) Recombinant DNA human interferon alpha 2 in advanced breast cancer. Proc Am Assoc Cancer Res 25:170
30. Pfizenmaier K, Bartsch H, Scheurich P, Seliger B, Ücer U, Vehmeyer K, Nagel GA (1985) Differential gamma-interferon response of human colon carcinoma cells: inhibition of proliferation and modulation of immunogenicity as independent effecs of gamma-interferon on tumor cell growth. Cancer Res 45:3503–3509
31. Quesada JR, Hawkins M, Horning S (1984a) Collaborative phase I–II study of recombinant DNA produced leucocyte interferon (clone A) in metastatic breast cancer, malignant lymphoma and multiple myeloma. Ann J Med 77:427–432
32. Real FY, Krown SE, Krim M (1984) Treatment of Kaposi's sarcoma (KS) with recombinant leucocyte A interferon (rIFN-alpha A). Proc Am Soc Clin Oncol 3:55
33. Rosa R, Hatat D, Abachie A, Fellous M (1985) Regulation of histocompatibility antigens by interferon. Ann Inst Pasteur/Immunol 136:103–119
34. Sherwin SA, Knost JA, Fein S (1982) A multiple-dose phase I trial of recombinant leukocyte A interferon in cancer patients. JAMA 248:1461–2466
35. Sherwin SA, Foon KA, Abrams PG, Heyman MR, Ochs JJ, Watson T, Maluish A, Oldham RK (1984) A preliminary phase I trial of partially purified interferon-gamma in patients with cancer. J Biol Resp Modifiers 3:599–607
36. Silgas RM, Ahlgren JD, Neefe JR, Rothmann J, Rudnick S, Galicky P, Schein P (1984) A phase II-trial of high dose intravenous interferon alpha-2 in advanced colorectal cancer. Cancer 54:2257–2261
37. Ücer U, Bartsch H, Scheurich P, Pfizenmaier K (1985) The biological effects of gamma-interferon on human tumor cells: the quantity and affinity of cell membrane receptors for gamma-IFN in relation to growth inhibition and induction of HLA-DR expression. Int J Cancer 36:103–108

Diskussionen

Leitung: G. A. NAGEL

Prognoseverfahren beim metastasierenden Mammakarzinom

H.-E. WANDER

DR. JONAT:

Es ist problematisch, den Begriff Rezeptoren für die Prognose beim metastasierenden Karzinom zugrundezulegen, da, wie ich annehme, in diesen Fällen fast immer der Primärtumor untersucht worden ist und wir keinerlei Information haben, wie es in der Metastase aussieht.

Es gibt jedoch Daten, die zeigen, daß, wenn exakt zum Zeitpunkt der Metastasierung, der Rezeptorbefund erhoben wird, ein eindeutiger Zusammenhang zur Überlebenszeit besteht. Daher kann ich nur betonen: Es ist schwierig, alles, was über Rezeptoren gesagt worden ist, hier wirklich genau zu beurteilen.

DR. WANDER:

Dieser Punkt bedarf sicherlich einer Erläuterung. Die vorgestellten Daten betreffen ausschließlich ein bestimmtes Patientengut. Die Menge und der Meßzeitpunkt der Rezeptoren ist nicht berücksichtigt. Auch ist in diesem speziellen Krankengut der Prozentsatz an positiven Rezeptoren – verglichen mit anderen Patientenkollektiven – relativ gering. Dennoch müßten sich zumindest Trends in einem so großen Patientengut (n = 343) nachweisen lassen, wenn dem Rezeptorstatus tatsächlich die nachgesagte große Bedeutung zukommt. Auch wird die Bedeutung der Rezeptoren bezüglich der Überlebenszeit in der Literatur kontrovers diskutiert. Viele Autoren sehen eine Korrelation mit der Überlebenszeit, andere jedoch nicht. Nach *Clark* und *McGuire* ist der Rezeptorstatus lediglich ein Indikator der malignen Potenz des Tumors, welcher nicht zwangsläufig mit der Überlebenszeit korrelieren muß.

PROF. BRUNNER:

Das Mammakarzinom ist auch innerhalb der gleichen Rezeptorgruppe eine heterogene Krankheit. Dazu kommt, daß die spontane Heterogenität durch die Therapie-Effekte überdeckt wird. Wir dürfen trotzdem annehmen, daß gerade die prognostisch schlechteren Fälle wahrscheinlich von der Chemotherapie am ehesten profitieren. Die therapeutischen Effekte werden aber bei ungünstigen Patientengruppen im Vergleich zu günstigen durch zahlreiche zusätzliche Faktoren überdeckt.

Unser Ziel muß es sein, aus dem Gemisch der verschiedenen prognostischen Faktoren Gruppen zu bilden und diese prospektiv zu untersuchen. Die große Schwierigkeit beim Mammakarzinom besteht darin, daß wir nicht – wie etwa beim malignen Lymphom – die Gruppen high-grade, low-grade und intermediate-grade klar trennen können, da es zu viele Ausnahmeverläufe gibt.

Trotzdem sollten wir versuchen, für therapeutische Untersuchungen bezüglich Prognosefaktoren zumindest zwei Gruppen zu unterscheiden.

Dr. Blossey:

Die Relevanz der Rezeptorbestimmung in Metastasen wird durch den Metastasierungstyp wesentlich beeinflußt. Damit wird künstlich einer Gruppe von Patientinnen mit „leicht zugänglichen" Metastasen geschaffen. Eine Aussage über die Bedeutung des Rezeptorgehaltes in den Metastasen für die Prognose ist somit auch nur für diese Patientengruppe möglich.

Prof. Heilmann:

Eine Bemerkung darf nicht ganz unwidersprochen bleiben, nämlich, daß die Prognose der Weichteilmetastasierung so schlecht sei, da immer primär bestrahlt würde. Ich glaube, daß dies nur der Fall ist, wenn ein falsches Timing gemacht wird. In der Regel ist es so, daß im Fall der Generalisierung erst die systemische Therapie festgelegt und begonnen wird und wo notwendig, dann zusätzlich eine Radiotherapie durchgeführt wird. Das kann sicherlich die Prognose nicht verschlechtern.

Dr. Possinger:

Besteht ein Zusammenhang zwischen Lymphknotenstatus und rezidivfreiem Intervall?

Dr. Wander:

Nach unseren Untersuchungen korreliert der Lymphknotenstatus hochsignifikant sowohl mit dem freien Intervall als auch mit der Zeit Metastasierung bis Tod und damit auch der Gesamtüberlebenszeit.

Dr. Cavalli:

Ich möchte nur noch ganz kurz plädieren, daß wir diese prognostischen Faktoren aufgrund der statistischen Methodik, prospektiv untersuchen müssen.

Stellenwert der Rezeptorbestimmung für die Wahl der Therapie des metastasierenden Mammakarzinoms – Ausblick

W. Jonat

Dr. Blossey:

Mit monoklonalen Antikörpern können Rezeptoren nachgewiesen werden, deren binding sites durch endogene oder exogene Hormone besetzt sind und die dadurch der Bestimmung im Hormonassay entgehen. Nach den Daten von Herrn *Jonat* ist aber diese Konstellation in der Praxis offenbar ohne wesentliche Bedeutung. Hormonell positive, immunologisch negative Rezeptoren wurden bisher relativ häufig beobachtet, während hormonell negative, immunologisch positive Rezeptoren offenbar selten sind. Damit ist die Bedeutung hormonell besetzter Rezeptoren für die Rezeptorbestimmung offenbar geringer als aus theoretischen Erwägungen heraus angenommen wurde.

Dr. Jonat:

Zwei Dinge muß man auseinanderhalten. Einmal sind dieses die ersten klinischen Daten über ERICA und Ansprechen auf eine endogene Therapie. Meine Untersuchungsergebnisse basieren auf ganz wenigen klinischen Patientendaten. Es gibt natürlich Korrelationen zwischen DCC-Essay und ERICA. Hierüber liegen inzwischen einige tausend Untersuchungen vor. Dort können Sie eine größere Genauigkeit und größere Zuordnung finden. Der Vorteil der Histochemie gegenüber dem konventionellen Essay ist ja insgesamt auch, daß wir eine Aussage über die Polyklonalität des Tumors und über die Verteilung der verschiedenen Tumorklone innerhalb der Tumors machen. Wir können also visualisieren. Diese unterschiedliche Verteilung kann die Aussage positiv oder negativ beeinflussen. Zum Beispiel beschreibt *McCarty* einen einzigen Fall, den er im DCC-Essay negativ und histochemisch positiv bewertet. Dieser Patient hat nicht angesprochen. Eine Überprüfung hat ergeben, daß die gesamten in-situ-Anteile um den Tumor histochemisch positiv waren und demnach auch ein positives Bild ergeben mußten, wohingegen der zentrale invasive Anteil des Tumors histochemisch negativ war. Dieser war im DCC-Essay untersucht worden, daher DCC negativ. Sie verstehen die Problematik, die sich daraus ergibt.

Dr. Eiermann:

Herr Jonat, haben Sie den Eindruck, daß der Schwellenwert ERICA positiv verglichen zu DCC positiv höher liegt, das würde ja die bessere Ansprechrate ganz gut erklären, d. h. ERICA positiv erst ab höheren DCC-Werten.

Dr. Jonat:

Sie können den gleichen Vorgang machen, indem Sie im DCC-Essay den Grenzwert höher legen. Sie verbessern dadurch allerdings nur unwesentlich die Ansprechrate. Auch wenn Sie zum Beispiel fünfzig fmoles/mg als Grenzwert nehmen für positiv, bekommen Sie auch nicht mehr als 60% Remissionsrate. Ob das im ERICA genauso ist, kann ich Ihnen nicht sagen. Die Zuordnung des Grenzwertes beruht einfach auf statistischen Überlegungen über die Verteilung rezeptorpositiver und -negativer Tumoren. In den verschiedenen Arbeitsgruppen erfolgt im Moment die Bewertung ERICA positiv und negativ recht unterschiedlich. Manch einer nimmt nur die Prozent positiver Zellen – also gefärbter Zellen – manch einer nimmt die Intensität dazu. Daher sind solche Statistiken, gerade was ERICA angeht, problematisch.

Dr. Cavalli:

Wie sicher sind die Daten, daß Sie mit Tamoxifen eben die Progesteronrezeptorsynthese induzieren können?

Dr. Jonat:

Die Daten stammen von sequentiellen Analysen, Rezeptoranalysen beim Menschen. Sehr problematisch, da hier ja der Zeitfaktor, die Dauer der Tamoxifen-Therapie völlig unberücksichtigt bleibt. Zum Zweiten stammen sie von *Jacobelli*, der eine ganze Reihe von Untersuchungen gemacht hat, alles natürlich Kulturuntersuchungen.

Stellenwert monoklonaler und polyklonaler Antikörper bei der Mammakarzinomdiagnostik und -therapie

R. Brehler, M. Bergholz, A. Schauer

Dr. Holtkamp:

Herr Brehler, sind Ihnen Fälle von Mammakarzinomen bekannt, die immunhistochemisch einen positiven Östrogenrezeptor, aber einen negativen ERD-5-Anteil haben?

Dr. Brehler:

Für den ER-D5-Nachweis haben wir die sog. APAAP-Methode (alkalische Phosphatase antialkalische Phosphatase) gewählt, ein hochsensitives immunhistochemisches Verfahren. Etwa 80–85% aller Mammakarzinome sind damit ER-D5 positiv. Wir sehen Karzinome, die ER-D5 positiv sind aber im ACC-Assay einen negativen Östrogenrezeptorstatus aufweisen. Dieser Sachverhalt drückt sich auch in der niedrigen Spezifität des Testes aus.

Dr. Jonat:

Ich glaube, daß das ERD-5 zwar als ER-assoziiertes Protein gilt, daß man aber in keiner Weise sagen kann, welche Beziehung es wirklich zum Östrogenrezeptor hat. Man weiß zum Beispiel, daß eine Probe über Nacht stehenbleiben kann und in diesem Falle der ERD-5-Nachweis am nächsten Morgen biochemisch nicht mehr möglich ist. Histochemisch ist er weiterhin möglich. Es ist also ein völlig unterschiedliches Verhalten histochemisch und biochemisch vorhanden, obwohl es sich um den gleichen monoklonalen Antikörper handelt. Diese Dinge machen mich etwas stutzig. Wir haben etwa 200 Fälle mit diesem ERD-5 untersucht, jedoch keine Zuordnung zum quantitativen Östrogenrezeptor im konventionellen Essay erreichen können. Das ist beim ERICA-Essay mit dem ER-Antikörper von *Jensen* völlig anders. Ich glaube daher, daß man die Wertigkeit des ERD-5 bezüglich der Hormonabhängigkeit vollkommen neu oder erstmalig überhaupt definieren muß. Was es wirklich bedeutet, wissen wir bis heute nicht.

Dr. Brehler:

Der unklare Zusammenhang mit dem Hormonrezeptorstatus zeigt sich auch darin, daß das ER-D5-Antigen ebenfalls z. B. in Epidermis und in der glatten Muskulatur nachweisbar ist. Im Vergleich des biochemischen mit dem immunhistochemischen ER-D5-Befund, fanden wir eine hohe Übereinstimmung.

Dr. Blossey:

Struktur und Funktion von ERD-5 sind unbekannt, und dies erschwert die Interpretation der Daten. Bemerkenswert an den immunhistochemischen Untersuchungen ist, daß ERD-5 mit dieser Form des Epitops offenbar nur im Kern vorkommt. Hieraus kann geschlossen werden, daß das Molekül im Cytoplasma in sterisch anderer Form vorliegt.

Dr. Brehler:

Das ER-D5-Antigen stellt nicht das Östrogenrezeptorprotein dar, die rein zytoplasmatische Lokalisation ist somit ohne Bedeutung. Der nukleäre Östrogenrezeptornachweis mit dem ERICA-Test läßt sich unterschiedlich diskutieren:
1. der im Zytoplasma vorhandene Östrogenrezeptor entzieht sich durch zu geringe Konzentration dem immunhistochemischen Nachweis,
2. der Östrogenrezeptor ist immer zumindest locker an den Zellkern gebunden und löst sich bei der biochemischen Präparation im Zytosol,
3. der nukleäre Östrogenrezeptor unterscheidet sich vom zytoplasmatischen Östrogenrezeptor durch die Konformation, damit können unterschiedliche Determinanten vorhanden sein, die von monoklonalen Antikörpern selektiv erkannt werden.

Prof. Nagel:

Können wir zu einer praktisch-klinischen Frage kommen? Sie haben gezeigt, daß monoklonale Antikörper eine feinere Diagnostik ermöglichen, also zum Staging offenbar brauchbar sind. Was bedeutet ein Mikrobefall des Knochenmarks wenn diese Mikrometastasierung frühzeitig nachgewiesen wird, zum Beispiel postoperativ, ist sie gleichbedeutend einer Metastasierung oder könnte sie auch nur eine Transitphase von Zellen darstellen, die nicht metastatisch angesehen werden und zum Beispiel keiner adjuvanten Chemotherapie bedürfen?

DR. BREHLER:

Ich möchte mich zunächst zum Lymphknotenbefall äußern. Lymphknotenmetastasen sind erst ab einer Größe von ca. 1,3 mm relevant. Einzelne Tumorzellen und Mikrometastasen in Lymphknoten verschlechtern die Prognose nur unwesentlich. Ob im Knochenmark nachweisbare einzelne Tumorzellen genauso zu werten sind ist nicht geklärt.

DR. JONAT:

Ich glaube, daß hier zwei Dinge durcheinandergebracht werden. Das eine ist die Diagnostik des Rezeptorbefundes und das andere ist die Diagnostik des Tumors. Ich glaube nicht, daß die immunhistochemische Untersuchung heute zum Tumornachweis, zum Metastasennachweis oder zur Definition der Größe des Tumors genutzt werden kann. Da gehen wir doch einen Schritt zu weit. Nur im Moment nutzen wir dieses neue Verfahren, um kleinere Gewebsmengen auf ihren Rezeptorgehalt zu untersuchen und daraus Rückschlüsse für die Therapie zu ziehen, aber nicht, um zu diagnostizieren, sind Tumorzellen vorhanden oder nicht, und welche Relevanz diese Tumorzellen haben.

PROF. NAGEL:

Ich meine, die Bedeutung von Antikörpern zum Metastasennachweis?

DR. JONAT:

Ich glaube nicht, daß der monoklonale Antikörper für diese Fragestellung geeignet ist, dafür gibt es zum Beispiel Antikörper gegen die sogenannten Tumormarker.

DR. EIERMANN:

Hier sollte man sehr vorsichtig sein mit der Interpretation der „Mikrometastasierung". Möglicherweise ist der Befall des Knochenmarks zum Zeitpunkt der Primärtherapie nur Ausdruck einer großen Tumorzellaussaat, d. h., nicht obligatorisch bedeutet es, wenn man Tumorzellen im Knochenmark nachweisen kann, daß das eine Mikrometastasierung oder eine Makrometastasierung nach sich zieht, dafür haben wir eindeutige Hinweise. Man findet abhängig vom Stadium in ca. 25% Tumorzellen. Nach *Coombes* ist die Prognose dieser Patientinnen schlechter, was aber, wie gesagt, nicht bedeutet, daß an den Punktionsstellen, an denen man die Tumorzellen nachweisen kann, auch später die Metastasen auftreten.

DR. BREHLER:

In den Untersuchungen von *Neville* wurden Antikörper gegen EMA (epitheliales Membranantigen) eingesetzt. Diese Antikörper reagieren auch mit Zellen nicht epithelialen Ursprungs (DELSOL, Lancet Nov. 1984).

PROF. NAGEL:

Hat denn nun der Nachweis der Heterogenität von Tumoren eine Bedeutung für die Planung und Auswertung künftiger Adjuvans-Hormontherapie-Studien?

DR. BREHLER:

Die Frage nach der Heterogenität läßt sich z. Z. nicht eindeutig beantworten. Man bestimmt einen momentanen Rezeptorgehalt der Tumorzellen. Es ist nicht bekannt, ob die Zellen in jeder Phase des Zellzyklus Rezeptoren synthetisieren. Denkbar wäre, daß die Zellen in der Teilungsphase keine Östrogenrezeptoren exprimieren. Ungeklärt ist auch ob die Karzinomzellen in ihrer Rezeptorsynthese nicht teilweise noch der endogenen hormonellen Steuerung unterliegen können.

Prolaktin und Prolaktinhemmer beim Mammakarzinom

W. HOLTKAMP

DR. POSSINGER:

In unseren Untersuchungen korreliert die Tumormasse per se mit dem Prolaktinspiegel; d. h. je ausgeprägter ein Organsystem karzinomatös infiltriert ist oder je mehr Organe vom Tumor befallen sind, desto höhere Prolaktinspiegel sind zu finden. Je größer also die Tumormasse im Patienten ist, desto größer ist auch die Wahrscheinlichkeit eines erhöhten Prolaktinspiegels und einer geringeren therapeutischen Effektivität. Es würde mich daher sehr interessieren, ob Sie in Ihrer Studie, die die Überlebenszeiten zum Zeitpunkt der Mastektomie mit hohem Prolaktinspiegel gegen niedrige Prolaktinspiegel verglichen hat, auch die Menge der befallenen Lymphknoten berücksichtigen und ob eine Korrelation mit der Tumormasse gefunden wurde?

DR. HOLTKAMP:

Wir haben untersucht, ob die Lokalisation der Metastasen und auch andere Prognosefaktoren wie Östrogenrezeptorstatus und Lymphknotenstatus mit der Hyperprolaktinämie korreliert sind. Wir konnten keine Korrelation nachweisen.

PROF. BRUNNER:

Gibt es Hinweise dafür, daß das Prolaktin auch von anderen Geweben außer der Hypophyse, z. B. vom Tumorgewebe selbst, produziert werden kann?

DR. HOLTKAMP:

Wir halten es für sehr unwahrscheinlich, daß Prolaktin paraneoplastisch von Tumorgewebe produziert wird, da wir bei diesen Patienten eine erhaltene Tag-Nacht-Rhythmik finden. Außerdem können wir das Prolaktin durch Dopaminagonisten supprimieren und durch TRH-Gaben stimulieren. Bislang ist noch kein paraneoplastisches Phänomen bei Tumorpatienten beschrieben worden, in dem diese drei Dinge gemeinsam vorliegen. Wir finden ja meist bei autonom produzierenden Tumoren Hormonspiegel, die sehr hoch liegen und die auf eine Supprimierung oder Stimulation nicht mehr ansprechen. Das liegt beim Mammakarzinom offenbar nicht vor, und deswegen glauben wir nicht, daß es sich hier um ein paraneoplastisches Phänomen handelt. Wir konnten zeigen, daß Patienten mit hohen Prolaktinspiegeln schlechter auf eine first-line-Chemotherapie ansprechen.

PROF. HOSSFELD:

Geht die Hyperprolaktinaemie der klinischen Prodienz voraus, oder kommt es vorher zum Prolaktinanstieg, bevor Sie das klinisch nachweisen können?

DR. HOLTKAMP:

Nein, es kommt erst unter der Progression zum Auftreten von hohen Prolaktinspiegeln. Wir finden keine hohen Prolaktinwerte vor Beginn einer Progression oder in einer Remission

PROF. MAASS:

Gibt es in-vitro-Untersuchungen über den Einfluß von Prolaktin auf Tumorzellen?

DR. HOLTKAMP:

Dazu gibt es zwei Arbeiten, *Malarkey* (1984) und *Simon* (1985) die gezeigt haben, daß durch alleinige Gabe von Prolaktin das Wachstum bei menschlichen Mammakarzinomzellen stimuliert werden konnte.

DR. BLOSSEY:

Für Tumorzellen, die aus menschlichen Tumoren gewonnen wurden, hatte Prolaktin *in vitro* drei Effekte [1]: bei einem Drittel der Tumoren wurde die DNA-Synthese

1. Welsch CW, Calaf de Iturri G, Brennan MJ (1976) DNA synthesis of human, mouse and rat mammary carcinomas in vitro. Cancer 38:1272–1281

stimuliert, bei einem Drittel inhibiert und bei den übrigen war kein Effekt zu beobachten. Da diese Wirkungen nur über funktionell aktive Rezeptoren auf den Tumorzellen zu erklären sind, kann aus diesen Untersuchungen geschlossen werden, daß etwa zwei Drittel aller Mammakarzinome einen funktionell aktiven Prolaktinrezeptor haben.

PROF. SEEBER:

Können Sie Piloterfahrungen, bei denen möglicherweise Patienten als ihre eigene Kontrolle dienen, nochmals spezifizieren? Mit anderen Worten, daß eine Patientin auf MPA bei hohem Prolaktinspiegel nicht angesprochen hat und nach Normalisierung dann Ansprechen zeigt?

DR. HOLTKAMP:

Wir haben da lediglich Erfahrung in Einzelfällen, und es ist wirklich zu früh, um eine Aussage machen zu können. Sicherlich kann man nicht sagen, daß wir bei jeder Patientin, die einen hohen Prolaktinspiegel hatte, durch Senken des Prolaktins eine Verbesserung der anschließenden Therapie erreicht haben.

PROF. BRUNNER:

Sie sagen, Sie haben zu kleine Zahlen. Ein einziger Fall, bei dem Sie eindeutig nachweisen, daß die Patientin chemoresistent war und nach Absinken des Prolaktins auf Chemotherapie ansprach, würde diese Studien, die mit großem Aufwand betrieben werden, rechtfertigen. Warum können solche Einzelfälle bisher nicht dokumentiert werden?

PROF. NAGEL:

Wir haben selbst publiziert, daß Patienten mit chemo- oder hormonresistenten Tumoren oder im Rezidiv unter der Therapie auf die Initialtherapie plus Zugabe von Prolaktinhemmern nochmals angesprochen haben (Nagel et al. ASCO Proc. 548, 1982).

DR. ILLIGER:

Zur Kasuistik kann ich bestätigen, daß bei einer Hyperprolaktinämie die Chemotherapie wenig effektiv ist. Bei den von mir auf eine Hyperprolaktinämie untersuchten Patienten zeigte sich, daß tatsächlich im hohen Maße unter Chemotherapie eine Progression bestand, wenn eine Hyperprolaktinämie vorlag bzw. fortbestand. Die Patientin, die unter einer Hormontherapie eine Hyperprolaktinämie aufwiesen, erlebten dagegen alle eine Teilremission und zeigten keine Progression zum Zeitpunkt der Diagnostik, was doch zu erkennen gibt, daß man die Hyperprolaktinämie bei der Hormontherapie etwas anders werten sollte. Die hypophysäre Reserve der

Prolaktinproduktion erscheint uns wesentlicher als die von Herrn Holtkamp gemessenen basalen Prolaktinwerte. Wir haben unsere Patienten alle mit TRH stimuliert und dann Patienten mit hyperprolaktinämischen Werten mit den Patienten verglichen, die auch schon eine basale Hyperprolaktinämie aufwiesen. Dieser Vergleich zeigte, daß die Hyperprolaktinämie nach TRH-Stimulation die gleiche Bedeutung besitzt wie die basale.

Andererseits ging aus unseren Daten statistisch signifikant hervor, daß die Hyperprolaktinämie meist mit einem lokoregionalen Ereignis korreliert. Unsere Studien haben auch gezeigt, daß eine Operation zur Primärtherapie des Mammakarzinoms zur Hyperprolaktinämie führen kann, ähnlich wie die lokoregionale Metastasierung oder – nach anderen Untersuchern – ein Auffahrunfall. Dies dürfte für die adjuvante Chemotherapie von besonderer Bedeutung sein, wenn eine postoperative Hyperprolaktinämie eine Chemotherapieresistenz zur Folge haben sollte.

PROF. BRUNNER:

Es ist eigentlich schade, daß man eine randomisierte Studie macht, in der möglicherweise signifikante Effekte, die in Untergruppen vorkommen können, überdeckt werden könnten. Warum macht man nicht eine Studie, in der man nur hyperprolaktinämische Patientinnen behandelt. Während der behandlungsfreien Zeit senkt man die Prolaktinspiegel und schaut dann, ob sie besser ansprechen. Wenn man das bei 30 bis 40 Patietnen macht, hat man eine klare und eindeutige Antwort über mögliche Zusammenhänge. Bei einer randomisierten Studie nehmen Sie alle Patienten, ob sie hyperprolaktinämisch sind oder nicht. Sie bekommen dann ein globales Resultat, das möglicherweise nicht aussagekräftig ist. Die randomisierte Studie ist für das, was Sie untersuchen möchten, kaum geeignet.

DR. HOLTKAMP:

In die geplante Studie gehen Patienten unabhängig vom Prolaktinspiegel ein. Aber bei Studienende wird natürlich auch eine Auswertung nach dem Prolaktinspiegel erfolgen. Wir halten dieses Vorgehen für praktikabel, da einerseits die Hyperprolaktinämie beim Mammakarzinom in der ersten Progression noch relativ selten auftritt und andererseits in der Klinik bis zum Eintreffen des Prolaktinwertes doch 10 Tage vergehen, was einen Therapieaufschub bedeuten würde.

Hormontherapie des metastasierenden Mammakarzinoms: Indikation und Probleme

F. CAVALLI

PROF. HOSSFELD:

Herr Cavalli, sind sie sicher, daß die loadingdose von Tamoxifen etwas bringt? Und die zweite Frage: Sie sagten, daß MPA mehr secondary responses bringt im Vergleich zu TAM und das gleiche gilt für Aminoglutethimid. Sekundär zu was eigentlich, das haben Sie uns verschwiegen.

DR. CAVALLI:

Ich glaube, was Aminoglutethimid betrifft, wurde in diesen randomisierten Studien zwischen Tamoxifen und Aminoglutethimid gezeigt, daß cross-over-Patienten, die zuerst mit Tamoxifen und später Aminoglutethimid behandelt wurden, deutlich mehr Remissionen zeigten als Patienten, die zuerst mit Aminoglutethimid und später mit Tamoxifen behandelt wurden. Aufgrund unserer jetzt laufenden MPA-Studie haben wir eben bei primär auf Tamoxifen resistenten Patienten in 15% der Fälle Therapieansprechen mit highdose MPA gesehen. Vom klinischen Standpunkt aus ist nie bewiesen worden, daß mit Tamoxifen loadingdose andere Resultate erzielt werden. Ich sprach nur von einem rein pharmakokinetischen Standpunkt aus. Wenn Sie 20 mg geben, dann müssen Sie 6 bis 8 Wochen warten, bis Sie den steady-state-level erreichen. Bei einer loadingdose erreichen Sie dies früher. Möglicherweise könnte dies klinische Unterschiede hervorrufen.

DR. WANDER:

Herr Cavalli, Sie sagten, daß Sie etwa in 7 bis 10% der Fälle die Aminoglutethimid-Therapie abbrechen mußten wegen nicht akzeptabler Nebenwirkungen. Diese Prozentzahl scheint mir ein bißchen hoch zu sein. Dosieren Sie nicht einschleichend, und welche Nebenwirkungen sahen Sie?

DR. CAVALLI:

Die vorliegenden Daten sind vom Royal Marsden. Selbst wenn Sie einschleichend behandeln, haben Sie in 30 bis 70% der Fälle akute Nebenwirkungen, die jedoch tolerabel sind und die dann abnehmen. In 7 bis 10% der Fälle zwingen vor allem Depressionszustände, Muskelkrämpfe und Allergien dazu, die Aminoglutethimid-Therapie einzustellen.

PROF. HEILMANN:

Wenn man nach dem TAM und MPA auf Aminoglutethimid umsteigt, soll man dann MPA absetzen, soll man es lassen, soll man es durch Cortison ersetzen, oder soll man nur AG geben.

DR. CAVALLI:

Das kann ich aufgrund von Studienresultaten nicht beantworten. Ich steigere die Dosierung nicht mehr bis auf ein Gramm, sondern nur bis 500 mg, und ich gebe gleichzeitig noch Steroide.

PROF. MASS:

Ein Problem ist ja immer noch Tamoxifen in der Prämenopause. Können Sie irgendetwas zur Dosis bei Prämenopausepatienten sagen?

DR. CAVALLI:

Tatsächlich ist die Frage noch völlig unklar. Bezüglich der Dosierung ist es so, daß bei den meisten Studien 30 bis 40 mg gebraucht wurden. Die Leute an der Mayo-Clinic haben nur 20 mg gebraucht, und das ist einer der Gründe, warum man ihnen gesagt hat, sie haben zu tief dosiert. Aber mit absoluter Sicherheit weiß niemand, wie hoch man wirklich in der Prämenopause dosieren muß.

DR. VON MATTHIESSEN:

Sie haben in Ihrem Vortrag vielleicht ein wenig provokativ gesagt, daß man durch Beachtung der klinischen Parameter die Rezeptorbestimmung in etwa ersetzen könne. Wir haben dazu Daten erarbeitet mit sieben weiteren Universitätskliniken und haben festgestellt, daß man mit den Kriterien freies Intervall, Alter und Anzahl der paliativen Vorbehandlungen eine sehr weite Aufspreizung der Remission erreichen kann. Patienten älter als 66 Jahre mit einem freien Intervall von mehr als drei Jahren und nicht vorbehandelt, hatten eine Remissionsrate von 84%, das waren 18 von 21. Die mit den negativen Ausprägungen dieser Merkmale, nämlich jünger als 66 Jahre, freies Intervall kleiner als 3 Jahre und vorbehandelt, hatten nur eine Remissionsrate von 5%. Diese Zahlen verdeutlichen, daß jeder, der Korrelationen zu irgendwelchen prädiktiven Verfahren nennt, das Kollektiv, auf das er sich bezieht, charakterisieren muß. Denn, wenn Sie Rezeptoren beispielsweise in einem sehr günstigen Kollektiv bestimmen, werden Sie bei einer höheren Prävalenz bessere Korrelationen haben und umgekehrt.

DR. CAVALLI:

Ich glaube, in der täglichen Praxis, in der Sie Ihre Patienten relativ gut kennen und daher alle prognostischen Faktoren, die klinisch beurteilbar sind, präsent haben, können Sie diese verschiedenen prognostischen Faktoren gut abwägen und in den meisten Fällen eine hohe Treffsicherheit erzielen.

PROF. NAGEL:

Ihre Aussage ist doch, daß klinisch genauso gut entschieden werden kann, ob eine Hormontherapie am Platz ist oder nicht wenn der Rezeptorstatus nicht vorliegt?

DR. CAVALLI:

Mein Eindruck ist, daß der klinische Entscheid besser ist als das sich Stützen auf alte Rezeptoren, die irgendwann einmal vor 5 oder 10 Jahren bestimmt wurden. In 30 bis 40% der Fälle haben sich doch zwischenzeitlich die Rezeptoren genändert.

PROF. BRUNNER:

Ich kann dies nur unterstützen. Wir stellen die Indikation zur Hormonbehandlung in den meisten Fällen nicht aufgrund der Rezeptoren. Oft haben wir überhaupt keine aktuellen Rezeptoren zur Verfügung, z. B. bei Skelettmetastasen. Es gibt eigentlich eine primäre Indikation zur Chemotherapie nur bei aggressiven, viszeral oder gemischt metastasierenden Tumoren. In allen anderen Fällen braucht man die Rezeptoren nicht, sondern man kann 8 Wochen lang versuchsweise mit einem Antiöstrogen behandeln, ohne große Gefahr, damit etwas zu verpassen.

PROF. SCHMOLL:

1. Was ist die Standarddosis von Tamoxifen für postmenopausale Patienten? Ist die 500 mg-Dosis schon etabliert von Aminoglutethimid, kann man sie empfehlen?
2. Was ist mit dem Hormonentzugseffekt, der früher bei Östrogentherapien beschrieben wurde? Er ist in den letzten Studien, seit es Tamoxifen gibt, nicht mehr getestet worden; gibt es ihn auch im Fall der Tamoxifen oder Aminoglutethimid, und gibt es dazu Studien?

DR. CAVALLI:

Zu Tamoxifen: Man hat gezeigt, daß eine gewisse Korrelation zwischen Dosierung und Response existiert, zwischen 20 und 40 mg erhöht sich der Responsewert ein bißchen, aber die Unterschiede waren in der einzigen Studie, in der diese Frage klar untersucht wurde, statistisch nicht signifikant.

Bezüglich Aminoglutethimid: Es handelt sich hier um eine nicht randomisierte, aber doch mit relativ vielen Patienten durchgeführte Studie, bei der gezeigt wurde, daß möglicherweise mit 500 mg die gleiche Remissionsrate erreicht wird wie mit 1000 mg.

PROF. BRUNNER:

Es existieren radomisierte Studien, die zeigen, daß 500 mg Aminoglutethimid gleich wirksam sind wie 1000 mg, und daß möglicherweise sogar 250 mg täglich genügen.

DR. BLOSSEY:

Der Wirkungsmechanismus des Aminoglutethimid wird in der Aromatasehemmung in peripheren Geweben wie Fett und Muskel gesehen. Die Effizienz dieser Wirkung in bezug auf die Senkung zirkulierender Östrogene ist mit 1000 mg/die nicht größer als mit 500 mg/die.

PROF. BRUNNER:

Wir sind aufgrund der Daten in der Literatur, die zeigen, daß 500 mg gleich wirksam sind wie 1000 mg, in unserer Institution auf die 500 mg-Dosierung übergegangen.

DR. CAVALLI:

Zum Hormonentzug: Es gibt eine radomisierte Studie der Mayo-Clinic, in der man Östrogen versus TAM untersucht hat. Dort hat man auch den Hormonentzugseffekt untersucht und gesehen, daß bei den östrogenbehandelten Patienten eine erneute Remission bei Entzug in etwa 15% der Fälle auftrat, bei TAM bei keiner Patientin. Ich bin nicht ganz sicher, ob das stimmt, und ich glaube, daß man aufgrund der Pharmakokinetik von Tamoxifen wahrscheinlich sehr lange warten muß, bis man einen solchen Effekt hat. Man müßte mindestens 3 bis 4 Monate warten, und heutzutage hat niemand mehr die Geduld, eben so lange zu warten.

DR. JONAT:

Ich halte es jedoch nicht für vertretbar, nur aufgrund klinischer Daten zum Beispiel eine primär östrogenrezeptornegative Frau im Primärtumor dann zu ovarektomieren. Deshalb spielt in meinen Augen trotz der Problematik des Rezeptorwechsels die Untersuchung des Primärtumors im Falle der Metastasierung durchaus noch eine Rolle.

DR. CAVALLI:

Ich wollte nicht sagen, daß man keine Rezeptoren bestimmen soll. Ich bestimme bei allen Patienten und sehe häufig auch wiederholt Rezeptoren. Rezeptoren sind aber interessant, u.a. wenn man die Biologie der Krankheit studieren will.

PROF. EIBL:

Gibt es ein Rezept, das einem ermöglicht, zu sagen: Dieser Tumor mit dieser Zusammensetzung muß jetzt ganz sicher in der und der Weise behandelt werden, oder behandelt jeder von Ihnen ganz individuell nach eigenen Rezeptoren und eigenen Erfahrungen die Patienten?

PROF. BRUNNER:

Ich würde vorschlagen, daß wir diese Frage im Anschluß an mein Referat diskutieren, denn ich werde genau auf dieses Problem eingehen.

PROF. SCHÖNENBERGER:

Es ist vorher davon gesprochen worden, daß die Kombinationstherapie: Ovariektomie/Tamoxifen bei Prämenopausepatientinnen in einer Studie erprobt werden soll.

Ich möchte auf Tierversuche zu diesem Thema verweisen, die von verschiedenen Gruppen durchgeführt wurden (Fiebig HH, Schmähl D (1977) Oncology, 34:58; Gallez Ch, Heuson JC, Waelbroeck Ch (1973) Eur J Cancer 9:699). Man hat Ratten mit DMBA-induzierten Mammatumoren ovariektomiert, dadurch die Tumorgewichte fast auf Null gebracht und anschließend Tamoxifen verabreicht. Die Folge war eine Stimulierung des Tumorwachstums. Die Ursache dieses Phänomens ist sicher die noch beachtliche östrogene Wirkung des Tamoxifens. Wir konnten in einer Studie zeigen, daß der Mechanismus der mammatumorhemmenden Wirkung des Tamoxifens demjenigen einer Therapie mit supraphysiologischen Östrogendosen entspricht (Eur J Cancer Clin Oncol (1983) 19:959). Wenn eine derartige Studie geplant ist, dann sollte man „echte" Antiöstrogene nehmen, die jetzt in der Entwicklung sind. „Echte" Antiöstrogene sind frei von östrogenen Nebenwirkungen. Das gleiche gilt natürlich auch für die Kombination: Aromataseinhibitor/Antiöstrogen.

DR. CAVALLI:

Die einzige randomisierte Studie wurde noch nicht endgültig ausgewertet, aber sie zeigt, daß grosso modo Tamoxifen die gleiche Remissionsrate wie die Ovarektomie erzeugt. Diese Studien mit Ovarektomie plus Tamoxifen sind nicht nur geplant, sondern sie laufen schon seit mehr als zwei Jahren und es ist noch zu früh, um Resultate bekanntzugeben. Jetzt kann man jedoch schon sagen, daß in keiner dieser beiden Studien irgendwie eine negative Wirkung des Tamoxifen erwartet werden konnte.

PROF. SCHÖNENBERGER:

Ob man bei ovariektomierten Ratten mit Mammatumoren durch Östrogenapplikation eine Stimulierung oder Hemmung des Tumorwachstums bekommt, ist eine Frage der benutzten Dosierung. Herr Dr. *Hartmann,* ein Mitglied unseres Sonderforschungsbereichs „Experimentelle Krebschemotherapie, Wirkstoffsynthese und -prüfung an hormonabhängigen Tumoren – Universität Regensburg (SFB 234)", hat gezeigt, daß Diethylstilböstrol (DES) in den Dosierungen 0,1 und 1,0 µg das Tumorwachstum zunehmend erhöht. Die Tumorwachstumskurve entspricht nach 1,0 µg DES etwa derjenigen der Kontrolle. Erhöht man die Dosis auf 10,0 µg, dann verringert sich die Steigerung der Tumorwachstumskurve, d.h. die Proliferation der Tumorzellen wird durch diese Dosis gehemmt. Herr Dr. *Hartmann* hat in diesem Experiment den biphasischen Effekt des DES bewiesen. Wenn die DES-Dosis weiter erhöht wird, erhält man einen Effekt, der demjenigen der Ovariektomie entspricht. Möglicherweise wurde in der klinischen Studie Tamoxifen so hoch dosiert, daß man sich in einem Konzentrationsbereich bewegte, der Tumorhemmung bedingt.

PROF. NAGEL:

Herr Cavalli, Sie sagten vorher, daß die low dose MPH versus die high dose MPH in Ihrer Studie höhere Remissionsraten ergibt – signifikant für die high dose – und trotzdem sind in beiden Gruppen die Überlebenszeiten gleich. Heißt das, daß sich die Remissionsrate nicht auf Überlebenszeiten auswirkt?

PROF. BRUNNER:

Hier bestimmt eben nicht allein die primäre Behandlung mit Gestagenen die Überlebenszeit. Patientinnen, die auf niedrig dosiert Progesteron nicht ansprachen, wurden mit einer anderen Hormon- und Chemotherapie behandelt, auf die sie dann möglicherweise ansprachen. Es gibt aber noch eine Anzahl anderer Gründe, warum höhere Remissionsraten nicht immer mit der Überlebenszeit korrelieren.

Die Bedeutung pharmakokinetischer und pharmakodynamischer Grundlagen für klassische und neue Formen endokriner Tumortherapie

H. C. BLOSSEY

PROF. HOSSFELD:

Man liest ja allgemein, und viele prominente Onkologen sagen es immer wieder, daß das Resistenzproblem ein Phänomen der Krebszelle sei. Dieses ist in dieser Verallgemeinerung sicher falsch, wie wir alle wissen. Wir brauchen uns nur unsere Patienten anzuschauen, deren Haare unter fortdauernder Chemotherapie wieder wachsen. Sie haben hier ein weiteres Beispiel genannt, das ich faszinierend finde, ein Resistenzproblem normaler Gewebe unter MPA. Können Sie das so interpretieren, wie wir die Resistenz in der Krebszelle suchen müssen, oder liegen hier völlig andere Mechanismen zugrunde?

DR. BLOSSEY:

Die Anhebung der hypothalamisch-hypophysären Sensibilitätsschwelle gegenüber MPA führte nicht zu einer kompletten „Resistenz" des Systems gegenüber glukokortikoiden Rückkopplungssignalen. Mit hochpotenten Glukokortikoiden wie z. B. Dexamethason war die Hypophysen-Nebennierenrindenachse noch supprimierbar. Die Änderung der Sensibilitätsschwelle ist offenbar ein dynamischer Prozeß, der sich unter bestimmten Gegebenheiten entwickelt.

Dilman [1] vertritt die Hypothese, daß die Anhebung der hypothalamisch-hypophysären Sensibilitätsschwelle zum normalen Alterungsprozeß gehört, jedoch vorzeitig im Rahmen schwerer Allgemeinerkrankungen wie koronare Herzkrankheit, Diabetes mellitus oder Tumorerkrankungen auftreten kann. Diese Hypothese wird gestützt durch die klinische Erfahrung, daß schwere Allgemeinerkrankungen eine vorzeitige Alterung bewirken können.

1. Dilman VM (1971) Age-associated elevation of Hypothalamic threshold to feedback control and its role in development, ageing, and disease. Lancet I: 1211–1219

Die Anhebung der Sensibilitätsschwelle scheint ein hypothalamisch-hypophysär autochthoner Vorgang zu sein, der zur Wiederherstellung der ACTH-, Cortisol- und Androgensekretion führt. Hierin kann ein Mechanismus der Therapieresistenz dieser Tumoren gegen MPA gesehen werden. Die Normalisierung der adrenalen Androgensekretion führt in diesen Patientinnen zu einer Anhebung der Östrogensynthese in peripheren Geweben wie Fett und Muskel. Mithin könnte die Stimulation des Tumorwachstums östrogenbedingt sein. Wenn diese Hypothese richtig ist, müßte durch eine erneute Senkung zirkulierender Östrogene das Tumorwachstum wieder gehemmt werden können. Wir haben Patientinnen beobachtet, bei denen der Tumor gegen hochdosiertes MPA resistent war, auf Aminoglutethimid jedoch wieder ansprach [2]. Ob es bei diesen Patientinnen vorher zu einer Anhebung der zentralen Regulationsschwelle gekommen war, ist zur Zeit nicht bekannt.

2. Wander HE, Nagel GA, Blossey HC, Kleeberg UR (1984) Medroxyprogesterone acetate (MPA) and aminoglutethimide (AG) in combination in cases of metastatic breast cancer. In: Nagel GA, Robustelli della Guna G, Lanius P (eds) German-Italian oncological symposium vol 2, Kehrer Verlag Freiburg, pp 147–159

PROF. NAGEL:

Sie hatten schon einmal vermutet, daß diese Form der Resistenz auf hypophysärer Ebene zu suchen sei. Herr Holtkamp, Sie haben an Hypophysenzellkulturen diese Wechselwirkungen, Hormone, Regulationen an der Hypophyse, untersucht. Was machen denn Gestagene in diesem in-vitro-System an Hypophysenkulturen?

DR. HOLTKAMP:

Wir haben MPA im Hypophysenzellkultursystem getestet. Bei einer Konditionierungsdauer bis 48 h wurde kein Effekt von MPA auf die Prolaktinsekretion gesehen.

PROF. NAGEL:

Wobei es aber in vivo doch zu einer Prolaktinerhöhung nach Gestagengabe kommt?

DR. BLOSSEY:

In der Ratte supprimiert MPA die Expression des Prolaktinrezeptors in der Leber. Sollte dies beim Menschen auch so sein, könnte die MPA-assoziierte Prolaktinerhöhung im Plasma über eine Erniedrigung der matabolic clearance rate des Prolactins in der Leber erklärt werden. Damit wäre der Anstieg des Prolaktins unter MPA Folge eines peripheren und nicht eines zentralen Effektes.

PROF. PFLEIDERER:

Sie haben bisher nur von einer Wirkung über die Cortisolsekretion gesprochen. Die Hauptwirkung muß man sich aber über den Progesteronrezeptor an der Tumorzelle vorstellen. Daneben aber ein weiterer wichtiger Effekt, die Wirkung am Zwischen-hirn, also die Beeinflussung der Releasing-Faktorsekretion. Releasing-Faktoren bewirken in der Hypophyse die Gonadotropinsekretion. Das heißt, an sich würde es näher liegen, FSH und LH zu bestimmen und nachzusehen, ob sich hier irgendeine Wirkung ergibt.

DR. BLOSSEY:

MPA supprimiert die basale und GnRH-stimulierte Gonadotropinsekretion in der Prämenopause. Die Hemmung der pulsatilen Gonadotropinsekretion führt zum Sistieren der Ovarialfunktion und damit zu einer deutlichen Senkung zirkulierender Östrogene. Die endokrin, für das Tumorwachstum relevanten Effekte des MPA bestehen also in Gestagenaddition und Östrogendeprivation. Diese Wirkungs-mechanismen des MPA gelten auch für die Postmenopause, nur wird die Östrogende-privation bei diesen Patientinnen nicht über eine Suppression der ovariellen, sondern der adrenalen Steroidsekretion erreicht. Dieser Wirkungsmechanismus begründet die Notwendigkeit der hohen Dosierung. Die gonadotrope Hypophysenfunktion ist offenbar gegenüber MPA wesentlich empfindlicher als die adrenotrope, wie aus Untersuchungen zur Antikonzeption mit MPA bekannt ist.

MPA supprimiert die basale und GnRH stimulierte Gonadotropinsekretion auch in der Postmenopause. Die Bedeutung der Gonadotropine für das metastasierende Mammakarzinom ist unbekannt. Gonadotropinrezeptoren sind weder in prämeno-pausalen noch in postmenopausalen Mammakarzinomen nachgewiesen worden.

PROF. HOSSFELD:

Herr Nagel, daß es bei der Chemotherapie im Vergleich zu der Hormontherapie keine Dosis-Wirkung-Beziehung gibt, ist sicherlich nicht richtig. Wir können dieses bei der Chemotherapie nicht in dem Maße wie bei der Hormontherapie austitrieren wegen der Sensibilität der normalen Gewebe.

DR. KEILHAUER:

Herr Blossey, inwieweit kann man die neueren Ergebnisse beim Prostatakarzinom mit der totalen Androgenblockade mit LH-RH-Agonisten und reinen Antiandroge-nen analog auf das Mammakarzinom übertragen?

DR. BLOSSEY:

Die endokrine Tumortherapie mit GnRH-Analogen führt letztendlich wieder zu einer Senkung zirkulierender Sexualsteroide. Durch kontinuierliche Applikation dieser Substanzen kommt es zu einer Hemmung der pulsatilen Gonadotropinsekre-tion und zu einer „pharmakologischen Ovarektomie oder Orchiektomie" oder genauer gesagt zu einer „partiellen, pharmakologischen Hypophysektomie". Der Mechanismus der Tumorwirkung beim metastasierenden Mammakarzinom besteht mithin in einer Östrogendeprivation. Die Effizienz dieser Therapieform dürfte daher kaum höher sein als die Effizienz etablierter endokriner Therapieverfahren. Eine direkte Wirkung von GnRH Analogen auf das Mammakarzinom wird diskutiert, ist jedoch bisher nicht bewiesen.

DR. HOLTKAMP:

Ist die Cortisolsuppression unter MPA Folge einer ACTH Suppression der Hypophysenzelle oder handelt es sich um eine indirekte Wirkung über den Hypothalamus?

DR. BLOSSEY:

Die negative Rückkopplung durch Glukokortikoide findet sowohl auf hypothalamischer als auch auf hypophysärer Ebene statt, und es ist anzunehmen, daß MPA wie andere Glukokortikoide wirkt.

PROF. SCHMOLL:

Die Tachyphylaxie haben Sie bei der Pharmakologie oder -dynamik nicht aufgeführt. Beim Aminoglutethimid ist das ganz relevant. Es gibt eine Studie aus England, die ganz klar zeigt, daß man bei Ende der Remission unter Aminoglutethimid die Östrogenwerte messen muß. Wenn diese angestiegen sind, dann ist es zur Tachyphylaxie gekommen. Man muß dann die Dosis von Aminoglutethimid erhöhen, auch die Remission kann dann wieder einsetzen. Ob das für andere Substanzen auch gilt, ob es eine biologische Tachyphylaxie gibt für MPA oder für Tamoxifen, das ist, glaube ich, nicht untersucht?

DR. BLOSSEY:

Aminoglutethimid induziert in der Leber Enzyme, die den eigenen Metabolismus der Substanz beschleunigen. Ob zusätzlich noch eine Tachyphylaxie im Sinne einer Gewöhnung auftritt, ist mir nicht bekannt. Unter MPA sind solche Reaktionen des Organismus bisher nicht beschrieben.

Problematik randomisierter Studien zur Definition optimaler Therapien beim metastasierenden Mammakarzinom

K. W. BRUNNER

DR. BLOSSEY:

Ich finde es unglaublich befriedigend, daß durch Herrn Brunner auch im Sinne praktischer Erfahrung bestätigt wird, daß es ganz offensichtlich Gruppen von

Patienten gibt oder Gruppen von Tumoren gibt, die sich mehr oder weniger einheitlich verhalten, daß aber das Zusammenwerfen aller Patienten in einen Topf keinen Sinn hat.

PROF. NAGEL:

Herr Brunner, soll man, wenn eine neue Publikation mit einem neuen Zytostatikum bessere Remissionsraten bei Mammakarzinom angibt, dann gleich auf dieses Therapieschema überwechseln?

PROF. BRUNNER:

Wir haben nicht viele wirklich neue interessante Substanzen. Es handelt sich meistens um Derivate. Wenn Studienergebnisse mit solchen Derivaten mitgeteilt werden, dann sollte man skeptisch sein. Die Durchführung solcher Studien müßte neu konzipiert werden. Ein Vergleich zwischen einem neuen Antrazyklinderivat und Adriamycin müßte in einer einheitlichen und klar definierten Patientengruppe, die für eine Antrazyklintherapie geeignet ist, erfolgen: z.B. bei prämenopausalen Frauen mit agressiver Metastasierung, die nicht vorbehandelt wurden.

Eine Studie, auch wenn sie 200 Patienten umfaßt, sagt global nichts darüber aus, für welche Patientinnen ein Präparat wirklich überlegen ist. Wertvolle Beobachtungen können durch solche globalen Aussagen bei einem zu heterogenen Kranken gut überdeckt werden oder umgekehrt können die betreffenden Aussagen für einen großen Teil des untersuchten Krankengutes nicht zutreffen.

DR. HIRSCHMANN:

Bezüglich der Chemo-Hormontherapie des Mammakarzinoms sind sicherlich neue Denkansätze geboten. Wir haben von 1981–1983 in unserer Abteilung etwa 300 Patientinnen mit metastasiertem Mammakarzinom behandelt und uns anhand einer – allerdings retrospektiven – Auswertung gefragt, was wir letztlich damit erreicht haben. Die mediane Überlebenszeit aller Patientinnen liegt ab dem Zeitpunkt der Metastasierung bei 2,6 Jahren. Nur diejenigen Patientinnen, die unter der Behandlung eine Vollremission erreichten (28 von 300) haben eine signifikante längere Überlebenszeit. Keine signifikanten Abweichungen ergaben sich bei den Patientinnen mit Teilremission, no change bzw. Progression. Somit muß man sich fragen, ob insbesondere die Chemotherapie bei Patientinnen mit metastasiertem Mammakarzinom grundsätzlich sinnvoll ist.

PROF. BRUNNER:

Die Situation beim Mammakarzinom ist ein bißchen anders. Hier werden vollständige Remissionen am häufigsten bei Weichteilmetastasierung beobachtet. Gerade dort kommen lange Überlebenszeiten spontan vor. Man braucht nur mehr Patientinnen mit Weichteilmetastasen in das Kollektiv hineinzunehmen. Die längeren Überlebenszeiten sind dann mehr Folge der Selektion günstiger Patientinnen, als Folge der höheren Zahl an vollständigen Remissionen.

Dr. Cavalli:

Sie wissen alle, daß es in der Literatur mehrere Studien gibt, die adriamycinhaltige versus nicht-adriamycinhaltige Kombinationen beim Mammakarzinom vergleichen, und in keiner dieser Studien gibt es Überlebensunterschiede, obwohl große Unterschiede bei der Remissionsrate vorhanden sind. Der Grund, daß schlußendlich kein Unterschied zustande kommt, liegt in den Überlebensunterschieden in den Untergruppen. Es ist wichtig, daß wir lernen, homogene Gruppen zu behandeln.

Prof. Pfleiderer:

Sie haben eine Studie über die Wirkung einer MAP-Behandlung in hoher und niedriger Dosierung beim Mammakarzinom durchgeführt. Können Sie aufgrund dieser Daten sagen, ob man daraus ableiten darf, daß die höhere MAP-Dosis die wirksamere ist. Es wurde ja vorher betont, daß zwar die Remissionsraten unterschiedlich, das Überleben jedoch gleich war. Können wir tatsächlich durch grundsätzliche Erhöhung der MAP-Dosis bessere Resultate erzielen oder gilt das nur für noch zu definierende Untergruppen?

Prof. Brunner:

Es wäre wünschenswert herauszufinden, ob die Fälle mit Remission in der „low dose"-Gruppe definierbar sind. Wenn dies möglich wäre, dann brauchen wir die niedrige Dosierung für diese Gruppe. Oder vielleicht ist die Gruppe definierbar, die nur auf höhere Progesterondosis anspricht. Wenn wir mit einer Therapie keine signifikante Wirkung auf die Überlebenszeit erzielen, dann sollten wir die weniger toxische, die für den Patienten akzeptablere und die Lebensqualität weniger beeinträchtigende oder die weniger kostspielige Therapie anwenden.

Dr. Cavalli:

Bei den reinen Knochenmetastasen spielt z. B. das freie Intervall überhaupt keine Rolle. Und die meisten dieser Patienten, wenn sie nur Knochenmetastasen haben, sind wirklich indolente Fälle. Und da wir jetzt vor allem Unterschiede in der Überlebenszeit und nicht mehr in der Remissionsrate suchen, ist es völlig gerechtfertigt, sie in die Studien miteinzuschließen. Dies gilt nicht für Phase II-Studien, wo man Remissionsraten untersucht.

Prof. Eibl:

Wie sicher kann man denn solche Leute in Untergruppen einteilen?

PROF. BRUNNER:

Ich glaube schon, daß man einmal retrospektiv 3000–4000 Patientinnen statistisch bezüglich prognostischer Faktoren untersuchen müßte, um zu sehen, ob sich tatsächlich Gruppen bilden lassen, die eine voraussagbare Entwicklung nehmen. Leider ist es bis heute so, daß wir im Einzelfall aufgrund der Faktoren, die wir kennen, die Entwicklung noch nicht genügend voraussagen können, mit einer Ausnahme: Patientinnen mit aggressiver Metastasierung, und solche mit sehr indolenter Metastasierung.

PROF. HOSSFELD:

Wir müssen unsere Patienten sehr differenziert behandeln. Und diese differenzierte Behandlung erfordert wiederum die Erkenntnis und Beachtung der prognostischen Faktoren. Ich glaube, wir müssen in Anbetracht der Tatsache, daß die Therapie wohl der alles überragende prognostische Faktor ist, für jede neu zu entwickelnde Therapie neue prognostische Faktoren zunächst einmal erarbeiten und diese dann in prospektiven Studien prüfen.

DR. BLOSSEY:

Wir wissen ganz genau, daß die Menschen sehr unterschiedlich empfindlich gegenüber Hormonen sind. Inwieweit diese unterschiedliche individuelle Empfindlichkeit jetzt auch für den Tumor gilt, inwieweit man also niedrigere Dosen oder höhere Dosen nehmen kann, das wissen wir nicht, und da muß man jedes Mal wieder neu anfangen und versuchen, neu zu charakterisieren, inwieweit hier eine gute oder schlechte Empfindlichkeit vorliegt.

PROF. SCHMOLL:

Herr Brunner, haben Sie jetzt gemeint, daß man keine radomisierte Studie mehr zu machen braucht, weil es definierte Prognosekriterien gibt aufgrund der etablierten Studien? Oder würden Sie fordern, daß man noch mehr, größere Studien braucht, um die Prognosekriterien bei einer Therapieform und eventuell bei der neuen Therapieform, die man vergleicht, noch einmal und evtl. besser zu definieren? Ich vermisse z. B. die Tumorlast, die noch nie als Prognosekriterium aufgetaucht ist. Bei allen anderen Tumoren ist sie das entscheidende Kriterium.

PROF. BRUNNER:

Zumindest zwei Gruppen können wir definieren: einerseits die sehr günstigen Fälle, nämlich ältere, rezeptorpositive Frauen mit wenig aggressiver und wenig ausgedehnter Skelettmetastasierung, und andererseits die Gruppe mit aggressiver viszeraler Metastasierung. Dazwischen liegt eine große Grauzone, in der die Verläufe noch nicht sicher genug eingeschätzt werden können. Es ist sicher wenig sinnvoll, z. B. mit einem neuen Zytostatikumderivat randomisierte Studien bei einem sehr heterogenen Krankengut durchzuführen, es sei denn, man macht dies bei mehreren hundert Fällen, die man dann retrospektiv nach zahlreichen Untergruppen analysieren kann.

Prof. Nagel:

Ich möchte noch einmal kurz auf die Umsetzung der Remissionsraten auf die Überlebenszeiten zurückkommen. Herr Cavalli bei der low-versus-high-dose-MPA-Studie haben Sie mehr Responder bei den Hochdosisgestagenen gefunden. Die Überlebenszeiten unterscheiden sich jedoch nicht, warum nicht?

Dr. Cavalli:

Ich weiß nicht mit Sicherheit, warum die Überlebenszeiten bei den Gruppen gleich waren. Die Remissionsrate war bei der hohen Dosierung mehr als doppelt so hoch. Die Remissionsdauer war in beiden Gruppen gleich. Die wahrscheinlichste Antwort darauf ist, daß die nachfolgenden Behandlungen uneinheitlich waren und z. T. die bestehenden Unterschiede verwischt haben.

Prof. Nagel:

Eine weitere Frage an Herrn Brunner, die die kompletten Remissionen betrifft. Ist die Aussage, daß Patienten mit schlechter Prognose durch komplette Remission einen Überlebensgewinn erreichen, belegt? Gilt das für die komplette Remission in der ersten Chemotherapie? Ist es wesentlich, mit der ersten Chemotherapie die komplette Remission zu erreichen?

Prof. Brunner:

Bei aggressiver Metastasierung ist die erste Behandlung wahrscheinlich sehr wichtig. Wenn die Ersttherapie überhaupt einen signifikanten Effekt auf die Überlebenszeit irgendeiner Gruppe hat, dann ist dies am ehesten in dieser „high risk"-Gruppe der Fall. In den meisten anderen Untergruppen ist es wahrscheinlich die Sequenz aller angewandten Therapien, welche das Überleben beeinflußt, und nicht eine einzelne Therapie. Ob bei aggressiver Metastasierung die Erzielung einer Vollremission für die Überlebenszeit wichtig ist, bleibt unklar. Es könnte auch sein, daß Vollremissionen auch bei aggressiver Metastasierung nur in relativ günstigeren Fällen erreicht wird und daß deshalb die Überlebenszeit in der Gruppe der Vollremissionen durchschnittlich länger sind.

Prof. Nagel:

Daraus würde dann resultieren, daß man jüngere Patientinnen mit aggressiven Tumoren aggressiv therapieren soll, und wenn nach zwei, drei Chemotherapiezyklen keine Vollremission eintritt, die Aggressivität der Chemotherapie zurücknehmen, da dann nicht zu erwarten ist, daß eine aggressive Weiterführung der Therapie positive Auswirkungen hat?

Prof. Brunner:

Ich habe nicht nur von der vollständigen Remission gesprochen. Ich glaube, daß sich auch die Teilremission bei aggressiver Metastasierung lebensverlängernd auswirkt.

DR. CAVALLI:

In unserer Studie, gleichzeitig Chemo- und Hormontherapie versus Hormontherapie allein und später Chemotherapie, haben wir die kompletten Remissionen analysiert, und wir haben gesehen, daß die Remissionsdauer dieser kompletten Remission gleich war, egal, ob diese kompletten Remissionen in der Gruppe Chemo-plus-Hormon oder mit Hormon allein erzielt wurde, dies gilt auch für die Überlebenszeiten. Ich glaube, der größte Teil des Gewinnes dieser kompletten Remission ist auf die Hormontherapie zurückzuführen.

PROF. NAGEL:

Es kommt nicht darauf an, wie die komplette Remission erzielt wird, sondern sie überhaupt zu erzielen.

DR. CAVALLI:

Ich glaube, daß komplette Remission, die mit Hormontherapie erzielt wird, sehr wertvoll ist. Bezüglich Chemotherapie: bei der indolenten, wird eine CR kaum erzielt, und bei den aggressiven sind CR von begrenztem Wert.

DR. WANDER:

Soweit mir bekannt ist, liegen keine Daten vor, die beweisen, daß Patienten mit einer kompletten Remission unter der Hormontherapie hinsichtlich Überlebenszeit profitieren. Es gibt aber einige Arbeiten über komplette Remissionen, in denen das Patientengut aufgeschlüsselt wurde und sich ein Überlebensgewinn nachweisen ließ. Dies betrifft vorwiegend jüngere Patienten mit aggressiv wachsendem Tumor. Das Erreichen einer kompletten Remission hat sicher auch sehr viel mit der Tumormasse, weniger mit der Metastasierungsart zu tun, vielleicht mit Ausnahme der ossären Metastasierung, die erst nach längerer Behandlung und relativ selten in eine komplette Remission gebracht werden kann.

PROF. BRUNNER:

Das Ansprechen auf die Hormontherapie ist an sich ein wichtiger prognostischer Faktor für den weiteren Verlauf und die Überlebenszeit. Dies konnte Herr Cavalli in der SAKK-Studie über simultane und sequentielle Hormontherapie nachweisen. Dabei ist wahrscheinlich die Dauer des Ansprechens auf die erste Hormontherapie bezüglich der Wirkung auf die Überlebenszeit wichtiger als die Vollständigkeit der Remission. Die Bedeutung des Ansprechens auf die erste Hormontherapie für die Überlebenszeit haben auch Rosner et al. in Buffalo nachweisen können.

PROF. SCHMOLL:

Was bedeutet „Aggressive Therapie", um z. B. bei Risikogruppen komplette Remissionen zu induzieren. Heißt das CMF- oder adimycinhaltiges Regime?

PROF. BRUNNER:

In der Praxis heißt das, daß wir sogar bei bestimmten indolenten Fällen – wenn die Hormonbehandlung erschöpft ist – auf Zweierkombinationen zurückgehen. Unter aggressiver Therapie verstehe ich ein voll dosiertes CMFP und jede Adriablastin-Kombination.

DR. WANDER:

Umgekehrt können sie aber nicht beweisen, daß die Patientinnen ohne Behandlung eine kürzere Überlebenszeit aufweisen.

PROF. BRUNNER:

Sie haben grundsätzlich recht.

Die philosophische Frage ist die, ob die auf die Hormontherapie ansprechenden Patientinnen deswegen länger leben, weil sie auf die Hormontherapie angesprochen haben, oder ob die Hormontherapie längerlebende Patientinnen selektioniert. Nimmt man letzteres an, so ist allerdings schwer zu erklären, warum – gemäß der erwähnten SAKK-Studie – „low risk" postmenopausale Frauen, die simultan Hormon- und Chemotherapie erhalten, fast nur halb so lang überleben, als jene, die Chemotherapie erst nach Erschöpfung der Hormontherapie bekommen.

DR. BREMER:

Die Chemotherapie ist ja sehr einschneidend auch für die Lebensqualität der Patienten. Ist es da nicht sinnvoller, ein weniger aggressives Schema zu nehmen, vielleicht unter Einschluß von Novantron?

DR. POSSINGER:

Die „Aggressivität" der Chemotherapie sollte sich, wie ich in meinem Vortrag erwähnt habe, nach den im individuellen Fall vorliegenden Prognosefaktoren richten. Bei Tumormanifestationen, die einen raschen Krankheitsablauf erwarten lassen, insbesondere bei Lymphangiosis carcinomatosa der Lunge oder bei Lebermetastasen, erscheint es nicht sinnvoll, eine nur wenig aggressive Monotherapie zu verabreichen. Es muß vielmehr durch die gleichzeitige Gabe mehrerer Zytostatika versucht werden, möglichst rasch die Tumorausbreitung zurückzudrängen. In einem Polychemotherapieschema kommen allerdings die Vorteile von Mitoxantron – niedrige Alopezierate, sehr gute Verträglichkeit – nur wenig zum Tragen, da in der Regel die Nebenwirkungen der Kombinationspartner so ausgeprägt sind, daß sie die geringe Toxizität des Mitoxantrons weit überdecken. bei Patientinnen mit günstigen Prognosekriterien und langsamen Krankheitsverlauf hingegen ist aufgrund der Untersuchungsergebnisse von *Brunner* und unserer eigenen Arbeitsgruppe eine wenig aggressive Monotherapie, z.B. Mitoxantron, durchaus zu erwägen, da bei dieser

Patientengruppe auch durch konventionelle Polychemotherapien nur selten komplette Remissionen erzielt werden und sich partielle Tumorrückbildungen oder Krankheitsstabilisierungen zwar positiv auf das Gesamtbefinden des Patienten auswirken können, sich jedoch nicht in einer Verlängerung der Überlebenszeit niederschlagen. Es ist dementsprechend sinnvoll, bei diesen Patientinnen nach Abschluß der Hormontherapie zunächst mit wenig nebenwirkungsbeladenen Monotherapien zu beginnen und erst bei deutlicher Tumorprogression auf aggressivere Behandlungsschemata überzugehen.

PROF. PFLEIDERER:

Herr Cavalli, Sie sagen, bei jedem Lokalrezidiv Nachbestrahlung. Würden Sie meinen, darauf könnte man auch verzichten? Wenn Nachbestrahlung, wie? Nur die Thoraxwand oder auch die Lymphbahnen? Wie und was für Daten liegen dem zugrunde?

PROF. BRUNNER:

Wir nehmen die Standardtherapie – das ist die lokale Exzision und Nachbestrahlung – und prüfen die Frage, ob eine zusätzliche Systemtherapie hier etwas nützt. Bei „low risk"-Fällen besteht die Systemtherapie in Tamoxifen, bei „high risk"-Fällen in einer Adriblastinkombination. Richtigerweise sollte man auch die Strahlentherapie prüfen. Es gibt sicher Fälle, die keiner Bestrahlung bedürfen. Wir sind aber nicht in der Lage, diese sekundäre Frage auch noch zu prüfen, weil dazu das doppelte Krankengut benötigt würde.

PROF. HEILMANN:

Es gibt nicht nur ein Lokalrezidiv, sondern zwei verschiedene Arten von Lokalrezidiven, nämlich einmal das wirkliche Lokalrezidiv, und zum anderen eben das Receding im Rahmen einer Generalisierung, wo als erstes das lokale Receding sichtbar wird. Das sind zwei völlig verschiedene Krankheiten, die völlig verschiedene Strategien erfordern. Im letzteren Fall ist eine zusätzliche Strahlentherapie sinnlos. Im ersten Fall ist sie sehr sinnvoll.

PROF. BRUNNER:

Es geht nicht um die Frage, ob die Strahlentherapie zu mehr Heilungen führt. Ich glaube, das ist kaum der Fall. Auch alle Strahlentherapeuten berichten, daß nach 5 Jahren nur noch zwischen 10% und 15% rezidivfrei sind. Die wichtige Frage ist die, ob durch eine früh einsetzende Systemtherapie die Überlebenszeit günstig beeinflußt wird oder nicht und ob in gewissen Fällen die Fernmetastasierung verhindert werden kann.

PROF. HEILMANN:

Wir haben gar nicht so wenig Lokalrezidive, die nach Therapie langfristig überlebt haben. Also nicht jedes Lokalrezidiv ist grundsätzlich eine Generalisierung. Es ist nur sehr schwer, das auseinanderzuhalten. Auch bei denen, die tatsächlich nur lokal rezidiviert haben, ist der Sinn einer entsprechenden Strahlentherapie keineswegs eine Überlebensverlängerung. So denken auch kritische Radiotherapeuten. Der Sinn ist die lokale Rezidivfreiheit, die für die Patienten einen qualitativen Wert hat, und die darüber hinaus – und das muß abgewogen werden – in adäquater Form eine wie auch immer geartete systemische Therapie in keiner Weise stört.

DR. POSSINGER:

Herr Brunner, wie erklären Sie das Phänomen, daß postmenopausale Patientinnen, die erst eine Hormontherapie und dann sekundär eine milde Chemotherapie erhalten haben, länger überleben als diejenigen, die beides gleichzeitig bekommen?

PROF. BRUNNER:

Das ist wirklich eine zentrale Frage. Die Hypothese ist die, daß Hormonsensitivität durch die gleichzeitige Chemotherapie herabgesetzt wird, oder umgekehrt.

DR. POSSINGER:

Beeinflußt die Reihenfolge primär Hormontherapie und sekundär Chemotherapie bzw. primär Chemotherapie und sekundär Hormontherapie die Überlebenszeit?

PROF. BRUNNER:

Diese Studien hat man vor über 10 Jahren gemacht, bis man gemerkt hat, daß das keine sinnvolle Fragestellung mehr ist, seit man mittels Hormonrezeptoren die Patientinnen besser für die Hormontherapie selektionieren kann.

DR. POSSINGER:

Das war nicht meine Frage, sondern: Wenn Sie zuerst LMF gegeben hätten und bei Progression Tamoxifen, meinen Sie, daß Sie die gleichen Überlebenszeiten gehabt hätten wie wenn Sie zuerst Tamoxifen und dann LMF erhalten hätten?

PROF. BRUNNER:

Das weiß ich nicht. Die früheren Studien in denen die Sequenz von Hormon- und Chemotherapie untersucht wurden, kamen zu keinen schlüssigen Resultaten oder signifikanten Unterschieden bezüglich Überlebenszeit.

Stand der Behandlung des metastasierten Mammakarzinoms: Bilanz und Perspektiven – Rezidivtherapie des metastasierten Mammakarzinoms

J. H. HARTLAPP, H. J. ILLIGER

PROF. SCHMOLL:

Die Heterogenität der Zahlen bei der Zweit- und Dritt-Line-Therapie zeigen uns, daß man wieder unterscheiden muß zwischen Patienten, die auf die Vortherapie angesprochen haben und denen, die unter der Vortherapie progredient geworden waren, und unter wieviel Therapien sie progredient waren.

DR. HARTLAPP:

Das ist sicher eines der Probleme, wenn man Studien als sog. Second- und Third-Line-Therapien ansetzt. Ich habe die Zahlen hier nicht alle parat, aber die Hälfte des Gesamtpatientenkollektivs sprach auf die primäre CMF-Therapie nicht an und etwa ein Viertel sprach nicht auf VAC an. Wobei man wohl im Einzelfall dann jede Patientin einzeln analysieren muß und prüfen muß, ob sie auf die dritte Therapie anspricht.

PROF. SCHMOLL:

Sie hatten bei dem vorgestellten Einzelfall ein längeres therapiefreies Intervall mit anschließender Chemotherapie; der Intervall ist ganz relevant dafür, ob jemand auf eine Chemotherapie erneut oder nicht anspricht.

PROF. SEEBER:

Wenn der Patient über 1½ Jahre hin Chemotherapie erhielt, kann man nicht von einer Third-Line-Therapie sprechen.

PROF. AMMON:

Knochenmetastasen entstehen ja vorwiegend dadurch, daß auf lymphovenösem Wege Anschluß an diesen Betsenschen Venenplexus, der das Achsenskelett versorgt, gefunden wird. Das ist auch der Grund, warum man am häufigsten Knochenmetastasen beim Mammakarzinom im Becken in der LWS und in der BWS findet. Es handelt sich also um keine hämatogene Metastasierung, sondern um eine locoregionäre Metastasierung, und daher ist die Prognose günstiger als bei der rein hämatogenen Metastasierung. Meine Frage ist: Kann man nicht diese Patientinnen erst bestrahlen, zusammen mit einer endokrinen Therapie und sie dann in eine Studie einschleusen? Ich werde auch unterstützt durch eine ältere Analyse aus Toronto. Man hat dort festgestellt, daß 66% aller Patientinnen, bei denen Knochenmetastasen auftreten, so behandelt werden, und etwa 20% erhalten noch zusätzlich eine Chemotherapie, 7% werden nur endokrin behandelt.

DR. HARTLAPP:

Ich kenne diese Untersuchung aus Toronto nicht. Nur soviel, die Verhältnisse – wie Sie sagen, 60% werden bestrahlt und nur 7% hormonell therapiert – treffen auf unsere Region nicht zu.

Chemotherapieresistenz beim Mammakarzinom

S. SEEBER

PROF. NAGEL:

Herr Seeber, ergibt sich derzeit, klinisch gesehen, etwas Praktisches für das Mammakarzinom?

PROF. SEEBER:

Klinisch würde ich dem Iphosphamid etwas mehr Bedeutung zumessen, ein früherer Einsatz wird derzeit geprüft.

PROF. NAGEL:

Ergeben sich Konsequenzen für die Testung neuer Substanzen in der Third-Line, Phase-I-Prüfung?

PROF. SEEBER:

Für die Phase I habe ich keine Anhaltspunkte. Etoposid bei Cyclophosphamid-Resistenz, Ifosfamid bei Cyclophosphamid-Resistenz, neue Cisplatin-Derivate mit verminderter Toxizität bei Antracyclin-Resistenz, das würde ich vermuten.

PROF. BRUNNER:

Resistenz-Pobleme darf man nicht nur von der zellulären Resistenz her sehen. Tatsächlich handelt es sich doch um ein kontinuierliches Absinken des therapeutischen Indexes zwischen normalem Gewebe und Tumorgewebe und nicht um eine absolute Resistenz der Zellen. Der Patient, der schon zwei Vorbehandlungen gehabt hat, verträgt eben die dritte einfach nicht mehr in der notwendigen Dosierung, ohne daß eine echte Resistenz vorzuliegen braucht.

PROF. SEEBER:

So pauschal würde ich dieses Problem nicht sehen. Gehen Sie beispielsweise aber von Patientinnen mit progredienten Lebermetastasen aus, die auf CMF und Antracycline nicht ansprechen. Wenn Sie in einem solchen Falle vielleicht drei Tage Holoxan verabreichen und die Leber dann klein wird, so würde ich dies als Resistenz-Problem im klinischen Sinne auffassen. Natürlich ist klar, daß die Resistenzfaktoren, mit denen wir es in der Klinik zu tun haben, allenfalls 1,5 bis 1,8 betragen. Sprich: Man müßte nur die CMF-Dosierung um das zweifache erhöhen können und wäre wieder dort, wo man sein wollte. Ist dies aber nicht möglich, auf Substanzen zurückgreifen, die etwas besser sind.

PROF. HOSSFELD:

Dieser Iphosphamid-Responder hat CMF vorher gehabt, also auch eine pleotrope Drug-Resistance. Das ist ja erstaunlich.

PROF. SEEBER:

Die pleotrope Drug-Resistance betrifft hauptsächlich die heterozyklischen Natur-verbindungen Antracyclin, Vincaalkaloide, Colchicin, Actinomycin D, jedoch nicht die in CMF enthaltenen Substanzen. Auch Ifosfamid unterliegt diesem Resistenz-mechanismus in den Modellen nicht.

PROF. HOSSFELD:

Modulation der Antracyclin-Resistenz durch Kalziumantagonisten, z.B. Verapra-mil. Kann man dazu oder zur Überwindung der Membran-Resistenz durch Versei-fung noch etwas sagen?

PROF. SEEBER:

Während bei anderen Modelltumoren die Kalziumantagonisten wirksam sind, war bei antrazyklinresistenten Mammakarzinomzellen kein Effekt von Verapamil nach-weisbar.

Phospholipide als Antitumormittel – Ein neues Konzept

H. EIBL, C. UNGER

PROF. SCHMIDT:

Soweit ich orientiert bin, sind doch *Munder* und *Westphal* Anfang der 70er Jahre angetreten, um die immunmodulatorischen Eigenschaften von Ätherlipiden und Ätherphospholipiden nachzuweisen. Zum Beispiel sind Makrophagenzytotoxizität, in-vitro-Stimulationen der Antikörperproduktion, TTH auch schon nachgewiesen, und in Tierexperimenten waren diese Substanzen ja auch immunologisch aktiv. Was ist daraus geworden?

PROF. EIBL:

Es ist richtig, daß diese Aktivitäten beschrieben worden sind. In unsere Betrachtungen haben wir immunstimulierende Wirkungen zunächst nicht einbezogen. Wir haben uns auf die Zytotoxizität beschränkt und festgestellt, daß – entgegen früheren Annahmen – (Ether)-Lysolecithine nicht die eigentlich zytotoxischen Strukturen sind. Wir haben gezeigt, daß erst die Folgeprodukte das eigentlich zytotoxische Prinzip darstellen. Wenn diese Substanzen auch noch immunstimulierend wirken, haben wir natürlich den ungeheuren Vorteil, daß im Vergleich zu anderen Antitumormitteln, die ja den Immunapparat weitgehend vernichten, dies hier mit Sicherheit nicht der Fall ist.

PROF. HOSSFELD:

Faszinierend, aber zumindest bei mir auch hochgradig Vorsicht auslösend ist die von Ihnen genannte Spezifität. Ich bin jetzt seit 17 Jahren in der Onkologie tätig und bin mit so vielen spezifischen Tumorprinzipien konfrontiert worden, von der Asparaginase abgesehen ist überhaupt nichts übriggeblieben, was zumindest therapeutisch faßbar wäre. Aber jetzt haben wir etwas Spezifisches, etwas Neues.

PROF. EIBL:

Ich hoffe, daß wir etwas Spezifisches und Neues haben. Unsere Experimente sind bis zum Tierversuch gediehen, und wir können zeigen, daß wir Tumoren im Tierversuch heilen können, ohne das Tier extrem zu belasten.

PROF. HOSSFELD:

Und dieses alkylspaltende Enzym war in allen von Ihnen bislang untersuchten Zellsystemen in den Tumorzellen nicht vorhanden, jedoch in den Normalzellen?

PROF. EIBL:

In den Tumorzellen ist dieses Enzym in geringerer Konzentration vorhanden als in der Normalzelle. Da wir ja mit einem Enzymkonzept arbeiten, bringen wir eine Zelle zum Zelltod, wenn der Giftungsprozeß in dieser Zelle rascher ist als der Entgiftungsprozeß. Die Phopholipase C, so kann man annehmen, ist in vergleichbarer Konzentration in allen Zellen vorhanden. Hierzu müssen wir jedoch noch Untersuchungen machen. Sie haben in der Tumorzelle eine Situation, die meistens zum Zelltod führt, da sie nicht wie die normale Zelle über genügend entgiftendes Enzym verfügt.

DR. DIETL:

Wie haben sie den Vitalitätsnachweis für die Zellen geführt?

PROF. EIBL:

Den einfachen Trypanblautest haben wir verwendet, und wir haben auch in einigen Fällen den Thymidineinbau gemessen.

DR. CAVALLI:

Bei welchen tierexperimentellen Tumoren haben Sie die Antitumorwirkung nachgewiesen, und bei welchen Tieren haben Sie das Fehlen toxischer Erscheinungen in den Normalzellen beobachten können?

PROF. EIBL:

An Nitrosomethylharnstoff-induzierten Mammakarzinomen. Als Vergleichssubstanz dient uns Octadecylmethylglycerophosphocholin. Dort erfolgt die Phospholipase-C-Reaktion, der Giftungsprozeß, zu rasch. Deshalb haben wir andere Strukturen eingesetzt, die in in-vitro-Experimenten langsamer gespalten werden. Die Tumorzellen sind auch abgestorben. Die Tiere haben die Therapie jedoch besser überstanden; die therapeutische Breite ist deutlich größer geworden.

DR. CAVALLI:

Also, die toxikologischen Daten haben Sie nur bei der Maus. Sie haben keine toxikologischen Daten bei höheren Tieren?

PROF. EIBL:

Bisher nur bei der Maus.

Entwicklung von Platinkomplexen mit einer spezifischen Wirkung am hormonabhängigen Mammakarzinom

H. SCHÖNENBERGER, J. KARL, R. GUST, T. SPRUSS

DR. POSSINGER:

Herr Schönenberger, warum haben Sie für Ihre Untersuchung über die Kombination von hormonellen und zytostatischen Substanzen gerade das Cisplatin als Reaktionspartner ausgewählt, das bei der Therapie des metastasierten Mammakarzinoms nur von untergeordneter Bedeutung ist?

PROF. SCHÖNENBERGER:

Das ist nur ein Approach zur Entwicklung von hormonaktiven Zytostatika. Wir haben noch eine Reihe anderer Projekte laufen, die Kopplungen mit anderen Zytostatika zum Inhalt haben.

PROF. EIBL:

Durch Einführung von Aminogruppen haben Sie zunächst den Platinkomplex wasserlöslich gemacht, d. h. die Bindung an den Rezeptor gelöst und nach Einführung von Chloratomen, die die Apolarität verbessern, war die Rezeptorbindung wieder vorhanden. Haben Sie hierzu nähere Informationen?

PROF. SCHÖNENBERGER:

Die Aminogruppen haben wir deshalb eingebaut, weil wir eine Bindung zwischen dem Hormon, einem nichtsteroidalen Östrogen, und dem Platinatom herbeiführen müssen. Der Einbau der Chloratome in Position 2 und 6 hat einen theoretischen Hintergrund. Wir haben uns mit der Frage der Bindung von nichtsteroidalen und steroidalen Östrogenen an Östrogenrezeptoren beschäftigt und Modelle zur Wirkstoff-Rezeptor-Wechselbeziehung aufgestellt. Wir wissen, daß eine hydrophobe Tasche im Zentrum des Rezeptors vorhanden ist, und da lag es natürlich nahe, hydrophobe Reste, z. B. Chloratome in die Aromaten einzuführen. Wir haben systematisch die Position der Choratome in den beiden Aromaten variiert und mit der 2,6-dichlorsubstituierten Verbindung das angestrebte Ziel erreicht. Diese Substanz ist zwar relativ schwach Hormonrezeptor-affin, aber sehr stark östrogen wirksam. Man könnte daraus den Schluß ziehen, daß das ganze Östrogenrezeptorkonzept falsch ist, d. h. daß der Hormonrezeptor nicht benötigt wird, um eine hormonelle Wirkung auszulösen. Das ist vielleicht das interessanteste Ergebnis, das bei dieser Substanzentwicklung mit anfiel. Es stellt das Östrogenrezeptorkonzept in Frage. In diesem Zusammenhang möchte ich darauf hinweisen, daß verschiedene Arbeitskreise die Existenz des Östrogenrezeptors in Frage stellen.

Interferonrezeptoren maligner Tumoren und ihre mögliche Bedeutung für die Interferontherapie

H. H. Bartsch, K. Pfizenmaier, Ü. Ücer, G. A. Nagel

Dr. Keilhauer:

Wie sind die Daten beim Hypernephrom zu werten? Selbst in dem neuen DeVita-Buch wird in einer Sammelstatistik von 37% Responserate gesprochen. Meinen Sie, daß eine zusätzliche Gabe, zum Beispiel von Tumornekrosefaktor zum Interferon zu einer besseren Ansprechrate bei einigen Tumoren führen könnte?

Dr. Bartsch:

Nach Durchsicht der Daten „Alpha II-Interferon bei Hypernephrom", bin ich nicht davon überzeugt, daß ein wesentlicher Benefit für diese Patiénten zu erzielen ist. Möglicherweise in der adjuvanten Situation bei minimalem Resttumor oder makroskopisch nicht faßbarem Tumor könnten Vorteile liegen. Das Modell Hypernephrom halte ich gerade für die Untersuchung solcher Substanzen wegen der biologischen Variabilität dieses Tumors für ungeeignet. In vitro sind in bestimmten Fällen Synergismen zwischen Tumornekrosefaktor und Interferon nachgewiesen worden. Es erhebt sich die Frage, ob dies möglicherweise mit den spezifischen Rezeptoren für TNF zusammenhängt, die sich durch Interferon induzieren lassen. Klinische Erfahrungen liegen diesbezüglich noch nicht vor.

Dr. Hirschmann:

Herr Bartsch, Sie haben eine hohe Rezeptorkonzentration bei B-Zellen gezeigt. Waren das B-Zellen einer Haarzell-Leukämie, oder haben Sie die Haarzell-Leukämie auch untersuchen können? Wie sah es da aus?

Dr. Bartsch:

Die B-Zell-Linie, die ich Ihnen hier vorgestellt habe, war eine bei uns im Labor etablierte Zell-Linie von einem Hodgkin-Patienten, EBV-transformiert. Zu Haarzellen kann ich Ihnen an sich nur Daten von 3 Patienten nennen. Bei 2 Patienten waren Rezeptoren für γ-Interferon nachweisbar und bei einem Patienten nicht. Diese Patienten hatten nicht auf γ-Interferon angesprochen

Dr. Wander:

Ich glaube, man kann heute sagen, daß mit α-Interferon Hypernephrome in Remission gebracht werden können. Es ist nur die Frage, zu welchem Prozentsatz. Auch hat man die notwendige Dauer der Therapie bisher unterschätzt, man muß wenigstens monatelang therapieren.

DR. BARTSCH:

Remission prinzipiell ist wohl möglich, ich glaube, daran besteht heute kein Zweifel. Bisher lassen die Ergebnisse α-Interferon mit- oder ohne Zytostatika noch keine klaren Vorteile gegenüber anderen Therapieformen erkennen.

PROF. SCHMIDT:

Wieviel Prozent der Patienten haben bei Ihnen die Interferontherapie aufgrund subjektiver Toxizität abgebrochen?

DR. BARTSCH:

Dazu möchte ich zunächst nur auf Ergebnisse unserer Weichteilsarkomstudie verweisen, in der 22 Patienten behandelt wurden, bei keinem Patienten mußte die Therapie unterbrochen werden oder wegen Toxizität abgebrochen werden. Das beruht darauf, daß wir eine sehr niedrige Dosis gewählt hatten, 3×10^6 units/m^2 subkutan. Bei γ-Interferon hängt die subjektive Toxizität stark von Applikationsweg und Applikationsdauer ab. Bisherige Phase I-Ergebnisse lassen den Schluß zu, daß eine i.v. Dauerinfusion subjektiv am schlechtesten toleriert wird. Von den vier bei uns bisher behandelten Patienten hat eine Patientin wegen subjektiver Nebenwirkungen nach 4 Tagen die i.v. Dauerinfusionsbehandlung abgebrochen. Aufgrund unserer eigenen Erfahrung und denen anderer Studiengruppen haben wir jetzt eine Kurzinfusionstherapie gewählt.